がん放射線療法 ケアガイド

第3版

病棟・外来・治療室で行う
アセスメントと患者サポート

祖父江由紀子
東邦大学医療センター大森病院

久米恵江
北里大学北里研究所病院

土器屋卓志
(元)埼玉医科大学国際医療センター

濱口恵子
新東京病院

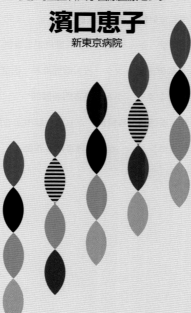

中山書店

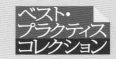

●執筆者一覧

編集者

祖父江　由紀子	東邦大学医療センター大森病院　がん看護専門看護師
久　米　恵　江	北里大学北里研究所病院　がん看護専門看護師
土器屋　卓　志	(元)埼玉医科大学国際医療センター放射線腫瘍科　教授
濱　口　恵　子	新東京病院　がん看護専門看護師

執筆者（五十音順）

遠　藤　貴　子	静岡県立静岡がんセンター　がん看護専門看護師
菊　野　直　子	東京医療センター　がん放射線療法看護認定看護師
北　川　善　子	九州がんセンター　がん看護専門看護師
北　田　陽　子	群馬大学医学部附属病院　がん看護専門看護師
久　保　　　知	愛知県がんセンター　がん放射線療法看護認定看護師
久　米　恵　江	北里大学北里研究所病院　がん看護専門看護師
後　藤　志　保	がん研究会有明病院　がん看護専門看護師
定　塚　佳　子	金沢大学附属病院　がん放射線療法看護認定看護師
祖父江　由紀子	東邦大学医療センター大森病院　がん看護専門看護師
塚　本　信　宏	さいたま赤十字病院放射線治療科　医師
土　屋　　　恵	済生会横浜市東部病院　がん放射線療法看護認定看護師
土器屋　卓　志	(元)埼玉医科大学国際医療センター放射線腫瘍科　医師
橋　口　周　子	(前)兵庫県立がんセンター　がん看護専門看護師
日　浅　友　裕	中京学院大学　がん看護専門看護師　がん放射線療法看護認定看護師
藤　本　美　生	兵庫県立粒子線医療センター　がん看護専門看護師

第3版を刊行するにあたって

　国は法を定め，がん医療の推進・均てん化に努めており，2017年には「第3期がん対策基本計画」が策定された．その全体目標に「患者本位のがん医療の実現」が追加され，「分野別施策」の「がん医療の充実」として「がんの手術療法，放射線療法，薬物療法，免疫療法」「チーム医療」「支持療法」「小児がん，AYA世代のがん，高齢者のがん」などが掲げられている．

　放射線療法は，がん治療における治療効果はもとより，臓器の機能温存，患者のQOLの維持・向上，手術困難な患者に対する治療法などとして，「患者本位のがん医療の実現」のために今後ますます広く行われ，発展していくだろう．

　このように，がん治療において放射線療法はますます重要な位置にあるが，放射線療法に関する用語は難解なものが多く，治療は放射線治療部内で行われるため，外来・病棟看護師にとっては馴染みにくいところがある．また，外来治療が増え，患者は毎日来院するものの10分程度で帰ってしまうため，タイムリーなケアを行うことが難しい．さらに，放射線療法では「再現性」も重要である．同一体位の確保だけでなく，食事時間や排泄時間などを考慮して臓器の位置の再現性も確保する必要があり，患者が積極的に治療に参加してセルフケアをすることが治療効果・副作用にも影響する．そのため，看護師に求められる知識や技術は広がり，果たす役割もますます重要になった．

　本書は2009年に初版を刊行した．当時，看護の視点を大切にして看護師らが編集・執筆した放射線療法看護に関する書籍がほとんどなかったため，その内容が評価された．2013年に改訂したものの，放射線治療装置や治療方法がさらに進化し，放射線療法看護も進歩してきたこと，放射線療法による長期生存者が増えて晩期有害事象の問題も表面化してきたことから，今回，第3版を刊行し，最新の知見を追加した．また，6章「照射部位・対象に応じたケア」ではケアマップ，放射線量（総線量）ごとに起こりうる有害事象と行われるべきアセスメント，看護ケア，セルフケア支援をさらに具体的に記述した．これにより，看護師は予測に基づいた先取りしたケアができるようになると確信している．さらに，治療部位ごとに，がんの状況（進行度）別の標準治療を記載して放射線療法の位置づけを明確にし，有害事象（共通用語規準ver5.0日本語訳JCOG版）を掲載して，高精度放射線治療法の解説や，子どもの発達段階に合わせた放射線療法ケア，放射線療法を受ける患者に特化した心理的なケアなどの内容を充実させた．

　本書の特徴は，放射線療法ががんに効くメカニズムや，放射線の種類と特徴，治療計画や有害事象の考え方などについて，がん看護専門看護師が解説しているため，難解な内容を理解しやすいだけでなく，これらの知識を看護や患者・家族に対する説明に活用できることである．また，がん看護専門看護師，がん放射線療法看護認定看護師，放射線治療専門医などが中心となって執筆にあたり，できるだけケアの内容を具体的に解説し，そのポイントと根拠を記載した．

　本書は，どこから読み始めても理解できるが，ぜひ2章「がん放射線療法の原理と実際」には目を通して，放射線療法の基本となる知識を理解することをお勧めする．

　第3版をケアに活かしていただき，患者・家族ケアの質の向上につながれば幸いである．

　2019年7月

編集者を代表して　濱口恵子

はじめに
（初版）

　日本人が生涯にがんと診断される可能性は，男性が2人に1人，女性では3人に1人という時代になった．このような状況のなかで，2007年に「がん対策基本法」，「がん対策推進基本計画」が定められ，がん医療・ケアの質の確保と均てん化が進められている．その目標は「がんによる死亡者の減少（20%減）」と「すべてのがん患者・家族の苦痛の軽減・療養生活の質の向上」である．そして，これらの目標を実現させるための強化項目として「放射線療法・化学療法の推進と医療従事者の育成」「治療の初期段階からの緩和ケアの実施」などが掲げられている．

　近年がん放射線療法は，治療技術や支持療法，治療装置の進歩などにより，根治をめざす治療から生存期間の延長，併用療法，症状緩和に至るまで，がんの早期から終末期まですべての時期に，あらゆるがん腫に対して行われている．そしてがん放射線療法は，その治療効果はもとより，臓器機能の温存，患者のQOLという観点からも今後ますます重要ながん治療法として普及し発展していくことは確実である．

　通院にて行われることが多くなったがん放射線療法の特徴は，治療期間が長期にわたること，しかも計画された治療を完遂する必要があることである．有害事象などにより治療が延期されれば治療効果が低下してしまうのである．そのため患者には，より積極的に治療に参加することが求められる．ゆえにがん放射線療法看護は治療開始前からスタートする．すなわち，患者が自分の病気や治療を理解したうえで納得して治療法を選択し，日常生活と両立できるような意思決定支援や精神的支援，さらに有害事象の予防・早期発見・対処ができるようなセルフケア支援が必要である．しかも，患者は毎日来院するとはいえ，1回10分程度の照射を受けて帰宅してしまうため，患者の状況やニーズを的確に把握し必要なケアを先取りすることが求められる．一方，併用療法などの広がりから，入院して治療を受ける患者も増えており，病棟看護師によるこれらのケアも重要である．したがって，すべての看護師が以上のようながん放射線療法看護を実践することで，治療による患者の苦痛は軽減し，安心して予定された治療を完遂することにつながるのである．

　しかし，がん放射線療法看護はいまだ確立されているとは言えず，系統的な教育は，看護基礎教育においても医療機関内の継続教育においても行われることは少ない．そのため看護師は，試行錯誤しながら自助努力で学習し，がん放射線療法看護を実践しているといっても過言ではない．

　本書は，がん放射線療法を受ける患者に対して，看護師が果たす役割とそのケアの根拠となる知識を多職種で記述した．看護師が，がん放射線治療の原理と治療計画を理解できれば，患者へのケアを個別に創意工夫することができる．そこで「2章　がん放射線療法の理解」をまずよく読んでいただきたい．これらの知識が日々のケアに活かされ，がん放射線療法看護の質向上につながれば幸いである．

　2009年度から「がん放射線療法看護認定看護師」の教育課程が開講されることになり，2010年にはわが国で初のがん放射線療法看護認定看護師が誕生することになる．このような時期に本書を刊行できることは大きな喜びである．

　　2009年1月

濱口恵子　久米恵江　祖父江由紀子　土器屋卓志

がん放射線療法ケアガイド　第3版
CONTENTS

1章　がん放射線療法の看護

1. がん治療における放射線療法の位置づけ　……………… 久米恵江，祖父江由紀子　2
放射線治療を受ける患者の増加，治療方法の高度化と看護──2
放射線治療の全体の流れ──4

2. 放射線療法の看護　……………………… 久米恵江，祖父江由紀子　8
人生の時間軸で考える放射線治療──8
がんサバイバーとして受ける放射線治療──10
集学的治療のなかでの放射線治療──11
患者の苦痛を緩和するための緊急照射──12
放射線治療における多職種によるチーム医療──13

3. 曝露対策，安全管理　……………… 久米恵江，土器屋卓志，祖父江由紀子　19
放射線のリスク──19
法令による安全管理──20

2章　がん放射線療法の原理と実際

1. 放射線治療の歴史　……………………………………… 土器屋卓志　24
放射線治療の土台が築かれるまで──24
二次元照射から三次元照射へ──25
高精度時代─課題と将来展望──26
Column 放射線治療の「負の遺産」（土器屋卓志）──26

2. がん放射線療法の基本的な考え方
① 放射線治療の基礎知識　………………………………… 祖父江由紀子　27
放射線とは何か──27
深部線量曲線──28
放射線の単位──29
放射線治療の種類──30
リニアックの構造──34

② 放射線治療の作用と有害事象のメカニズム　…………… 祖父江由紀子　37
放射線ががん治療に用いられる理由──37
放射線の抗腫瘍効果に影響する因子──39
放射線治療による有害事象の考え方──42

v

放射線治療を受ける患者の看護——47

③ 治療方針から治療計画立案と実際の治療 ……………………………… 祖父江由紀子　48

治療方針を決定する際の考え方——48

治療目的と照射内容——48

併用療法——51

放射線治療計画の理解——52

放射線治療のプロセス——57

3. 線量評価と照射回数の考え方 ……………………………………………… 塚本信宏　69

放射線の人体への照射——69

体内の線量の推定——70

処方線量——71

放射線治療計画の2つの方法——72

通常分割照射——74

定位照射（寡分割照射＝少数回照射）——75

Column Gy（グレイ）は吸収線量の単位（塚本信宏）——77

3章 放射線治療技術と照射装置

1. 外照射に使われる装置 ……………………………………………………… 土器屋卓志　80

普及型リニアック装置——80

高精度・高機能型リニアック装置——81

サイバーナイフ——81

トモセラピー——82

Vero 4DRT——82

ガンマナイフ——83

陽子線治療装置——83

重粒子線治療装置——84

ホウ素中性子捕捉療法（BNCT）装置——85

MRIdian®——85

2. 外照射技術と方法 …………………………………………………………… 土器屋卓志　86

はじめに——86

通常照射——87

高精度放射線治療——88

全身照射——89

術中照射（IORT）——90

粒子線治療——90

3. 小線源治療に使われる装置と線源

① 密封小線源治療 …………………………………………………………… 土器屋卓志　92

密封小線源治療の基礎知識——92

密封小線源治療の実際——93

密封小線源治療における看護のポイント——98

②非密封小線源治療（RI 内用療法）……………………………………… 土器屋卓志　100

RI 内用療法の基礎知識——100

RI 内用療法の実際——100

RI 内用療法における看護のポイント——102

4章 主な有害事象とケア

1. 放射線性皮膚炎……………………………………………………………… 後藤志保　104

放射線性皮膚炎のケアマップ——104

発生機序——106

症状——106

アセスメント——107

皮膚炎の重症度判定——107

看護ケア—スキンケア——110

セルフケア支援——112

2. 口腔粘膜炎 ………………………………………………………………… 後藤志保　114

口腔粘膜炎のケアマップ——114

発生機序——116

症状——116

リスクアセスメント——117

アセスメント——119

看護ケアと支持療法——119

治療後の看護——121

3. 排便・排尿障害

①下痢……………………………………………………………………… 定塚佳子　122

下痢のケアマップ——122

発生機序——124

症状——124

アセスメント——124

看護ケア，セルフケア支援——125

②直腸炎……………………………………………………………………… 定塚佳子　128

直腸炎のケアマップ——128

発生機序——130

症状——130

アセスメント——131

看護ケア，セルフケア支援——131

③ 膀胱炎 ……………………………………………………………………………… 定塚佳子　134

　　膀胱炎のケアマップ── 134

　　発生機序── 136

　　症状── 136

　　照射時のポイント── 136

　　アセスメント，看護ケア，セルフケア支援── 137

5章 全身管理とケア

1. 骨髄抑制 …………………………………………………………………………… 藤本美生　142

　　発生機序── 142

　　骨髄抑制がもたらす症状とケア── 143

2. 倦怠感・宿酔 ……………………………………………………………………… 藤本美生　146

　　放射線宿酔── 146

　　倦怠感── 147

3. 栄養サポート ……………………………………………………………………… 遠藤貴子　150

　　「食」とは── 150

　　「食」に影響を及ぼす放射線療法の有害事象── 150

　　栄養サポートの流れ── 151

　　多職種チームでの栄養サポート── 153

　　具体的な栄養サポート── 153

　　当院での取り組み── 158

　　家族への支援── 158

　　高齢者の栄養サポート── 159

6章 照射部位・対象に応じたケア

1. 脳 ……………………………………………………………………………………… 北川善子　162

　　脳への照射ケアマップ── 162

　　照射部位の特徴（解剖学的知識）── 164

　　照射法および適応となる疾患と治療法── 165

　　主な有害事象── 168

　　アセスメント── 169

　　看護ケア── 170

　　セルフケア支援── 172

2. 頭頸部 ……………………………………………………………………………… 祖父江由紀子　174

　　頭頸部への照射ケアマップ── 174

　　照射部位の特徴（解剖学的知識）── 178

　　適応となる疾患と治療法── 178

主な有害事象── 182

アセスメント── 183

看護ケア── 185

セルフケア支援── 188

3. 食道 ･･ 久保 知　190

食道への照射ケアマップ── 190

照射部位の特徴（解剖学的知識）── 192

適応となる疾患── 193

治療法── 193

主な有害事象── 194

アセスメント── 195

看護ケア── 196

セルフケア支援── 197

Column IGRT と金属マーカ（塚本信宏）── 199

4. 肺・縦隔 ･･････････････････････････････････ 橋口周子　200

肺・縦隔への照射ケアマップ── 200

照射部位の特徴（解剖学的知識）── 202

適応となる疾患── 202

治療法（肺がんの治療）── 204

主な有害事象── 206

アセスメント── 207

看護ケア── 207

セルフケア支援── 208

5. 乳房 ･･ 後藤志保　210

乳房への照射ケアマップ── 210

照射部位の特徴（解剖学的知識）── 212

適応となる疾患── 212

治療法── 2´3

主な有害事象── 215

アセスメント── 217

看護ケア── 218

セルフケア支援── 219

Column 放射線治療料の変遷（土器屋卓志）── 221

6. 腹部・骨盤腔

① 子宮 ･･････････････････････････････････････ 北田陽子　222

子宮への照射ケアマップ── 222

照射部位の特徴（解剖学的知識）── 224

適応となる疾患── 224

治療法── 226

主な有害事象――229

アセスメント――230

看護ケア――231

セルフケア支援――233

② 前立腺 ･･ 菊野直子　234

前立腺への照射ケアマップ――234

照射部位の特徴（解剖学的知識）――236

適応となる疾患，治療法――236

主な有害事象――240

アセスメント――240

看護ケア――240

セルフケア支援――245

③ そのほか（肝臓，膵臓，腎臓など）･･････････････････････････････ 土屋　恵　246

そのほか（肝臓，膵臓，腎臓など）へのサイバーナイフによる

定位照射ケアマップ――246

照射部位の特徴（解剖学的知識）――248

適応となる疾患――248

治療法――249

主な有害事象――250

アセスメント――250

看護ケア――251

セルフケア支援――253

Column 腎臓がんの定位放射線治療（土屋　恵）――251

7. 骨転移 ･･ 日浅友裕　254

骨転移への照射ケアマップ――254

照射部位の特徴（解剖学的知識）――256

適応となる疾患――256

治療法――257

主な有害事象――257

アセスメント――257

看護ケア――258

セルフケア支援――260

8. 小児がん

① 治療 ･･ 祖父江由紀子　263

小児がんへの放射線治療の看護――263

放射線治療が適応となる小児がん――264

再現性確保のための工夫――264

子どもに適応される特殊治療― TBI，陽子線治療――268

子どもだからこそ考える必要のある晩期有害事象へのフォローアップ――269

②ケア ……………………………………………………………………… 祖父江由紀子　271
　　　小児がん看護の特徴─子どもを看る視点── 271
　　　看護の実際── 273

7章　心理・社会的サポート

1. 放射線療法を受ける患者の心のケア ……………………………… 橋口周子　282
　　　治療開始前に体験する心理的な問題と心理的サポート── 282
　　　治療中に体験する心理的な問題と心理的サポート── 284
　　　治療終了後に体験する心理的な問題と心理的サポート── 286
　　　放射線療法を受ける家族への心理的サポート── 289

2. 社会的サポート ……………………………………………………… 後藤志保　290
　　　治療費用と治療費負担の軽減のために利用できる制度── 290
　　　放射線療法を受けながら社会生活を送るためのサポート── 292

3. セクシュアリティへのサポート …………………………………… 遠藤貴子　295
　　　セクシュアリティとは何か── 295
　　　がんとセクシュアリティ── 296
　　　セクシュアリティへの看護── 297
　　　妊孕性温存について── 298

付録

1. 用語解説 ……………………………………………………………………… 302
2. 主な有害事象（有害事象共通用語規準 v5.0 日本語訳 JCOG 版）……………… 306

おことわり：本書を読む前にお読みください

- 本書で「放射線療法（治療）」と記載されているものはすべて「がん放射線療法（治療）」のことである．

- 本書では，放射線療法（治療）を実施することに伴い発症する患者にとって思わしくないあらゆる症状のことを「有害事象」としている．

- 放射線療法（治療）期間の初期に発生する有害事象は「急性有害事象」「急性期有害事象」，終了後に発生する有害事象は「遅発性有害事象」「晩期有害事象」「慢性有害事象」などと称する場合もあるため，本書ではあえて統一していない．

- 放射線に起因する間質性肺炎について，本書では「肺臓炎」あるいは「放射線肺臓炎」としている．

- がん患者に対し抗がん薬を用いて行う治療について，本書では「薬物治療」としている．

　本書に記載した「有害事象共通用語規準v5.0　日本語訳JCOG版」は，日本臨床腫瘍研究グループ（JCOG）ホームページhttp://www.jcog.jp/より引用した．

　Grade説明文中の「；」は「または」を意味し，「－」は該当するGradeが定義されていないことを意味する．「MedDRA code」と英語表記，「検索上の注意」は割愛した．

1章

がん放射線療法の看護

1

がん治療における放射線療法の位置づけ

久米恵江，祖父江由紀子

放射線治療を受ける患者の増加，治療方法の高度化と看護

がんの罹患率，死亡数

「最新がん統計」によると[1]，2016年，新たにがんと診断された患者は99万5,132人であった．また，2014年のデータでは，生涯でがんに罹患する確率は，男性62%，女性47%で，「2人に1人はがんになる」といわれている．

一方，2017年にがんで死亡した人は37万3,334人で，がんによる死亡数は減少傾向にあり，生涯にがんで死亡する確率は，男性25%（4人に1人），女性15%（7人に1人）であった．また，2006～2008年にがんと診断された人の5年相対生存率は，全体で62.1%（男性59.1%，女性66.0%）であった[1]．

つまり，がん治療を終えた，またはがん治療をしながら長期間生存するがんサバイバーが増えている，ということである．

放射線治療を受けた患者数

日本放射線腫瘍学会が行った構造調査によれば，2012年の放射線治療を受けた実患者数（新規＋再来）は推定約25万1,000人であり（図1），20年前と比較すると倍増している．しかし，米国でがん患者の約66%が放射線治療を受けているのに対して，日本では25%と大きな差がある[2]．

放射線治療にまつわる方針・傾向

2018年10月に発表された「がん対策推進基本計画」[3]には，国内で実施されている放射線治療は施設間で格差があると指摘されていることを受け，引き続き，がん診療連携拠点病院を中心に，標準的な放射線治療を提供する取り組みを進めることが明記されている．

放射線治療は国内外の各種がん診療ガイドラインで，標準治療の一つとして推奨されている．また，コンピュータテクノロジーの発展とともに，腫瘍（標的）への線量集中性を高めることが可能となり，有害事象が低減されるようになってきている．加えて，日本の超高齢社会のなかで，認知力低下や生活習慣病などを合併している患者にも適応できる可能性が高く，「からだに優しい治療」としてさらに増加することが予想されている．

このように放射線治療を受ける患者が増

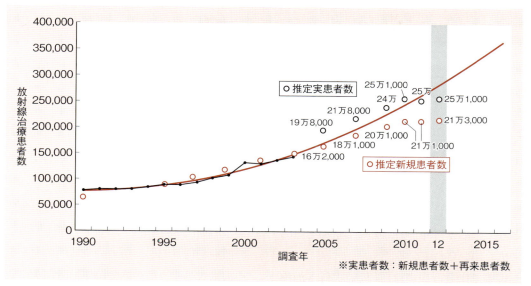

図1　放射線治療患者数
（JASTROデータベース委員会．全国放射線治療施設の2012年定期構造調査報告〈第1報〉．2016/12/31作成．p.9.
http://www.jastro.or.jp/medicalpersonnel/data_center/JASTRO_NSS_2012-01.pdf〈2019年4月アクセス〉より）

えていくと考えられるなかで，今後，標準的な治療方法が全国に普及すること，高精度治療の発展などが求められている（3章「2．外照射技術と方法」p.86を参照）．

日々進化する放射線治療における患者の意思決定支援

　放射線治療は，がん病巣の制御といった根治目的，転移や再発の予防，症状緩和など，多岐にわたり，「がん」という病のどの時期にも行われる可能性のある治療方法である（2章2-「③治療方針から治療計画立案と実際の治療」p.48を参照）．また，放射線治療分野では新たな技術や装置が現場に導入され，ほかの療法ではロボット手術やエビデンスのある免疫療法など，患者にとっては放射線治療を含めた治療の選択肢が広がっている．

　このように日々進化しているがん治療において，放射線治療を受ける患者の意思決定支援は，看護師が得意とする「気持ちに寄り添う」といった心理的な援助技術だけでは補えない．もちろん，放射線治療を必要とする悪性疾患の罹患もしくは再発といったバッドニュースを告げられた患者の心理面への配慮が重要であることは前提である．そのうえで，疾患や治療に対する患者の理解と，人生や生活に対する価値観を確認して，そのときにその患者に必要な情報を整理しながら理解しやすい形で提供することで，患者は意思決定ができるのである．

　看護師が患者の情報整理を助け，意思決定支援を行うためには，放射線治療に関する正しい知識をもつことが必須となる．さらに，放射線治療は，今後もさらに，新たな技術や装置の開発が進むことが容易に想像できる分野であり，適宜，知識をブラッシュアップすることも重要となる．

放射線治療の全体の流れ

放射線治療の特徴は，身体の形態を損なわずに機能温存が可能というQOLの面でメリットがあることである．また，局所治療であることから，全身状態が悪いために手術や薬物療法が適応とならなかった高齢者や合併症のある患者への治療の選択肢になりうる．そして，がんに対する標準治療として根治や再発予防，そして緩和を目的に広く用いられている．

現場で出会う患者は，「放射線科（治療部門）へ行ったら，その日から治療が受けられる」と思っている人が多い．これは，放射線治療を行うために必要な情報が不足しているからかもしれない．

図2は一般的な外照射による放射線治療を受けるプロセスである．本稿では，このプロセスで看護にどのような配慮が求められるのかも併せて解説する．

放射線治療の目的・適応

放射線治療の特徴の一つに，患者が直接，放射線科を受診しないことが挙げられる．放射線治療は，まず主科の担当医から放射線治療医に治療の依頼または相談が行われる（図2の①）．放射線治療医は，放射線治療の専門家として，画像や病理組織検査の結果および患者の自覚症状などの情報を統合的に判断して放射線治療の適応か否かの判断をする．さらに，治療目的が根治的か，緩和的かを決定する（図2の②，2章2-「③治療方針から治療計画立案と実際の治療」p.48を参照）．この際，治療目的に

よって，処方される線量や分割回数などが放射線治療医によって決められる（2章「3.線量評価と照射回数の考え方」p.69を参照）．

また，緩和照射を行う場合，患者は疼痛や出血など，身体的苦痛症状を有していることが多い．病棟または自宅から放射線治療室（以下，治療室）へ移動する際も，日々の照射を行う際も，患者の身体的苦痛が最小限になるように，治療の予約時間を症状が少ない時間帯に調整する，必要な薬剤が使用できるような準備をする，苦痛が少ない移動手段を検討するなど，病棟・外来看護師および放射線科看護師の連携が効果的であり，看護師の果たす役割は大きい．そして，このような身体的苦痛を軽減することは，トータルペインの視点での心理・社会・スピリチュアルの苦痛軽減にもつながる（7章を参照）．

放射線治療を実施するための準備

患者が放射線治療に同意すると（図2の③），具体的な準備を始める．一般に外照射は，放射線治療の作用を最大限にし，有害事象を低減するために，複数回に分けて照射を行う．これを分割照射とよぶ．分割照射において，日々の照射で，治療計画画像の撮影時の状態を再現することがたいへん重要である（2章2-「②放射線治療の作用と有害事象のメカニズム」p.37を参照）．そこで，治療計画の際に，照射部位に応じて固定具や補助具を市販品のなかから選ん

1. がん治療における放射線療法の位置づけ

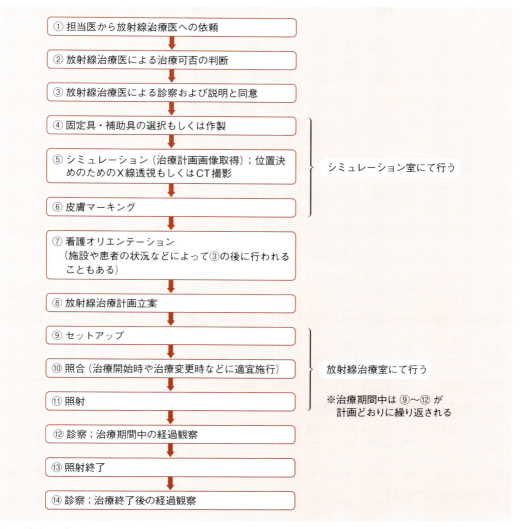

図2 治療のプロセス

だり，作製したりする（図2の④）．治療計画画像の撮影は，臓器の位置を安定させるために，治療部位に応じて呼吸を制限したり，膀胱内に一定量の尿がたまっているように排尿時間を調整したり，胃の体積を減らすために食事時間や量を制限したりすることもある（図2の⑤）．そして，撮影した治療計画画像上で，基準点（アイソセンタ）が放射線治療医の指示で指定される．アイソセンタから水平および垂直方向の皮膚に皮膚マーキングが行われる（図2の⑥，2章2-「③治療方針から治療計画立案と実際の治療」p.48を参照）．

放射線治療を実施するための準備として重要なことの一つに看護オリエンテーションがある（図2の⑦）．この看護オリエンテーションでは，一方的に情報を伝える「指導」といった視点ではなく，「どうしたら患者のセルフケアを支援できるか」という視点で患者が実現可能な具体策を看護師

が提案して，患者と一緒に考えることが重要である．このようなコミュニケーションは，患者・家族が放射線治療について「あまりよくわからない治療」と感じている場合は特に，安心や看護師への信頼感につながる．治療の開始前に，患者・家族との信頼関係を構築することは，その後に引き続く放射線治療を計画どおりの期間に完遂するという，治療効果を最大限にするための重要な援助につながる．看護オリエンテーションについて，総論的には2章2-「③治療方針から治療計画立案と実際の治療」p.48，部位別の具体的な詳細については6章を参照していただきたい．

治療計画画像取得や看護オリエンテーション後，患者は病棟や自宅へ戻り，予定された治療開始日に再来する．そのあいだに，放射線治療医は，取得した画像から治療計画を立案する（**図2**の⑧，2章2-「③治療方針から治療計画立案と実際の治療」p.48を参照）．

日々の治療の実施

立案された治療計画は，治療装置のコンピュータに入力され，日々の治療が行われる．具体的には，診療放射線技師が治療室の寝台（カウチ）に臥床した患者を治療計画画像取得時と同じ状況にする（セットアップ〈ポジショニング〉，**図2**の⑨）．肉眼的に位置確認をした後，必要に応じて治療装置の画像情報を取得して治療計画とその日の状況が合致していることを照合する（**図2**の⑩）．この照合には，画像誘導放射線治療（image-guided radiotherapy：IGRT）などの最新技術を含む．その後，

その日の照射が行われる（**図2**の⑪）．

治療室では，セットアップまでは診療放射線技師や看護師が室内にいるが，照合画像撮影や実際の照射時には室内には患者だけになる．そこで，患者にカメラで室内の様子を見守っていること，マイクで声が通じることを説明しておく．事前に患者と声または手を小さく動かすなどのサインを打ち合わせし，サインがあった場合には，照射を止めて診療放射線技師や看護師が室内に入ること，対処した後にその日の照射の続きを実施できることなどを伝えると，患者は安心して治療に臨める．

日々の照射を継続していくなかで，照射する部位および線量に応じて有害事象が出現してくる可能性がある．有害事象の症状は，治療計画から出現する時期や症状をある程度，予想することができる．この予想に沿って前述の看護オリエンテーションが行われるが，その際に提案したセルフケアの実施状況により，症状の強さが異なる場合がある．看護師が，診察室などで治療中の経過をアセスメントし，治療開始時に提案したセルフケアの実施状況を患者と確認し，必要に応じて改善策を検討することが，さらなるセルフケア支援につながる（**図2**の⑫）．そして，実際に有害事象による苦痛症状が出現した際には，適切に対応をする（4〜6章を参照）．

治療終了後

患者の多くは自分が受けた治療の効果を早く知りたいと思っている．しかし放射線治療の効果は，疼痛緩和など治療期間中に観察される場合もあるが，通常は照射が終

了した後も継続している（2章2-「② 放射線治療の作用と有害事象のメカニズム」p.37 を参照）．また，治療目的によって効果の評価は異なる．根治目的であれば腫瘍が消失すること，術後の再発予防目的であれば再発がないこと，緩和目的であれば症状が軽快することが治療効果となる．効果判定する手段は CT，MRI などによる画像所見と，腫瘍マーカーや有害事象も評価対象となる．それは，画像上には「影」が映されていても，炎症や浮腫，壊死組織であることもあり，一つのデータではなく総合的に判定する必要があるからである．患者が「早く効果を知りたい」という心理に「こんなにがんばったのだから」という思いが含まれているとすれば，患者の治療完遂に向けて日々の予約時間に来室したこと，セルフケアをがんばったことなどの具体的な努力を，看護師がねぎらうことは患者の自己肯定感を高めるだろう．

照射終了後に治療効果が続く一方で，急性有害事象は悪化する場合がある．看護師は，治療終了時の患者の身体状況を観察し，セルフケアの実施状況と合わせてアセスメントしたうえで（**図2**の⑭），治療終了後の有害事象の状況を予測し，具体的なケアの提案または提供を行う（4〜6章を参照）．

そして，放射線治療には，数年もしくは数十年を経て出現する可能性のある晩期（晩発性）有害事象が存在する．高精度放射線治療をはじめとする最近の放射線治療では，可能な限り正常組織への照射を避けているので，現在治療している患者に晩期有害事象が出現する可能性は低い．しかし，数十年の時間が経過していたとしても，患者が自身の放射線治療（どこの施設で，どの部位に，どのような方法で，どれくらいの期間照射したか）を覚えておくことが有用であると伝えることは重要である．

●引用文献

1) 国立がん研究センターがん情報サービス．がん登録・統計 最新がん統計．https://ganjoho.jp/reg_stat/statistics/stat/summary.html（2019年4月アクセス）
2) 日本放射線腫瘍学会．放射線腫瘍医になろう．https://www.jastro.or.jp/medicalpersonnel/juniordoctor/cat/（2019年4月アクセス）
3) 厚生労働省．がん対策推進基本計画（第3期）．平成29年10月．https://www.mhlw.go.jp/file/06-Seisakujouhou-10900000-Kenkoukycku/0000196973.pdf（2019年4月アクセス）

2 放射線療法の看護

久米恵江，祖父江由紀子

放射線治療の看護を理解するうえで，治療を受ける患者がどのような体験・経験をしているかを考えることは重要である．本稿では，放射線治療について患者の視点を中心に記述する．

▶ 人生の時間軸で考える放射線治療

「がん」という疾患に人生のどの時点で罹患し放射線治療を受けることになったかによって，さまざまな違いがあり，患者自身が「問題」と考える内容も異なる．特に治療の意思決定には大きな影響を与える．

看護師が意思決定支援をする際に，患者が人生の時間軸のどの時期にいて，どのような課題をもっているか，放射線治療に関連してどのような経験をしてきたかを考えることは，適切な意思決定支援のために重要となる．

■ 小児

患者が小児であれば，意思決定者は通常，両親などの療育者になる．子どもは常に成長・発達しており，それぞれの発達段階で子ども本人および療育者への説明内容や配慮する事柄は異なる（詳細は6章8-「② ケア」p.271を参照）．

■ AYA（思春期若年成人）世代

AYA（adolescent and young adult；思春期若年成人）世代といわれる15〜39歳の患者にとっては，進学・就職・結婚といった大きなライフイベントが，がん治療よりも最重要課題であるかもしれない．親から自立する時期でもあり，妊娠，出産，育児をしていれば，経済状況や仕事上の立場が脆弱であることも多い．40歳以上であれば介護保険の利用が可能な場合もあるが，小児慢性特定疾病医療費助成制度は20歳未満までしか利用できず，公的な支援が少ない年代である（7章「2. 社会的サポート」p.290を参照）．

また，セクシュアリティや妊孕性の問題もこの世代の意思決定には大きな影響を与える．パートナーや挙児の有無を確認するだけでは患者が「子どもが（さらに）ほしい」と思っているかどうかを医療者が判断することはできない．看護師には，治療内

容を理解して，患者の希望を確認しながら妊孕性温存についての情報を，妊孕性を低下させる治療開始前に提供することが望まれる．加えて，年齢にかかわらず，性生活が患者とパートナーにとって日常生活のなかで重要事項である場合でも，困りごとや不安を誰に相談したらよいかわからずにいることは多い．しかし，放射線治療を含むがん治療とセクシュアリティや妊孕性に関する情報の入手は容易ではないため，支援が必要である（詳細は7章「3.セクシュアリティへのサポート」p.295を参照）.

成人

患者が通常の成人期であれば，自身で意思決定を行うことが多い．ただし，「それまでの人生でどのような経験をしているか」ということが，意思決定に大きな影響を与える．たとえば，放射線に対するネガティブな印象をもっている人は多く，壮年期の患者で数十年前に放射線治療を受けて有害事象に苦しんだ知人の治療経過を聞いた経験があった場合，「放射線治療はつらい治療だからしたくない」と考えるだろう．しかし，最近の高精度放射線治療を受けて，大きな有害事象を実感せず，手術もせずに完治した知人が身近にいた場合，「自分も放射線で治療できないだろうか」と医療者に相談するかもしれない．

高齢者

高齢になって認知力が低下し，患者自身で意思決定ができない状況になった場合には，患者の子どもや認知力が保たれているきょうだいなどの家族が代理で意思決定を行うこともある．高齢者のなかには「子どもに任せた」と，自身で意思決定をしない患者もいるので，その患者の認知力だけでなく，意思決定スタイルを確認することも重要である．

発達段階に合わせた支援

放射線治療の看護は，治療前から始める必要がある．看護師は患者の意思決定者を把握するために，必要であれば年齢（発達段階），認知機能について確認し，放射線治療に関する説明を行う際に，家族の同席ができるような調整を行う．また，加齢による難聴や視力低下があれば，補聴器やメガネを携帯してもらうようにする．看護師は，放射線治療医からの説明時には可能な限り同席して，患者・家族の理解度を確認し，必要に応じて補足説明などを行う．

治療開始にあたっては，計画された部位と期間に照射できるような支援を行う．この支援は，治療部位によって異なる（2章2-「③治療方針から治療計画立案と実際の治療」p.48を参照）.また，具体的な照射部位ごとの看護オリエンテーションの内容や予測される有害事象およびそのケアについては4～6章を参照していただきたい．放射線治療中における患者の心理や社会的な問題への支援については，7章に詳細が記述されている．

がんサバイバーとして受ける放射線治療

近年，がんは長い経過をたどる慢性疾患としてとらえられるようになり，患者は「がんサバイバー」（以下，サバイバー）とよばれるようになった．このサバイバーは，「がんを診断された人」と広く定義されている．サバイバーには，治療を終え生還した人ばかりでなく，治療後に再発をした人，進行がんの人，終末期の人も全て含まれている．また，がんを診断された経験者，体験者として生きるプロセス，そこにかかわった人々，人々との関係性などを包含して「がんサバイバーシップ」ととらえられている．がんサバイバーシップには，「急性期」「生存が延長された時期」「安定した時期」「人生の終焉時期」の4つの時期がある[1]．

急性期

がんと診断されてからその治療が，ひととおり終了するまでの時期である．可能な限りがんを制圧するための初期治療が行われることが多い．

サバイバーは，がんの診断という衝撃的なバッドニュースと同時期に初期治療の話を聞くことになり，疾患の受容と並行して，治療方法や療養の場の選択が迫られる．「病名を最初に言われたときはショックで頭が真っ白になり，何を聞いたか覚えていない」と話すサバイバーは多い．

意思決定には正しい情報が不可欠だが，放射線治療の方法，予測される有害事象，サバイバー自身が行うべきセルフケア，挙児を希望していれば妊孕性に関する内容，経済的なことが心配であれば治療費や公的支援など，医療者が伝える必要があると考える情報は多岐にわたる．そして，一つ一つの情報は複雑で，初めてがん治療を受けるサバイバーにとっては難解であることが多い．看護師がこれらのことを理解して，そのときにサバイバーが受け取れる情報量を考慮しながら，適切な量の正しい情報を提供することは重要な支援となる．

また，この時期に放射線治療を受けるサバイバーは，急性有害事象を経験する．照射部位に応じた具体的な有害事象へのケアや，心理・社会的なサポートについては，4～7章を参照いただきたい．

生存が延長された時期

急性期の治療を終えて，サバイバーが自分の生活に戻っていく時期である．自身が生きていることの喜びと感謝を感じる反面，急性期のがん治療による自身の身体の変化や，再発への恐怖を感じ，精神的な負担を感じる時期でもある．毎日，放射線治療を受けていたサバイバーは，治療終了とともに医療者と接する機会が減少することで不安が増す時期でもある．急性有害事象へのセルフケアを継続しながらこの時期を過ごすことも多いため，サバイバーが生活に戻っていくまでのセルフケアや医療機関を受診する必要のある症状，受診方法などについて説明することが重要である．

安定した時期

　がん治療の効果が続き，自身の身体の変化を受容し精神的に安定したサバイバーが，自分の生活を取り戻す時期である．放射線治療を受けたサバイバーがこの時期に体験するのは，晩発性有害事象である．しかし，放射線治療から年月が経過し，本人も医療者もなかなか気づけず診断までに難渋する場合がある．サバイバーが放射線治療後の有害事象の知識をもっていることは，主体的な気づきにつながり重要である．

　サバイバーとして，「自分の経験を社会に役立たせたい」と，ピアサポーター（同じような環境にある患者への支援者）として患者サロンなどに参加するといった社会的行動を起こす人もいる．このような場合にも，看護師の心理的支援や適切な情報提供は有用である．

人生の終焉の時期

　人生の終焉は誰にでもやってくる．がんの再発・転移や二次がん，前時代的治療による晩発性有害事象や加齢による衰退などによって，サバイバーは人生の終焉を迎える．身体的な苦痛が増す時期であり，療養の場をどこにするかの意思決定をしたり，自分らしく仕事や生活ができないことへの無念や葛藤が生じたりして，トータルペインが強くなる時期でもある．

　再発・転移による苦痛があり，放射線治療によって症状緩和が期待できる場合は，緩和照射の適応となる．看護師には，患者の苦痛が最小限となるよう，適切な医療者やチームと連携することが求められる．

集学的治療のなかでの放射線治療

　放射線治療は単独で行うだけでなく，根治性を高めるために手術や薬物療法と併用することが多くなってきた（（2 章 2-「③ 治療方針から治療計画立案と実際の治療」p.48 を参照）．

薬物療法との併用

　これまで，がん治療に多用されていた殺細胞薬による治療法は「化学療法」とよばれていたが，免疫チェックポイント阻害薬などの新しい薬剤を使った治療法の総称は「がん薬物療法」，使用される薬剤の総称は「抗がん薬」とよばれるようになった．

　近年，患者から採取または摘出したがん組織から遺伝子の異常を検出することが可能となり，分子標的治療薬や免疫チェックポイント阻害薬が効果を示す可能性が高くなりそうか，副作用が強くなりそうかを判断できるようになった．つまり原発臓器やがんの進行度だけではなく，遺伝子異常に合わせて治療薬の選択が検討されるようになってきた．今後，これらの新しい薬剤と放射線治療との併用が増加することは容易に想像できる．新たな併用療法は高い治療効果を期待して行われる一方で，予想しな

い有害事象が出現する可能性も秘めており，注意深い観察が重要となる．

手術との併用

手術との併用では，照射は実施するタイミングで「術前照射」「術中照射」「術後照射」に分かれる．

■ 術前照射

腫瘍を縮小し，手術で摘出する範囲を小さくする目的で実施される．しかし，大線量を照射すると，照射範囲の組織に炎症や線維化が起こり，手術操作が難しくなるので，根治をめざすよりも少ない線量が選択される．看護師は，放射線治療が終わった後も患者の治療が続くことを理解して，治療に臨む患者の意欲が途切れないような心理的支援の必要性を理解しておく．

■ 術中照射

手術中に切開した状態で照射を行うため，外照射治療室を併設した専用の手術室での

実施，または手術室から放射線治療室（以下，治療室）への移動が必要となる．そのため，設備を維持することが難しく，実施件数は少ない．

■ 術後照射

拡大手術が難しい脳腫瘍の術後や，局所再発予防目的で行われる乳房温存術後の残存乳房への照射などがある．また，乳房全摘出後も病理組織学的に断端にがん細胞の残存が確認された場合，リンパ節転移の数が多い場合にも局所再発予防として照射が行われる．

乳房全摘出後は，肩関節の屈曲（上肢の挙上）や外旋といった運動制限が起こることがあり，胸壁照射に必要な体位保持が難しいために，照射開始が遅れる場合がある．このような場合には，術後に放射線治療を行う可能性を理解して，術後のリハビリテーションを促進するような看護師のかかわりが重要となる．

▶ 患者の苦痛を緩和するための緊急照射

通常の放射線治療は，患者への説明，治療計画立案のための画像撮影，専用コンピュータを使用した治療計画立案，治療装置の検証などの行程が治療開始までに必要であり，数日〜1週間ほどの時間を要する．しかし，患者の苦痛のなかには，緊急照射をすることで症状の緩和やQOLの改善が期待できる病態がある．このような病態に対して，放射線治療部門の医師，診療放射線技師，看護師は，可及的すみやかに照射が開始できるように対応をする．特に，病

棟や外来などで患者の近くにいる看護師は，患者の言動や症状の観察からこのような緊急性に気づける立場にあり，緊急照射の必要性を理解しておく必要がある．

緊急照射の対象となる代表的な病態は，① 脊椎転移による麻痺や不全麻痺など脊髄圧迫による神経症状を呈する場合，② 腫瘍による上大静脈の閉塞・狭窄により静脈血の還流障害が急速に進行する場合（上大静脈〈superior vena cava：SVC〉症候群），がある．

脊髄圧迫による症状

脊髄圧迫の多くは脊椎への骨転移から生じるが，髄膜播種や髄内転移に起因することもある．乳がん，肺がん，原発不明がん，悪性リンパ腫，骨髄腫，前立腺がんなどで多い．具体的な初期症状は限局した背部痛・圧痛で，進行すると四肢末梢のしびれや感覚麻痺，下肢の脱力感，膀胱直腸障害などを生じる．

看護師は，脊椎転移のある患者の言動には特に注意して脊髄圧迫による症状の有無を確認し，しびれなどが出現した際には，早急に担当医に報告し放射線科への依頼を検討する必要がある．また，外来患者であれば，本人と家族に具体的な症状を伝え，症状出現時には早急に医療機関に連絡するよう説明しておく．

脊髄圧迫による症状に対して緊急照射を行う理由は，麻痺が固定してしまうと不可逆的となるためである．照射する時点で不完全麻痺，すなわち歩ける状態であれば治療後に20〜70％の患者が歩行可能となるが，完全麻痺になってからの照射では10% 以下になるとの報告[2]がある．タイミングを逃さず緊急照射できるか否かは，患者の訴えを最初に受けたときのトリアージによるため，看護師の役割は大きい．看護師のもつ力が，その後の患者の QOL に大きく関与するのである．

上大静脈症候群

上大静脈が閉塞・狭窄を起こしたときの症状は，呼吸困難，頸静脈怒張，顔面浮腫，咳，上腕浮腫，脳圧亢進症状などである．悪性リンパ腫や肺尖部に腫瘍のある場合に出現することがあり，転移の部位を把握しておく必要がある．

呼吸困難が急速に進行する場合に緊急照射が適応となる．呼吸困難感の強い患者は，仰臥位をとることが難しい場合がある．通常の外照射では平らな寝台に臥床することが基本姿勢のため，適切な薬剤を使用したり，診療放射線技師と相談して補助具を利用してファーラー位をとったりするなど，患者の苦痛を確認しながら再現性を維持する工夫が重要となる．

放射線治療における多職種によるチーム医療

放射線治療にかかわる医療者とチーム医療

放射線治療は，多職種がかかわるチーム医療である．それぞれの職種が高い専門性を発揮し，連携することが求められる．放射線治療には，放射線治療医，診療放射線技師，医学物理士，治療室の看護師，事務員らが携わる．チーム医療においては，自身の専門領域の職務を遂行するだけではなく，各職種とコミュニケーションをとって情報を共有し，協働していくことが患者にとって質の高い医療と安心できる治療環境の提供につながる．

具体的に，患者の日々の治療を考えてみる．患者は，照射のために治療室へ行く．診療放射線技師や事務員が，日々，患者と接するなかで，ある日，患者がいつもよりも元気のないことを観察したとする．診療放射線技師や事務員が看護師に患者の様子を伝えると，看護師は患者の状態，治療回数や予測される有害事象の発症時期を考えながら，患者と面談をして症状をアセスメントすることができる．発生した問題に対して看護師は，患者の生活背景，セルフケアの実施状況を確認し，患者がセルフケアを工夫することで対処できるか，または医師の診察・処方などが必要なのかを判断する．そして看護師は医師に状況を伝え，その日に診察するか，次回の診察予定日まで様子をみるかを患者に伝える．このような一連の連携は，放射線治療部門のそれぞれの職種のコミュニケーションを介して可能となる．患者の情報を多職種で共有し，統一した見解で医療や看護ケアが提供できることは，患者にとって質の高い治療環境となる．

放射線治療を受ける患者は，治療にかかわる医療者が多いことで，誰に何を聞いていいのかわからないと感じている場合がある．しかし，逆に誰に何を聞いても適切な人に橋渡しをしてくれることがわかると安心して治療を受けることができる．患者が抱えている問題は，どの職種が最も解決してくれそうか，どの職種間で検討すれば問題解決できるかをそれぞれの職種が判断して調整できることは患者にとって大きな安心となる．

放射線治療にかかわる各職種の役割（表1）

■医師（放射線治療医）

放射線治療専門医制度は，「放射線治療を専門とする放射線科医を認定することにより，放射線腫瘍学の発展を図り，もって国民の健康と福祉の増進に寄与すること」を目的としている．日本医学放射線学会によって，一定水準以上の放射線科学全般にわたる知識と経験を認められた者に与えられる放射線科専門医の資格を取得したうえで，放射線腫瘍学に関する深い専門知識と高い水準の放射線治療技術を有すると認められた医師が放射線治療専門医に認定される[3]．

放射線治療医は，画像や病理，血液検査などのデータから情報を得て，がんの病期診断をし，患者の既往症や過去の放射線治療歴，苦痛症状などから放射線治療の可否と治療の方針や目的を決定する．治療方針については，依頼元の担当医と協議をすることも必要になる．実際に治療が適応となった場合には，放射線治療で期待される効果と予測される有害事象について患者・家族に情報提供する役割もある．患者が放射線治療を選択したときには，治療計画を立案する．患者の身体所見と画像所見などから標的の設定を行い，適正な照射野や線種，線量，エネルギー，照射法，分割回数などを決める．照射期間中には原疾患による症状の変化や急性有害事象の出現に関しての診療を行う．照射が全て終了した後は適切な期間，急性および晩発性有害事象のフォローを行う（2章2-「③治療方針から治療計画立案と実際の治療」p.48を参照）．

2. 放射線療法の看護

表1　放射線治療にかかわる職種

職種	専門・認定資格など	認定機関	職務内容
医師（国家資格）	放射線治療専門医	日本医学放射線学会	• 患者の診察，放射線治療方針の決定，患者と家族への説明 • 放射線治療計画の立案，線量計算 • 治療計画と日々の照射の照合判断　など
診療放射線技師（国家資格）	放射線治療専門放射線技師	日本放射線治療専門放射線技師認定機構	• 放射線治療装置の品質検証および管理 • 治療計画の補助 • シェルやブロックなどの選択や作製 • 研究開発　など
医学物理士（医学物理士認定機構による認定資格）	放射線治療品質管理士	放射線治療品質管理機構	• 放射線治療装置の品質検証および管理 • 治療計画の補助 • 新たに治療装置を導入する際の検証 • 研究開発　など
看護師（国家資格）	がん放射線療法看護認定看護師	日本看護協会	• 放射線治療に関する患者と家族の意思決定支援 • 放射線治療を受ける患者のセルフケア支援（治療開始前のオリエンテーションを含む） • 出現した有害事象への具体的なケア • 患者の身体的，心理的，社会的，スピリチュアルな側面の苦痛に対する看護　など
	がん看護専門看護師		
事務員（特になし）	特になし		• 事務作業，患者の案内　など

■診療放射線技師

　診療放射線技師は国家資格で，診断，核医学，放射線治療の3つの部門において医師の指示のもと，主に放射線を使用した検査や治療，使用する装置の精度管理などを行う．

　この資格所有者のうち，放射線治療に高い専門性をもつ診療放射線技師を診療・研究実績と試験で評価し，その合格者を日本放射線治療専門放射線技師認定機構が「放射線治療専門放射線技師」として認定している[4]．

　また，診療放射線技師のなかには「放射線治療品質管理士」の資格をもつ者もいる．放射線治療品質管理士は，放射線治療専門放射線技師あるいは医学物理士の資格（後述）をもち，放射線治療の実務経験2年以上を有し，治療品質管理に1年以上従事した者が試験を受けて放射線治療品質管理機構によって認定される[5]．

　診療放射線技師が患者に対して行う温かい声かけや，肌の露出を最小限にするなどの配慮は，患者のプライバシー保護とともに精神面への支援につながる．日々の照射を行うなかで，診療放射線技師は，安全かつ患者にとって安楽に寝台に移動できるよう配慮している．診療放射線技師がこのような支援を行うためには，看護師から，患者の身体の苦痛症状に関する情報，また転倒リスクや静止可能な状況にあるかなど，安全に治療を行う情報を提供することが不可欠である．

■医学物理士

　医学物理学とは，物理工学の知識・成果

を医学・医療に応用・活用することを目的とする学問である．医学物理士は，放射線を用いた医療が適切に実施されるように，医学物理の専門家としての役割を業務とする医療職で，医学物理士認定機構による試験および認定審査の合格者が認定される[6]．医学物理士は，指定要件を満たして試験を受けることで前述の「放射線治療品質管理士」を取得することもできる．

近年の治療は，IMRT（intensity-modulated radiation therapy；強度変調放射線治療），IGRT（image-guided radiation-therapy；画像誘導放射線治療），高精度小線源治療などコンピュータを用いた技術が複雑化・高度化し，精度の高いこれらの治療を安全に行うには，より専門的な知識を有した医学物理士の存在が必要とされている．医学物理士の主な業務内容は，①新しい治療機器を導入するための立ち上げ，②治療装置や治療計画装置，治療全体のQC（quality control；品質管理），③治療計画の実施（線量計算）の実施，④医師などからの物理に関する質問に対するコンサルテーション，⑤研究・教育，などである．

医療安全の観点からも精度管理・QCは，独立して専任の専門職が行うべきといわれているが，実情は診療放射線技師が照射業務との兼任で行っている施設も多い．医学物理士は，直接患者と面談などを行うことはないが，質の高い安全な放射線治療を行うために必要不可欠な専門職であり，今後，臨床に増員されることが期待されている．

■ 看護師

放射線治療の看護は，外照射を実施する放射線治療部門や放射線治療病室を有する病棟，非密封小線源治療（RI内用療法）を行う診断部門などで実践される．放射線治療に関連するさらに高い知識や実践の技術をもつ看護師として「がん放射線療法看護認定看護師」，放射線治療をサブスペシャリティとする「がん看護専門看護師」がおり，どちらの資格も日本看護協会が認定している[7]．

がん放射線療法看護認定看護師には，放射線治療を受ける患者と家族のQOL向上のため，水準の高い看護実践を通してほかの看護職者に対しての指導および相談対応・支援をすることが期待されている．資格は，看護師資格を有し，実務研修が5年以上（そのうち3年以上は放射線療法看護の実務研修が必要）で，615時間以上の認定看護師教育を修め，認定看護師認定審査に合格することで取得できる．

がん看護専門看護師は，患者・家族に起きている問題を総合的にとらえて判断する力と広い視野をもち，専門看護分野の専門性を発揮しながら専門看護師の6つの役割「実践・相談・調整・倫理調整・教育・研究」を果たし，施設全体や地域の看護の質の向上に寄与することが期待されている．資格は，看護師資格を有し，実務研修が5年以上（そのうち3年以上はがん看護分野の実務研修が必要）で，看護系の大学院で修士課程などを修了し，必要な単位を取得した後に，専門看護師認定審査に合格することで取得できる．がん看護専門看護師は，さまざまな施設・部署で活躍しており，がん看護のなかでも得意とする分野を「サブスペシャリティ」として標榜していることが多い．

■ 事務員

施設によっては「ヘルパー」「クラーク」

2. 放射線療法の看護

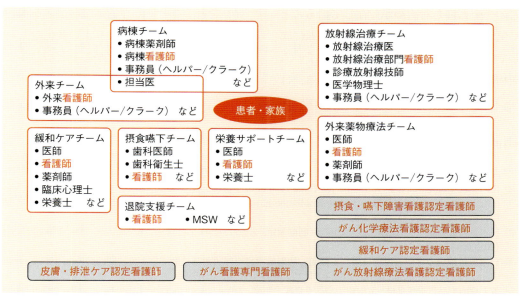

図1 放射線治療を受ける患者の医療チームと看護

とよばれることもある．日々の照射の受付，照射記録の整理など，事務的な作業を受けもち，必ずしも医療に関連する資格を必要としない．事務員は，受付において，外来患者が診察日の最初に出会うスタッフであり，患者の日々の変化に気づける立場にいることを，看護師は十分に理解しておく必要がある．事務員ともコミュニケーションが図れる環境を整備すると，患者の変化に対して適切なタイミングで対応できるようになる．

放射線治療におけるチーム医療のなかでの看護

放射線治療を受ける患者のチーム医療というと，放射線治療部門でのチームを連想することが多いだろう．しかし，実際にはもっと多くのチームが患者と家族にかかわっている．たとえば，入院中であれば担当医を中心とした「病棟チーム」があり，通院中であれば「外来チーム」がある．また，強い苦痛症状があれば「緩和ケアチーム」，食事摂取が困難な状況であれば「栄養サポートチーム」や「摂食嚥下チーム」，外来薬物療法中であれば「外来薬物療法部門チーム」もある．さらに，入院中の患者では，放射線治療後の退院をみすえて「退院支援チーム」がかかわっているかもしれない．組織を横断的に活動する「皮膚・排泄ケア認定看護師」や「がん看護専門看護師」「がん放射線療法看護認定看護師」が，放射線性皮膚炎のある患者や複雑な問題を抱える患者の相談に対応している場合もあるだろう．このように，多くのチームが存在し，それぞれが患者・家族によりよい変化が起こるよう専門的なアプローチを行っている（図1）．

チーム医療を円滑に進めるためには，互いの専門性を尊重したコミュニケーションを図ることが必要である．図1を見ると，

17

どのチームにも看護師が存在していることに気づくだろう．看護師がどのチームに属していても，看護師どうしが大きなチームを構築していると考えることもできる．ほかのチームのほかの職種とコミュニケーションをとることに心理的障壁を感じる場合でも，相手に「患者によりよい変化をもたらしたい」という看護観があると信じることは，円滑なチーム医療の一歩となる．

◉引用文献
1) 山内英子．序にかえて―がん医療の次のステージとしてのがんサバイバーシップ．日野原重明，監．実践がんサバイバーシップ―患者の人生を共に考えるがん医療をめざして．医学書院；2014．p.vii-xi．
2) Rades D, Heidenreich F, Karstens JH. Final results of a prospective study of the prognostic value of the time to develop motor deficits before irradiation in metastatic spinal cord compression. Int J Radiat Oncol Biol Phys 2002；53（4）：975-979.
3) 日本医学放射線学会．放射線治療専門医制度規定．http://www.radiology.jp/content/files/20161027.pdf（2019年4月アクセス）
4) 日本放射線治療専門放射線技師認定機構．放射線治療専門放射線技師認定制度．https://www.radiation-therapy.jp/accreditation.shtml（2019年4月アクセス）
5) 放射線治療品質管理機構．放射線治療品質管理士制度．https://www.qcrt.org/document/seido_02.pdf（2019年4月アクセス）
6) 医学物理士認定機構．医学物理士認定制度規程（2018年8月9日）．http://www.jbmp.org/wp-content/uploads/ninteikitei2018.pdf（2019年4月アクセス）
7) 日本看護協会．資格認定制度 専門看護師・認定看護師・認定看護管理者．http://nintei.nurse.or.jp/nursing/qualification/（2019年4月アクセス）

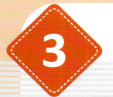

3 曝露対策，安全管理

久米恵江，土器屋卓志，祖父江由紀子

放射線のリスク

　国際放射線防護委員会〔International Commission on Radiological Protection：ICRP〕は，放射線被曝を伴う全ての行為を実施するうえでの原則を勧告している（**表1**）．

　被曝防護の三原則は，①曝露時間を短くする，②放射線源と距離をとる，③防護具を用いる，である．防護可能といっても，放射線は目に見えないし，においもしない．正体が見えないゆえの恐怖が存在する．どこにあるかわからないので，防護できているかの確信が得られず，放射線の影響はすぐには出ないので恐怖が長引く．しかし自然放射線と異なり，医療で用いられる放射線は医療者がコントロールできることが多い．放射線は正しい知識と技術をもつことで診断・がん治療で安全に使うことができる．放射線治療で用いられる放射線にはいくつか種類があり，それぞれの特徴を生かして有用に用いられている（2章2-「①放射線治療の基礎知識」p.27を参照）．

　外照射を行う放射線治療室（以下，治療室）は厚い壁で遮蔽され，ドアが開いた状態ではビームは出ないように安全装置が設置されており，照射中は患者以外が入室できないよう立ち入り管理がされているため，放射線治療の外照射においては医療者の被曝はない．X線の一般撮影や造影検査時に装着するプロテクターも必要としない．また，遠隔操作式後充填装置（remote after loading system：RALS）による小線源治療（3章「3．小線源治療に使われる装置と線

表1 放射線被曝を伴う行為を実施するうえでICRPが勧告している3つの原則

行為の正当化	放射線治療において生じる利益が損失よりも上回っていなければならない．患者の利益を生む正当性が裏づけられていなければ，放射線治療は行ってはならないという原則である．利益が大きければ，線量制限はなく，放射線治療は正当化されている
防護の最適化	放射線治療における利益を最大限保ちつつ，可能な限りの防護手段を講じなければならない．防護手段は経済的，社会的に合理的に達成できる範囲で行うという原則である（ALARA〈as low as reasonably achievable〉の原則）
個人の線量限度	個人の被曝は法令で決められた範囲を超えてはならないという原則である．これに基づいて，放射線治療に従事する者の線量限度が設定されている．放射線治療はがんを治療する目的を不当に制限しないために，患者には個人の線量制限は適応されない

源」p.92 を参照）でも，線源が装置外に出るときには，治療室のドアは完全に閉められた状態であるため，医療者の被曝はない．しかし，RALS の治療計画画像取得時に，医師や看護師が患者の状態に応じて付き添ったり，小線源治療で腟腔内にスペース（マージン）をとるためのガーゼを挿入したりして，透視撮影するする際には，一般撮影で使用するプロテクターを装着して被曝の低減を図る．

一方，一時挿入される ^{192}Ir（イリジウム），^{137}Cs（セシウム）を使う低線量率組織内照射は，線源を患者の体内に埋め込む治療であり，一般公衆への被曝が問題となるので，線源抜去までの期間は放射線治療病室での入院管理が必要である．入院管理中は，医療者も患者と適切な距離をおいて，接する時間を制限する必要がある．作業にかかわる医療者，接近してケアする医療者は防護対策をとる必要がある．防護の必要性があるといっても，実際の線量測定をしてみると，被曝線量は微量であり，健康被害のリスクはない．また，永久挿入される線源が，退出基準以下であっても，脱落線源の管理のため，^{198}AU（ゴールドグレイン）線源では「放射線治療病室」に 3 日間，^{125}I（ヨウ素シード）線源では「一時的管理区域とした一般病室」に 1 日間の入院が義務づけられている．看護師が，患者と家族を含む一般公衆が「放射線」をおそれる気持ちを理解しながら，正しい知識をもち，必要以上におそれないことが肝要である．

法令による安全管理

医療分野における放射線安全管理は大きく分けて「医療法」（管轄：厚生労働省）と「放射性同位元素等による放射線障害の防止に関する法律」（通称：放射線障害防止法，管轄：原子力規制委員会）で規制される（表2）．これは通常「二重規制」といわれており，医療施設のなかでは特別に厳重な規制のもとに建物・部屋が建造されて，安全性が守られている．

放射線治療に携わるスタッフは医療法で「放射線診療従事者」，放射線障害防止法で「放射線業務従事者」とされ，放射線業務従事者は教育訓練が義務づけられている．また，厚生労働省は 2020 年の施行をめざし，患者などの医療被曝の線量記録を義務化する方針も示している．

表2　医療分野における主な法律の適応

診療分野	診療内容	医療法（厚生労働省）	放射線障害防止法（原子力規制委員会）
画像診断分野	一般撮影，CT，血管造影など	○	×
核医学分野	核医学検査，RI 内用療法	○	×*
放射線治療分野	外照射，小線源治療	○	○

＊：核医学分野で PET 用サイクロトロンの設置施設は障害防止法の対象となる

3. 曝露対策, 安全管理

表3 放射線治療と被曝防護

放射線治療の種類	機器・装置・器具・RI (一般名あるいは銘柄名)	線種 (治療に使われるもの)	実施場所 (法令上の名称)	通称	医療者の被曝	一般公衆の被曝	被曝防護のための基準
1. 外照射	リニアック, トモセラピー, サイバーナイフ, ガンマナイフ, 粒子線照射装置	X線, γ線, 粒子線	診療用高エネルギー放射線発生装置使用室	リニアック室など	無	無	
2. 密封小線源治療							
高線量率腔内照射	高線量率イリジウム照射装置, マルチソースなど	γ線	診療用放射線照射装置使用室	ラルス室など	無	無	
高線量率組織内照射	高線量率イリジウム照射装置, マルチソースなど	γ線	診療用放射線照射装置使用室	ラルス室など	無	無	
低線量率組織内照射(一時挿入)	^{192}Ir (イリジウムヘアピン), ^{137}Cs (セシウム針)	γ線	診療用放射線照射器具使用室, 放射線治療病室	小線源処置室, 放射線治療病室など	有	無	
低線量率組織内照射(永久挿入)	^{198}Au (ゴールドグレイン)	γ線	診療用放射線照射器具使用室, 放射線治療病室	小線源処置室, 放射線治療病室など	有	有	退出基準あり
低線量率組織内照射(永久挿入)	^{125}I (ヨウ素シード)	γ線	診療用放射線照射器具使用室, 一時的管理区域とした一般病室	小線源処置室, 一時的管理区域など	有	有	退出基準あり
3. RI内用療法							
甲状腺機能亢進症(バセドウ病)	^{131}I (ヨウ化ナトリウム® カプセル)	γ線, β線	診療用放射性同位元素使用室(外来)	RI検査室	有	有	退出基準あり
甲状腺がん摘出後の再発予防(アブレーション)	^{131}I (ヨウ化ナトリウム® カプセル) 1,110 MBq以下	γ線, β線	診療用放射性同位元素使用室(外来)	RI検査室	有	有	退出基準あり
甲状腺がん残存・遠隔転移	^{131}I (ヨウ化ナトリウム® カプセル)	γ線, β線	診療用放射性同位元素使用室, 放射線治療病室	RI検査室, アイソトープ病室	有	有	退出基準あり
骨転移	^{223}Ra (ゾフィーゴ®)	β線	診療用放射性同位元素使用室(外来)	RI検査室	有	有	退出基準あり
B細胞性悪性リンパ腫	^{90}Y (ゼヴァリン® イットリウム), ^{111}In (ゼヴァリン® インジウム)	β線, γ線	診療用放射性同位元素使用室(外来)	RI検査室	有	有	退出基準あり

* ：骨転移に使用された ^{89}Sr (メタストロン®) は2019年1月より製造中止となり, 使用できなくなった
* ＊＊：「退出基準」とは診療用放射線照射器具使用室, 診療用放射性同位元素使用室および放射線治療病室から退出するときの放射能基準値である
＊＊＊：「一時的管理区域とした一般病室」とは, 永久挿入後, 尿中に排泄される線源 (脱落線源) の有無を確認するために, 1日間の入院をする際の指定された一般病室である
＊＊＊＊：各項の退出基準や適正使用のためのガイドライン・マニュアルは「日本アイソトープ協会」ホームページから各項の核種 (^{125}Iなど) を検索すれば入手できる

放射線治療に携わるスタッフが知識として知っておくべき被曝対象者と防護対応の一覧を**表3**に示した. **表3**にみられるように外照射ではスタッフ・一般公衆とも被曝に対するリスクはない (事故・地震・停電などの非常時における対応は除く) が, 低線量率組織内照射および RI (radioisotope；放射性アイソトープ, 放射性同位元素) 内用療法ではスタッフ・一般公衆に対する被曝リスクに対する教育・指導が重要となる.

2章

がん放射線療法の
原理と実際

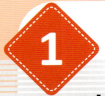

放射線治療の歴史 (図1, 表1)

土器屋卓志

放射線治療の土台が築かれるまで

放射線治療によるがん治療は1895年レントゲンのX線発見，1898年キュリー夫妻のラジウムの発見直後から始まり，1899年にはX線照射によって，1901年にはラジウムによって皮膚がんが治癒することが報告されている．

1934年イレーヌ・ジュリオ・キュリー夫妻（イレーヌはキュリー夫妻の長女）による人工放射性同位元素発見はその後の核医学診断・内用療法へと進展してゆく．

その後，放射線治療に対する過度の期待によって良性疾患や感染症など，あらゆる

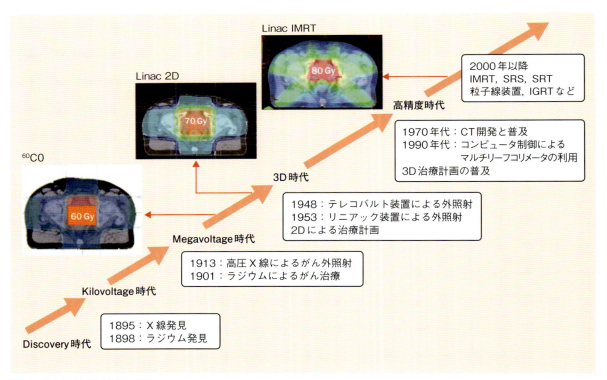

図1 放射線治療の歴史概観
SRS：stereotactic radiation surgery（定位手術的照射），SRT：stereotactic radiation therapy（定位放射線治療），IGRT：image-guided radiation therapy（画像誘導放射線治療）

表1　放射線治療の歴史

海外		日本	
1895	X 線発見	1921	X 線治療開始
1898	ラジウム発見	1935	ラジウム治療開始
1899	皮膚がんの X 線治療成功	1953	テレコバルト装置導入
1901	皮膚がんのラジウム治療開始	1963	リニアック装置導入
1934	人工放射性同位元素発見	1968	RALS 導入
1941	^{60}Co 発見	1975	速中性子線治療開始
1961	陽子線治療開始	1975	CT 装置導入・普及
1968	ガンマナイフ治療開始	1979	陽子線治療開始
1973	CT 装置開発	1990	ガンマナイフ導入
1994	IMRT 開発	1994	重粒子線治療開始
1994	サイバーナイフ開発	1998	サイバーナイフ導入
2002	トモセラピー開発	2000	高機能リニアック（IMRT）普及
2005	回転 IMRT（VMAT）	2005	トモセラピー導入

年号は発見，開発，臨床試験開始，使用，普及などが混在する，大まかな時代記載である
IMRT：intensity-modulated radiation therapy（強度変調放射線治療），VMAT：volmetric modulated arc therapy（強度変調回転放射線治療），RALS：remote after loading system（遠隔操作式後充填装置）

疾患に対して使用されるなどの社会現象となった一方，放射性物質に関する知識欠如のため有害事象の多発をまねき，放射線治療に対する不信感をつのらせるという歴史を繰り返してきている．

20 世紀半ばに至ると超高圧エネルギー（Megavoltage）の時代となり，テレコバルト装置，リニアック装置の開発・普及，そして放射線物理学とコンピュータの医学放射線領域の導入・利用による放射線治療計画装置の開発・導入により，ようやく現代の放射線治療の土台が築かれた．

二次元照射から三次元照射へ

1973 年の英国での CT 装置開発（日本での導入は 1975 年）は現代の放射線治療の歴史上，最も大きな出来事であった．これによってそれまでの二次元（2-dimension）照射から三次元（3-dimension）照射の時代となる．並行してコンピュータによる大容量処理と機器工学の急速な進歩により放射線治療装置と放射線治療計画装置の精度向上が飛躍的に向上した．

Column 放射線治療の「負の遺産」

土器屋卓志

　放射線治療は長い歴史のなかで常に進歩して今日の高精度放射線治療に至ったが，過去には放射線照射後の重篤な晩期有害事象として記憶されるべき「負の遺産」がある．

　照射後10年以上を経てから起こる晩期有害事象は注意深い観察と経過観察によって明らかになるものである．1970年代後半からのCT装置と治療計画コンピュータ装置の導入によって人体内の線量分布像が得られ，また2000年以降の線量集中技術の普及までには重篤な晩期有害事象がしばしば認められ，放射線治療の信頼性を著しく低下させた歴史を忘れてはならない．正常組織に対する過剰な照射は潜在的に重大な有害事象を引き起こすという基本的事実を常に念頭におかねばならない．

　図はコバルト外照射装置で鎖骨窩リンパ節に60 Gyの照射を受けた記録のある患者の20年後の姿である．当時の記録から再計算してみると鎖骨には70 Gy以上が照射されていた．これによって鎖骨の骨壊死が生じたのである．

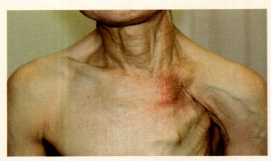

図　鎖骨壊死（鎖骨窩リンパ節照射より20年後）

　そのほか，骨盤照射後の皮膚潰瘍，腔内照射後の直腸潰瘍，口腔がん照射後の下顎骨壊死など5～20年にわたって有害事象出現のリスクがあったことを知らなければならない．

　このような負の遺産の反省のもとに，現代の高精度放射線治療技術が確立し，処方線量の設定がなされてきている．

　先人たちの残した業績には「負の遺産」があり，繰り返してはならない教訓が含まれているのである．

高精度時代―課題と将来展望

　21世紀初頭以来，CT，MRI，PETなどの画像診断能力の飛躍的な向上により，身体内のターゲット（がん病巣）の正確な位置確認とそこへの線量集中技術の目覚ましい進歩により，治療成績向上と有害事象の大幅な軽減が可能となり高精度放射線治療時代が到来し，がん治療における放射線治療の信頼度が大幅に高まってきた．

　さらに電磁波（X線，ガンマ〈γ〉線）に加えて粒子線（陽子線，重粒子線，ホウ素中性子捕捉療法など）の臨床応用が本格的となってきてきた．さらに，がん薬物療法分野の目覚ましい進歩と放射線治療との併用への期待など，放射線治療はまだまだこれから一段と飛躍するものと考えられる．

　照射機器・治療計画装置・画像診断装置の高精度化・高機能化が著しく進展する一方で，これらを効果的に使用する人材が充足していないことが現今の悩ましい課題となってきている．

　人類の英知の賜物である核エネルギーの平和利用の一端を担う放射線治療への期待はさらに高まっていくものといえよう．

がん放射線療法の基本的な考え方

放射線治療の基礎知識

祖父江由紀子

　本稿では，放射線治療を受ける患者への看護を考えるうえでの基礎となる，治療に用いられる放射線の特徴や治療方法の種類，一般的な外照射治療装置に関する知識について説明する．

放射線とは何か

　放射線とは，広義には種々の粒子線および電磁波の総称である．放射線は医療現場のなかで多用されるので，看護師が接する機会が多いものの，放射線そのものを理解することは難解かもしれない．

　放射線を簡単に理解するためには，懐中電灯をイメージするとよい．懐中電灯本体が「放射線発生装置」すなわち「リニアック」などの装置とすると，「放射線」は懐中電灯から放出される光に例えることができる．リニアックは懐中電灯と同様に，装置のスイッチを入れて放射線を発生させる．懐中電灯であれば装置の種類によって光の種類が異なることはないが，放射線にはさまざまな種類があり，リニアックからはX線と電子線，頭蓋内病変専用治療装置であるガンマナイフからはガンマ（γ）線というように，装置によって種類の異なる放射線が放出される．

　リニアックとガンマナイフでは，放射線を発生させるしくみも異なっている．懐中電灯は，中の電池から通電して電球を光らせる．リニアックはこの点で懐中電灯に似ていて，電気を使って放射線を発生させる．これに対して，ガンマナイフは放射性同位元素（radio isotope：RI，放射線を出す能力のある物質）を利用した装置である．RIを利用した装置を，光を発生する装置に例えると，「提灯（ちょうちん）」や「行灯（あんどん）」になる．提灯は中に入っている火をつけたロウソクによって光が得られる．光であれば四方八方が明るくても問題ないが，医療に使用する放射線では管理が必要になる．そこでガンマナイフなどのRIを用いた装置では，放射線を遮蔽した状態でRIが格納され，必要なときに必要な方向へ放射線が照射されるように作られている．

　また，提灯は中のロウソクが短くなると

27

暗くなる．同様に，RIも時間の経過とともに，放出する放射線の量が少なくなる．RIが放出する放射線の線量が経時的に半分に低下するまでの時間を「半減期」とよぶ．半減期は，RIの種類によって長いものも短いものもある．提灯のロウソクが短くなったら，新たなものに取り換えるように，ガンマナイフなどの装置に格納されているRI（線源）の放射能（放射線を出す能力）が減少すると，新たな線源と交換をする．

そして光は物質の表面で止まるが，放射線は物質を透過できる特徴をもつ．放射線は，物質を透過する際に周囲の分子に影響する．放射線治療は，この分子への影響が結果として細胞にダメージを与える作用をがん治療に利用（後述）しているのである．

深部線量曲線

たとえば，ボールを壁に当てた場合，ボールは壁を透過する（通り抜ける）ことができないので，壁の表面に最大の衝撃が加わることになる．しかし，放射線は物質を透過することが可能で，深部に向かって進むにつれて吸収される線量は変化する．この吸収線量の変化は，放射線の種類によって特徴がある．図1は深部線量曲線といい，放射線が人体の表面に当たった後，透過する際に吸収される線量が表面から深くなるにつれてどのように変化するかを示している．グラフの横軸は表面からの深さ，縦軸は吸収線量のいちばん高い値を100％としてそれぞれの深さにおける吸収線量を割合で示している．この図から，それぞれの放射線が人体に照射された後，どの深さでいちばん放射線が吸収されるかがわかる．

ビルドアップとエネルギー

がん治療に使用するX線や電子線は，ある一定の深さで吸収線量が最大となり，その後，減衰する特徴がある．このように表面よりも深い位置で放射線の吸収線量が

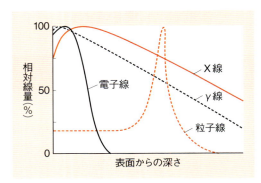

図1　深部線量曲線

最大値（ピーク）に上昇することを「ビルドアップ」とよぶ．ただし図1は，各線種の傾向を模式的に表したものであり，実際の数値は水槽への照射実験による実測によって得るものである．そのため，施設ごとの治療装置や照射範囲の大きさ，測定時の温度や湿度などによって若干の違いがある．

ボールは，強い力で投げたほうがより遠くまで飛ぶように，同じ種類の放射線であればエネルギーは高いほうが，吸収線量のピークは深くなる（図2）．

日本において汎用装置であるリニアックは，1～3種類の異なるエネルギーのX線を使用することができる．がん専門病院な

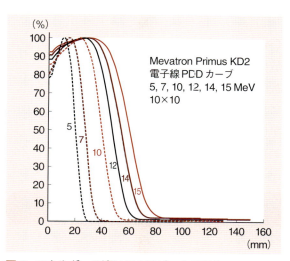

図2　エネルギーの違いによるピークの変化

どの一部の施設では，同じエネルギーの放射線を放出できる装置を複数保有していることがある．この場合，装置に故障や不具合があっても，別の部屋でその日の治療ができる．しかし，異なるエネルギーが放出できるほうが異なる深さの病変に対応できるので，複数の装置を保有していても，同じエネルギーが利用できない施設は多い．そのため多くの施設では装置に不具合があると，その装置の修理と検証（正しい量の放射線が放出されていることを測定して確かめること）が終了しなければ，その日の照射を休止することもある．

ボーラス，散乱線とは

通常，図1, 2の深さ0とは，水槽に放射線が照射されたときの水面，すなわち最も外側の位置になり，人体であれば皮膚表面となる．実際の治療では，人体組織と同じような組成の物質（「ボーラス」とよばれる）を意図的に皮膚表面に置いて調整することがある．これは吸収線量のピークの位置を皮膚表面に近い位置へ移動させたい場合に行われる．しかし，照射を行う際に，水分を含んだガーゼやたっぷり塗られた軟膏など水分を含んだ厚みのあるものが照射範囲の皮膚に存在すると，ボーラスと同じ作用をして，皮膚表面の線量を高める危険性がある．一般に，創治癒環境を整えるためには創面に適度な湿潤環境を維持することが重要とされている．したがって，放射線治療期間中に発症した皮膚炎に対して，軟膏や保湿薬を使用するのであれば，処置のタイミングを工夫する必要がある．具体的には，次の照射時までには吸収されて機械的刺激となる拭き取りが不要となるように，保湿薬塗布を照射直後に行うといった工夫である．

皮膚表面に存在する軟膏類が少量であっても，亜鉛華軟膏やベビーパウダーなどは特に注意が必要である．それは，亜鉛華軟膏やベビーパウダーには金属や鉱物が含まれており，これらに放射線が反応して飛程距離の短いX線の乱反射（散乱線）が生じ，結果として皮膚表面の線量を増加させることもあるからである．看護師はこれらをよく理解してケア方法を選択する必要がある．

放射線の単位

放射線に関連した単位にはいくつかの種類がある．Bq（ベクレル）は放射線を出す能力（放射能）の単位である．Gy（グレイ）は照射された放射線を物質がどれだけ吸収

2章 がん放射線療法の原理と実際

したかを表す単位で，「吸収線量」ともよぶ．Sv（シーベルト）は人体が放射線を受けたことによる影響の度合いを示す単位である．

これらの違いを雨に例えてみると，降ってくる雨の量が Bq，人に当たる雨の量が Gy，当たったときの痛みが Sv となる．人に当たる水の量（つまり Gy）が同じでも，「雨」より「あられ」のほうが痛く感じる（Sv）．この違いが，Gy と Sv の違いとなる．放射線防護の分野では Sv に注目するが，放射線治療の分野では Gy が重要で，一般に放射線治療における線量とは Gy を指している（Column「Gy〈グレイ〉は吸収線量の単位」p.77 を参照）．

放射線治療の種類

放射線治療の種類は，大きく分けて「外照射」「密封小線源治療」「非密封小線源治療（RI 内用療法）」の 3 種類がある．放射線治療の方法ごとに，使用する放射線の種類，装置や利用する RI とその投与経路，それぞれの治療の特徴について表 1 にまとめた．それぞれを以下に説明する．

地球上には種々の放射線が存在するので，本稿では医療に利用する放射線に限って解説をする．

外照射

外照射は，がんの放射線治療のなかで世界的に最も用いられている方法である．外照射に利用される放射線の種類は，X 線，電子線，粒子線（陽子線や重粒子線），γ 線などである．

基本的に，放射線による影響は放射線が照射された部位のみに出現する．したがって，可能な限り腫瘍に限局して照射を行うほうが，抗腫瘍効果が高く有害事象の少ない治療となる．そのため，体外から腫瘍に放射線を集中させる方法として，大きく分けて 2 種類の方向性で治療方法の開発が進

んできた．一つは，腫瘍に集中させやすいタイプの放射線を利用する方法である．陽子線や重粒子線などの粒子線は，深部線量曲線（図 1）の特徴からほかの放射線よりも腫瘍へ線量を集中させる特徴を利用している．もう一つは，さまざまな方向から照射することで高線量を腫瘍に集中させる方法で，X 線を用いた強度変調放射線治療（intensity-modulated radiation therapy：IMRT）や γ 線を利用したガンマナイフがある．

■外照射で使用する放射線の種類
X 線

外照射のなかで最も汎用されている放射線である．X 線は電子を重金属に当てることで取り出す．つまり，CT や診断用撮影装置を含めて，装置のスイッチが入っているあいだしか X 線は存在しない．放射線治療を受ける患者のなかには，「被曝が心配だから家族には付き添ってこないように言った」と話す人がいるが，放射線治療部門に家族が来訪することによる被曝を心配する必要はない．

電子線

理論上は，X 線の発生装置から取り出す

30

2. がん放射線療法の基本的な考え方　①放射線治療の基礎知識 ◆

表1　放射線治療の種類と特徴

種類	利用する線種	使用する装置，または核種（RI）	特徴
外照射	X線	リニアック マイクロトロン サイバーナイフ（X線のみ） トモセラピー（X線のみ）	・加速させた電子を重金属に当てることで取り出せる ・がん病巣へ線量を集中させるためのさまざまな方法が開発され，IMRTなどもその一つである ・X線による外照射は世界的に多くの施設で行われており，現在，最も一般的な放射線治療である ・リニアックは世界で，一般に汎用されている治療装置である ・がんへの効果は間接作用が主であり，抗腫瘍効果は照射の際に酸素が多いほうが高い ・サイバーナイフとトモセラピーはX線のみを使用する
	電子線		・X線と同じ治療装置で発生させることができる ・皮膚表面に近いところに吸収線量のピークがあるので，表在性の腫瘍への治療に適している ・X線，電子線ともに保険適用があり，複雑な治療計画ほど高い点数が設定されている
	粒子線（陽子線，重粒子線）	サイクロトロン（陽子線） シンクロトロン（陽子線，重粒子線）	・陽子線や重粒子線を総称して粒子線治療とよぶことがある ・粒子線は皮膚表面から一定の深さで急激に吸収線量が高くなり，急速に減弱する．そのため，身体深部の腫瘍において，腫瘍への線量を集中して周囲の正常組織への影響が少ない治療が可能である ・陽子線の抗腫瘍効果はX線と同様である ・重粒子線は直接作用が主なので酸素濃度の影響を受けず，X線の治療で抵抗性の腫瘍への治療効果が期待されている ・シンクロトロンは陽子線と重粒子線の両方を発生させることができる ・治療装置が特殊で大きく，限られた施設のみで利用されている ・粒子線治療は2016年の診療報酬の改定で一部の悪性疾患や小児の固形腫瘍などに対し保険適用された
	γ線	ガンマナイフ MRIdian®	・γ線は^{60}Coから放出される ・核種には半減期があり，時間の経過とともに放射能が低下してくると装置に使用されている核種RIの線源を交換する必要がある ・同じ線量を照射する場合，放射能が低下してきた際は照射に必要な時間が長くなる ・患者の体外から，がん病巣近くにRIを一定時間，置くことによって治療を行う ・γ線のがん細胞への作用はX線に近い

RI：radioisotope（放射性同位元素），IMRT：強度変調放射線治療．RALS：遠隔操作式後充填装置

2章 がん放射線療法の原理と実際

表1　放射線治療の種類と特徴（続き）

種類	利用する線種	使用する装置，または核種（RI）	特徴
密封小線源治療	γ線	遠隔操作式後充填装置（RALS） 使用する核種（RI）； 　イリジウム（^{192}Ir） 　コバルト（^{60}Co） 　金（^{198}Au） 　ヨウ素（^{125}I）	• RI を患者の体内のがん病巣近くに一定時間もしくは永久的に置くことで治療を行う • 用途に応じて粒状，針状，管状，ワイヤー状などの形の線源（密封小線源治療に使用する RI）がある • 時間的な区分けで一時挿入法と永久挿入法に分けられる．また，管腔臓器に挿入する方法を腔内照射，組織に刺入する方法を組織内照射という • RALS は事前に線源を誘導する器具を照射目的部位に挿入し，術者が退室した後に遠隔操作で線源を挿入する方法で，術者の被曝を限りなく少なくすることができる．RALS に使用する線源には ^{192}Ir，^{60}Co がある • ^{192}Ir は RALS 以外に，舌がんの組織内照射に一時挿入するヘアピン状のものが使用される • ^{198}Au と ^{125}I は，前立腺がんの治療などで，粒状の線源を永久挿入する
非密封小線源治療（RI 内用療法）	β線，α線	使用する核種（RI）； 　ヨウ素（^{131}I） 　イットリウム（^{90}Y） 　塩化ラジウム-223（^{223}Ra）	• 使用する RI が特定の臓器に選択的に取り込まれることを利用して，腫瘍の近傍から β線または α線を放出する • ^{131}I 内用療法は，甲状腺機能亢進症と甲状腺がんに対して行われる．治療前にはヨウ素制限が必要である • ^{90}Y は，CD20 陽性の再発または難治性の B 細胞非ホジキン悪性リンパ腫に用いられ，イブリツモマブ チウキセタンを結合させたゼヴァリン イットリウム® として静脈投与される • ^{223}Ra は，去勢抵抗性前立腺がんの骨転移に対する内用療法として，2016 年 3 月に承認され，2018 年の診療報酬改定で保険適用された

ことができるが，トモセラピーやサイバーナイフでは使用しない．X 線と比較すると，電子線の吸収線量は表面に近い位置でピークとなる（**図1**）．そのため，皮膚病変や表在リンパ節など皮膚に近い部位の治療を行う場合には，電子線が選択されることが多い．

粒子線

　陽子線や重粒子線といった「粒子線」とよばれる放射線による治療も外照射で利用される．粒子線には，吸収線量が表面からある一定の深さで急激にピークが出現して，急速に減弱するという特徴がある．これを

「ブラッグピーク」とよぶ．この特性から，周囲の正常組織への影響をより少なくし，腫瘍へ線量を集中させることが可能となる．そのため粒子線は，頭頸部や胸腹部，骨盤部などリスク臓器が多い領域の限局した腫瘍の治療に用いられている．また，重粒子線は X 線よりも細胞致死効果が高いので治療効果も期待されている．しかし，粒子線治療には超大型の設備を建設することが必要で，実施可能な施設は限られている．

γ線

　脳の動静脈奇形や原発性および転移性の

脳腫瘍など，頭蓋内病巣の治療に使用されるガンマナイフは外照射治療装置に分類され，γ線を用いている．ガンマナイフは，201個のRI内用療法であるコバルト（^{60}Co）を半球状に配置してあり，頭蓋内の病巣に集中して照射する装置である．

密封小線源治療
（3章3-①p.92を参照）

腫瘍内または近傍に小さな線源を配置する治療法で，使用する放射線はγ線である．線源と腫瘍との距離と線源を置く時間で照射線量を調節する．線源を限られた一定の時間のみ病巣に挿入または近づける方法を「一時挿入法」とよび，線源を病巣に挿入（刺入）したままの状態にする方法を「永久挿入（刺入）法」とよぶ．また線源を使用する方法として，子宮や食道，気管などの腔内に挿入する「腔内照射」，組織に挿入する「組織内照射」があり，表在性の腫瘍に対してモールドという線源を配置したアプリケータを密着させて照射する「モールド照射」もある．別の分類として，線量率（単位時間内に照射される線量）の違いで高線量率（数分間の照射）と低線量率（数日間〜永久の照射）に分けられる．

密封小線源治療では，線源から常に放射線が出ているため，術者である医師や介助する看護師，診療放射線技師の被曝が問題となる．そこで，遠隔操作式後充填装置（remote after loading system：RALS）では，事前に線源を誘導するアプリケータとよばれる管または針を照射目的部位に挿入し，術者が退室した後に遠隔操作で線源を挿入することで医療者の線源からの被曝が避けられる．

従来は，治療用のアプリケータを挿入した状態で撮影したX線単純写真をもとに線量計算が行われてきた．しかし最近では，CTやMRIの画像を用いた画像誘導密封小線源治療（image guided brachytherapy：IGBT）が行われるようになっている．

■密封小線源治療で用いる放射線と核種

密封小線源治療もγ線を用いる．日本で用いられる核種は，一時挿入法ではイリジウム（^{192}Ir）が，永久挿入法にはゴールドグレイン（^{198}Au），ヨウ素（^{125}I）がある．

^{192}Irはさまざまな形状で利用される．低線量率線源は舌がんに，高線量率線源はRALSの線源としても用いられ，頭頸部腫瘍や乳がん，外陰がんなどの組織内照射や腔内照射に利用されている．^{60}Coは高線量率RALSに利用されている．^{198}Auはプラチナ（白金）で覆った粒状の形状である．^{125}Iはチタン製のカプセルに入った粒の形状で，^{125}Iシードともいう．^{198}Auと^{125}Iは，低線量率の組織内照射に利用される．

RI内用療法
（3章3-②p.100を参照）

RI内用療法では，透過力の低いβ線またはα線を放出するRIを経口または経静脈的に投与し，照射を行いたい部位にRIが選択的に取り込まれることを利用して照射を行う方法である．診断と治療を同時に行うことが可能で，広範囲に分布している病巣にも有効である．

■β線を利用したRI内用療法

ヨウ素（^{131}I）は，甲状腺に取り込まれるので甲状腺機能亢進症と甲状腺がんに対して用いられる．イットリウム-90（^{90}Y）は，CD20陽性の再発または難治性のB細胞非

ホジキン悪性リンパ腫に用いられる．^{90}Y は，分子標的治療薬であるイブリツモマブ チウキセタンを結合させた放射線免疫療法薬（ゼヴァリン イットリウム®）として静脈投与される．

取り込まれた RI が放出する β 線の透過力は弱く，体内では最大 8 mm 程度の範囲にしか影響を及ぼさない．したがって，周囲の人々へ影響を与えることはほとんどない．しかし，静脈注射後，標的臓器に取り込まれなかった RI は血液内に存在し，その後，尿として体外へ排泄される．そのため，静脈注射後 3 日間程度は，患者の血液や尿の付着した衣類はほかの衣類と分け

て洗濯し，十分なすすぎをするなどの注意が必要となる（関係学会による「適正マニュアル」に沿って対処する）．

■ α 線を利用した RI 内用療法

塩化ラジウム-223（^{223}Ra，ゾーフィゴ®）を用いて去勢抵抗性前立腺がんの骨転移に対して行う．

^{223}Ra は骨へ集積する．^{223}Ra から放出される α 線は，線エネルギー付与（linear energy transfer：LET）が高く，生物効果比（relative biological effective：RBE）が大きいため，疼痛などの症状緩和になるとともに生命予後を改善する．

リニアックの構造

現在，日本における放射線治療の標準装置はリニアックである．高精度放射線治療用リニアックの構造を図3に示す．

ガントリ

医療用リニアック治療装置のガントリは，照射の際の基準となるアイソセンタ（isocenter；回転中心）を中心に 360 度回転して，あらゆる方向から放射線を照射することが可能である．放射線は照射ヘッドにある照射口からコリメータを通って照射される．最新のリニアックのガントリには，照射ヘッドから 180 度の位置に電子ポータル画像装置（electronic portal imaging device：EPID）が，90 度の位置に kV imager が付属しているものがあり，必要時のみアームが出て撮像できる．EPID は，治療ビーム

を利用して二次元の画像を取得できるが，治療ビームは MV（メガボルト）単位の高いエネルギーが X 線なので画質が悪い．kV imager は，診断でも利用する kV（キロボルト）単位の X 線管球とフラットパネル（flat panel detector：FPD）が対になっていて，ガントリを回転させながら撮影することで，コーンビーム CT（cone beam computed tomography：CBCT）を撮影できる．CBCT では CT のような三次元の画像の取得によって，治療計画時の体位とのずれを高い精度で認識できるようになった．

コリメータ

照射口の奥，照射ヘッドのなかには，X 軸（横）と Y 軸（縦）方向に開閉する金属（コリメータ〈collimator；照射野限定器ま

2. がん放射線療法の基本的な考え方 ①放射線治療の基礎知識

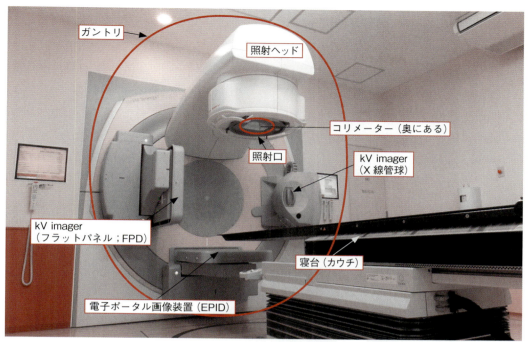

図3 リニアックの構造

たは絞り装置〉，図4）が内蔵されている．コリメータの開閉を調整することで，病巣部に限局して照射をすることが可能になる．

現在汎用されているリニアックは，腫瘍の形状に合わせた複雑な照射を可能にするマルチリーフコリメータ（multi leaf collimator：MLC）を装備している．MLCのリーフはX軸（横軸）方向にしか開閉できないが，コリメータ部は回転することが可能なので，病巣部に合わせたさまざまな形の照射範囲（照射野）を形づくることができる（図5）．MLCはX線のみで使用する．電子線は，X線に比べて進む力が弱く，照射口から放出されると散乱してしまうので，筒状のツーブス（コーンともよばれる）を照射部位の皮膚表面近くまで誘導して照射を行う．放射線治療医は，ツーブスの直径を選択することで，電子線の照射の形状を

照射したいサイズに決定する．

寝台（カウチ）

一般的な外照射は，患者が寝台に臥床した状態で行う．寝台は上下・左右・前後の可動性に加え，アイソセンタを中心に回転可能である．そのため，ガントリの動きと合わせて，三次元的にさまざまな方向から照射を行うことができる．寝台は，ガントリが回転する際の妨げにならないように，幅が約50 cmと狭く，柵もない．また，照射の際，寝台は患者が臥床した状態で床から約1.2～1.4 mの位置まで上昇させる必要がある．さらに，放射線を照射する方向によっては，ガントリが患者の身体のすぐ近くまで接近する状況もある．したがって，照射部位のずれを避ける（再現性を維持す

35

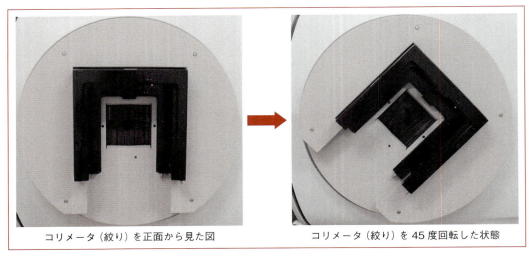

| コリメータ（絞り）を正面から見た図 | コリメータ（絞り）を45度回転した状態 |

図4　コリメータ

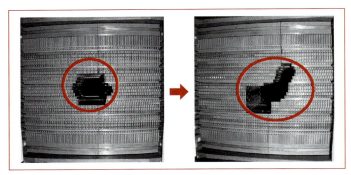

図5　マルチリーフコリメータ（MLC）による照射野の設定
金属の小さいリーフが横軸方向に動き，腫瘍の形状に合わせた照射野をつくることが可能である．赤い円内の形がMLCで形成されたもの．この形状で放射線が照射される

る）ためだけでなく，転落防止の観点からも「寝台に臥床後は動かない」という患者の協力が必須となる．このことを看護師から患者にわかりやすく説明することは，たいへん重要である．

　寝台には専用の点滴架台が装着できるものがあり，自然滴下で点滴を行う場合は，寝台が上昇した際も落差を維持して滴下を良好に保つよう，点滴ボトルを移動させる．この専用の架台がない場合は，点滴棒を上げて落差を確保して照射を実施する．どち らにしても，患者の移動（寝台への臥床）に支障をきたすので，可能であれば照射の際にはロックして点滴をはずすことを担当医と検討する．また，輸液ポンプを使用している場合はルートを長めに調整しておくと，安全に寝台への移乗ができる．そして，患者が輸液ポンプを使用している場合，待ち時間などにバッテリが消耗することを考慮して，電源コードを持参するように伝えるとスムーズに治療が行える．

● 参考文献
- 榮　武二, 櫻井秀行, 監. 放射線治療基礎知識図解ノート. 金原出版；2016.

放射線治療の作用と有害事象のメカニズム

祖父江由紀子

放射線ががん治療に用いられる理由

直接作用と間接作用

　人体には約37兆個とされる細胞が存在している．細胞の集合体は，組織として人体を構成している．正常組織は「自身の寿命が尽きて脱落する細胞」と，脱落した分を埋め合わせるだけの「細胞分裂をする細胞」とのバランスがとれているので，組織の形態および機能が維持できている．しかし，がん細胞は酸素や栄養供給などの環境が整っていれば，無秩序・無限に増殖する．さらにがん細胞は，血管やリンパ管などを通って別な部位へ移動する．そして，移動した場所の環境が整っていれば転移病巣として増大する．原発巣も転移巣も増大することで，ほかの正常組織へ浸潤したり圧排したりする．浸潤・圧排された正常組織には痛みや機能障害が出現し，最終的には宿主（つまり人体）の死をまねくことになる．このような「がん」に対して放射線治療が標的とするのは，細胞全体ではなく細胞が分裂するために必須となる遺伝子（DNA〈deoxyribonucleic acid；デオキシリボ核酸〉）である．

　DNAをさらに細かくみると，構成する最小の単位が原子であり，原子は原子核（P^+）と電子（e^-）によって構成されている．この原子の結合体が分子である．通常，原子や分子は電子が2つずつ対になって存在して安定しているため，ほかの分子と反応しない．しかし，放射線が原子や分子に当たると電子が飛び出す「電離」という現象を起こす．電離によって，対になる電子がなくなった原子や分子は不安定な遊離基（フリーラジカル）となる．フリーラジカルは安定しようとするので，ほかの分子や原子から電子を奪って電離を波及させ，この反応がDNAを損傷させる．放射線治療は，このような反応の結果によって腫瘍細胞を死に至らしめることを目的に行われる．

　照射の影響で電離によって飛び出した電子がDNAに直接ダメージを与えることを「直接作用」という．また，電離によって飛び出した電子が細胞内のほかの原子や分子を電離させることによって生じたフリーラジカルがDNAを損傷することを「間接作用」とよぶ（**図1**）．酸素が多く存在していると反応性の強いフリーラジカルが生じるため，間接作用が主となるX線やガンマ（γ）線を用いた放射線治療では酸素の多いほうが高い効果を得られることが知られている．

DNA損傷

DNAは二重らせん構造である（図2-a）．細胞にはDNAの一方に損傷が起きた際，もう一方を鋳型として修復する機構が備わっている．そのため，DNAの損傷が1鎖のみの切断であれば容易に修復される（図2-b）．2鎖が同時に切断されても，その箇所が離れていれば，1鎖の切断と同様に修復が可能となる（図2-c）．しかし，対になる2鎖が同時に切断されると修復ができず，結果として細胞は死に至る（図2-d）．これがDNA鎖切断である．

放射線によるDNA損傷はほかに，DNAを構成する塩基が損傷する塩基損傷，塩基が脱落する塩基の遊離，同一鎖や対抗する塩基どうしあるいはDNAと蛋白質が結合するDNA架橋などがある．

DNA損傷が修復不可能な場合には，細胞が死に至る．この反応が，がん細胞に対して起これば，腫瘍の縮小または消失となるが，正常組織に起きると有害反応となる．DNAの損傷は全てが細胞死に至るわけではなく，細胞には回復する機能も備わっている．

損傷からの回復

細胞の放射線照射による障害の種類は，回復できずに細胞死に至る損傷を致死損傷（lethal damage：LD），修復機構により回復できる損傷を亜致死損傷（sublethal damage：SLD）とよぶ．たとえば，細胞が死に至るための細胞内の標的が3つあった場合，標的の3つとも損傷した場合が致死

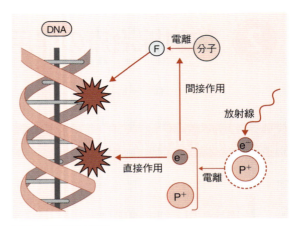

図1　放射線の作用
F：フリーラジカル，e⁻：電子，P⁺：原子核

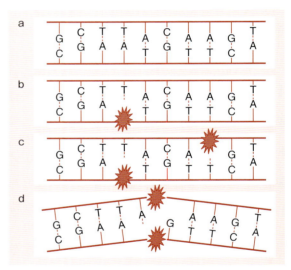

図2　DNAの損傷

損傷で，1つまたは2つの損傷が亜致死損傷であると考えられている．

細胞の損傷を修復する機能は，同じ放射線量を1回で照射する場合よりも，分割して時間を空けて照射をした場合のほうが高い生存率を示す．この現象が亜致死損傷回復（sublethal damage recover：SLDR）で，分割した際には次の照射までのあいだに損傷が回復すると考えられている．また，本

来は致死損傷に至る損傷でもその後の細胞のおかれた状況により修復機構がはたらいて回復できる損傷を潜在的致死損傷（potentially lethal damage：PLD）とよび，照射後に細胞が分裂・増殖に適さない環境におかれるためだと考えられている．潜在的致死損傷からの回復（potentially lethal damage recover：PLDR）が生じる条件は，低栄養環境，低pH環境，低酸素環境，細胞分裂が静止期にある状態，などである．

放射線の抗腫瘍効果に影響する因子

細胞周期

細胞の分裂から次の分裂までの過程を細胞周期という．細胞周期は染色体の状態によって有糸分裂を行う分裂期（M期）と，DNAが合成されるDNA合成期（S期）に分けられ，M期からS期のあいだをDNA合成準備期（G1期），S期からM期のあいだを細胞分裂準備期（G2期）とよぶ．紫外線や発がん性物質，放射線などによってDNAが損傷されるとG1期で細胞の活動が停止し，G0期とよばれる活動が観察されない状態の分裂休止期に入り，DNAの修復が行われる（図3）．

細胞周期のどの時期に放射線治療を受けるかによっても，放射線による影響の受けやすさ（放射線感受性）は異なる．同じ細胞であっても，一般的にM期とG2期は放射線の影響を強く受けやすく（放射線感受性が高く），S期の後半で最も抵抗性が強く（放射線感受性が低く）なる．

放射線感受性

放射線の影響の受けやすさは，細胞周期だけでなく組織によっても腫瘍によっても

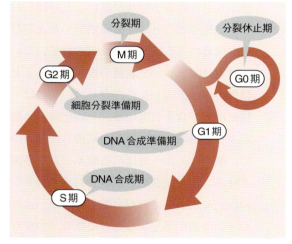

図3 細胞周期

異なる．このような，細胞や組織・臓器によって異なる放射線の影響の受けやすさを「放射線感受性」とよぶ．

細胞の放射線感受性については，1906年にフランスの医師であるBergonié JとTribondeau Lによって発表された「ベルゴニー・トリボンドーの法則」がある．これは，①細胞の分裂頻度の高いものほど感受性が大きい，②将来行う細胞分裂の回数が多いものほど感受性が大きい，③形態および機能の未分化なものほど感受性が大きい，というものである．この法則には，たとえば「リンパ球はほとんど分裂しないが，放射線には高い感受性を示す」といった例外

もあるため，全ての細胞には当てはまらない部分がある．しかし，分裂が盛んな細胞や未分化な細胞，小児の細胞の放射線感受性が高いことは，現在でも支持されている．

酸素濃度

　一般に放射線治療で多く用いられているX線は，酸素が多い状態のほうが低酸素状態よりも放射線感受性が高いことが知られている．このことを「酸素効果」とよぶが，そのメカニズムは十分に解明されていない．

　酸素効果について看護の視点で考えると，禁煙指導が重要となる．タバコの煙には一酸化炭素が含まれている．一酸化炭素は酸素よりも格段に赤血球との結合力が強いので，喫煙は局所へ運ばれる酸素の量を激減させる．また，タバコに含まれるニコチンの作用によって血管が収縮するので，より局所の酸素が不足することになる．つまり，喫煙による害は多数存在するうえに，放射線治療の効果まで低下させてしまうのである．したがって，放射線治療を受ける患者が禁煙するための看護師のアプローチはたいへん重要となる．

　血管収縮による酸素供給量の減少という観点から，局所の冷罨法についても看護師は考えなければならない．照射直前に局所の冷罨法を行うことは血流量を低下させ，結果として酸素の供給量を減少させて放射線治療の効果を低くする．そのため，皮膚や口腔粘膜炎による熱感や疼痛を緩和する目的で冷罨法を行う場合は，照射の直前は避けて照射後に行うことを勧める．

薬物療法

　放射線に対する感受性を高める薬剤を放射線増感剤という．腫瘍細胞は正常細胞よりも細胞周期が早いため，増感剤をより多く取り込む．そのため，増感剤が多く取り込まれた腫瘍細胞はダメージが大きくなる．抗がん薬のなかでも，シスプラチン，ニムスチン，ブレオマイシン，ペプロマイシンなどは放射線増感剤としての作用をもつ．

分割照射

■ 理論的基盤：4つのR

　一般的な放射線治療では，1日1回の照射を毎日繰り返す分割照射で行う．分割照射は，正常組織の影響を最小限としつつ，腫瘍への効果を最大限にするために「修復（repair）」「再分布（reassortment）」「再増殖（repopulation）」「再酸素化（reoxygenation）」という4つの「R」を理論的基盤としている（図4）．

修復（repair）

　照射された細胞のDNA損傷は短時間で修復される．この修復は正常細胞にも腫瘍細胞にも起こるが，正常細胞は腫瘍細胞と比較して早く修復される．つまり，照射と照射のあいだに正常細胞の修復は終了し，腫瘍細胞がまだ修復されていなければ，分割照射は正常組織への影響を最小限として腫瘍への効果を高めることができるのである．

再分布（reassortment）

　ある細胞の集団に放射線を照射した際，放射線感受性の高いM期，G2期にある細

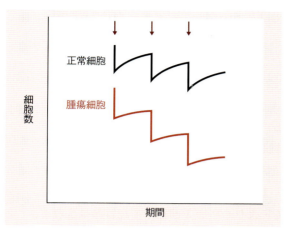

図4 放射線照射と細胞数の関係モデル
↓は放射線の照射を示す．修復・再増殖が正常細胞のほうが早いので，分割照射によって正常細胞への影響を低減できる．さらに，再分布・再酸素化で腫瘍細胞の放射線感受性が高まり，腫瘍細胞の縮小効果が得られる

胞が死に至り，放射線感受性の低いG1期とS期の細胞が多く残ることになる（図3）．そのため，照射後に生き残った細胞はG1期とS期に同調した状態となる．これらの細胞が次の照射を受けるまでのあいだに放射線感受性の高い時期に進んでいく．これを「再分布」とよぶ．別な表現をすると分割照射は，照射と照射とのあいだの時間を空けることによって，再分布を促して腫瘍の放射線感受性を高めているのである．

再増殖（repopulation）

1回目の照射で生き残った細胞とDNAが修復された細胞は，再び増殖を始める．照射と照射のあいだに脱落した細胞と同じだけ再増殖が起きれば，理屈としては，組織の機能が維持される．この再増殖が正常組織に起これば有害事象は低減されるが，腫瘍組織に起これば放射線治療の効果が得られないことになる．そのため，放射線治療中の休止期間は，急性有害事象の回復になるが治療効果の減弱にもつながる．

再酸素化（reoxygenation）

間接作用を主とするX線やγ線を利用した治療では，酸素が多いほど反応性の高いフリーラジカルが発生するので放射線の効果が高まる．腫瘍の塊のなかには栄養血管から豊富に酸素を供給され，酸素に富んだ細胞がある．しかし，腫瘍が大きくなると，栄養血管から遠ざかって酸素の少ない低酸素細胞も腫瘍内に存在することになる．放射線の照射を受けると，まず，血管に近い酸素に富んだ細胞がより多く死に至る．そのため，照射直後の生存細胞はほとんどが低酸素細胞で占められる．しかし，次の照射までに時間が空くことによって，低酸素だった細胞の一部が血管から酸素を供給されて酸素に富んだ細胞へと変化する．これを「再酸素化」とよぶ．

■ 分割照射の実際

放射線治療は，1日1回で，週末を除いた週5日の照射が一般的である．このような分割照射を実施する利点は，正常細胞に修復と再増殖を促すことで有害事象を少なくすることが可能になり，さらに再分布と再酸素化によって腫瘍への効果を高めることができる点である．

しかし，照射と照射のあいだが長すぎると残存腫瘍細胞の修復・再増殖が起こるので，1日に1回の照射が，治療効果の面からも患者の社会生活の面からも適しているといえる．毎日の照射には，このような理由があるため，たとえば，延期できる旅行などによる治療期間中の無用な休止は避けることが重要となる．このような説明を患者にすると，「週末も休まず，毎日治療をしてほしい」と言われることがある．放射線治療自体は，患者は寝台に臥床している

だけなので，治療開始前の患者にとっては週末の休息の必要性を理解しにくい．しかし，放射線照射によって身体は細胞レベルで確実にさまざまな反応をしているので，実際に治療が始まると，患者の想像以上に疲労が蓄積する．長期にわたる治療を完遂するためにも定期的な休息をとることは大切である．したがって，患者の「休まず治療したい」という要望に対しては，腫瘍への効果を高めたいと思う心理を理解しつつ，週末は体調を整えるために重要な休息期間であると説明することが大切なケアとなる．

分割照射は，1回 1.8〜2 Gy を1日に1回で行う通常分割法（conventional fractionation：CF）以外の方法もある．

1回線量を CF と同等または減量して1日に複数回照射する過分割照射法（hyperfractionation：HF）は，1回線量を低く抑えることで後述する晩発性有害事象の可能性を減らせるので，総線量を安全に増加して抗腫瘍効果を高めるために行う．

HF よりも多く CF 以下の1回線量を1日2〜3回照射することで総線量を増加さ

せずに治療期間を短縮する加速過分割照射法（accelerated hyperfractionation：AHF）は，照射期間中の腫瘍の再増殖を抑えることで制御率を向上させる目的がある．このような，1日に複数回の照射を行う分割方法では，1日のなかでの照射間隔を，正常細胞の修復を考慮して6時間以上空けることが推奨されている．

寡分割照射法（hypofractionation）では，CF よりも多い1回線量で総線量は少なく，少ない分割回数で照射する．

脳転移への定位手術的照射（stereotactic radiatinon surgery：SRS）は1回，肺がんなどの体幹部定位放射線治療では4〜8回程度の分割で行われることが多い．

一般に1回線量を多くすると正常細胞の有害事象は増強する．そのため，照射の際の再現性確保が重要で，照射後の長期フォローも重要である．また，骨転移による疼痛緩和目的などでの照射では，その患者の照射にかかわる移動などを含めた苦痛の程度や予後などとの兼ね合いで，照射の分割回数や総線量が検討される．

放射線治療による有害事象の考え方

確定的影響と確率的影響

放射線治療による人体への影響は「確定的影響」と「確率的影響」の2つに分けられる（図5）．

確定的影響は，一定量（しきい値）以上の放射線を受けた場合に症状が現れる "放射線による影響" を指す．被曝した線量が

多いほど，影響の度合い（障害の程度）が強くなる．脱毛や血球減少，皮膚炎などがこれにあたり，一定の線量以下では症状が観察されない．

確率的影響は，一定量の放射線を受けた全ての人に影響が現れるわけではなく，そのなかの一部の人にある確率で現れる．被曝線量が多くなるほど影響が現れる確率が高まるが，症状の重篤度は被曝線量によっ

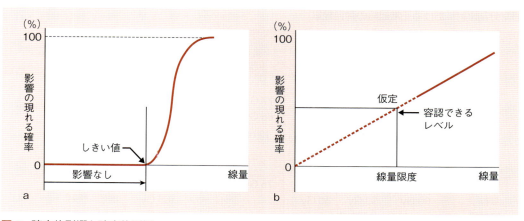

図5 確定的影響と確率的影響
a:確定的影響(皮膚障害や不妊など).被曝線量に応じて症状の重さが決まる影響で,線量にしきい値がある
b:確率的影響(発がんや遺伝的影響).被曝線量に応じて現れる確率が決まる影響で,線量の低いところ(点線の部分)の影響は仮定である

て変化しない.発がんや遺伝的影響がこれに該当し,確率的影響にはしきい値がない.

正常組織の耐容線量

　腫瘍細胞に対しては,根絶のためにできるだけ多量の放射線を照射したい.しかし,腫瘍細胞の周囲には必ず正常細胞が存在し,腫瘍は通常,周囲の組織に浸潤して存在する.そのため,腫瘍の周囲には腫瘍細胞と正常細胞が混在する領域がある.また日々の照射を行うなかで,治療室での位置合わせ(臥床の位置など)や患者の呼吸や腸蠕動などの体内移動などにより照射部位にある程度の誤差が生じる.したがって,放射線治療は,腫瘍細胞と正常細胞が混在する領域をマージンとして含んだ範囲に照射を行う必要がある.すると,腫瘍へ照射する際の放射線の線量は,周囲の正常組織が耐えられる線量(耐容線量)以下としなければ,正常細胞の死,すなわち不可逆的な有害反応をまねくこととなる.

　正常組織の耐容線量は組織・臓器により異なる.臓器には一部が不可逆的な損傷を受けると臓器として機能しなくなってしまう「直列臓器」と,臓器の一部が不可逆的な損傷を受けても損傷を受けていない部分が機能を補うことでその臓器の機能を維持できる「並列臓器」がある.直列臓器は脊髄,消化管,食道などであり,並列臓器は肺,肝臓,腎臓などである.**表1**[1)]は,通常分割照射における正常組織の耐容線量で,照射する範囲の体積に応じて耐容線量が異なる臓器もあれば,照射する体積に関係なく耐容線量が既定されている臓器もある.

　放射線治療医が患者への照射線量を個別に決定するうえで,腫瘍の周囲にどのような組織・臓器があり,それらの耐容線量がどれくらいなのかは非常に重要な情報である.つまり,放射線治療計画を立案する際のリスク臓器(腫瘍の周囲に存在し,有害事象を考慮しなければならない臓器)への線量は,この耐容線量未満であるよう考慮されるのである.

2章 がん放射線療法の原理と実際

表1　通常分割照射における正常組織の耐容線量

部位	臓器	TD5/5 (5年間で5%に副作用を生ずる線量) 1/3	2/3	3/3	TD50/5 (5年間で50%に副作用を生ずる線量) 1/3	2/3	3/3	判定基準
骨	大腿骨頭	—	—	52 Gy	—	—	65 Gy	壊死
	顎関節	65 Gy	60 Gy		77 Gy	72 Gy		著明な開口障害
	肋骨	50 Gy	—		65 Gy	—		病的骨折
皮膚		10 cm²	30 cm²	100 cm²	10 cm²	30 cm²	100 cm²	毛細血管拡張
		—	50 Gy		—	65 Gy		
		70 Gy	60 Gy	55 Gy	—	—	70 Gy	壊死，潰瘍
脳・神経	脳	60 Gy	50 Gy	45 Gy	75 Gy	65 Gy	60 Gy	壊死，梗塞
	脳幹	60 Gy	53 Gy	50 Gy	—	—	65 Gy	壊死，梗塞
	視神経	50 Gy 体積効果なし			—	—	65 Gy	失明
	視交叉	50 Gy 体積効果なし			65 Gy 体積効果なし			失明
	脊髄	5 cm	10 cm	20 cm	5 cm	10 cm	20 cm	脊髄炎，壊死
		50 Gy	47 Gy		70 Gy	—		
	馬尾神経	60 Gy 体積効果なし			75 Gy 体積効果なし			臨床的に明らかな神経損傷
	腕神経叢	62 Gy	61 Gy	60 Gy	77 Gy	76 Gy	75 Gy	臨床的に明らかな神経損傷
	水晶体	10 Gy 体積効果なし			—	—	18 Gy	手術を要する白内障
	網膜	45 Gy 体積効果なし			—	—	65 Gy	失明
頭頸部	中耳・外耳	30 Gy	30 Gy*		40 Gy	40 Gy*		急性漿液性耳炎
		55 Gy	55 Gy*		65 Gy	65 Gy*		慢性漿液性耳炎
	耳下腺	—	32 Gy*		—	46 Gy*		口内乾燥症（TD100/5は50 Gy）
	喉頭	79 Gy*	70 Gy*		90 Gy*	80 Gy*		軟骨壊死
		—	45 Gy	45 Gy*	—	—	80 Gy*	喉頭浮腫
胸部	肺	45 Gy	30 Gy	17.5 Gy	65 Gy	40 Gy	24.5 Gy	肺炎
	心臓	60 Gy	45 Gy	40 Gy	70 Gy	55 Gy	50 Gy	心外膜炎
	食道	60 Gy	58 Gy	55 Gy	72 Gy	70 Gy	68 Gy	臨床的狭窄，穿孔
腹部	胃	60 Gy	55 Gy	50 Gy	70 Gy	67 Gy	65 Gy	潰瘍，穿孔
	小腸	50 Gy		40 Gy*	60 Gy		55 Gy	閉塞，穿孔，瘻孔
	大腸	55 Gy		45 Gy	65 Gy		55 Gy	閉塞，穿孔，潰瘍，瘻孔
	直腸	100 cm³ では体積効果なし		60 Gy	100 cm³ では体積効果なし		80 Gy	高度の直腸炎，壊死，瘻孔，狭窄
	肝臓	50 Gy	35 Gy	30 Gy	55 Gy	45 Gy	40 Gy	肝不全
	腎臓	50 Gy	30 Gy*	23 Gy	—	40 Gy*	28 Gy	臨床的腎炎
	膀胱	—	80 Gy	65 Gy	—	85 Gy	80 Gy	症候性の膀胱萎縮・体積減少

* 50%以下の体積では明らかな変化は認めない

注意：（1）本表で示される耐容線量はあくまでも臨床経験（2 Gy前後の1回線量を用いクラークソン等の線量計算）を元にした参考値に過ぎず，合併症が起こらないことを保証する線量ではない．現在，原著報告時と異なり，線量計算方法，不均質補正の実施，1回線量の増量，non-coplanar照射さらに強度変調放射線治療等の実用化にみられるように大きな変化が起きているので新技術を応用するに当たっては十分この点に注意すべきである．

（2）化学放射線療法における耐容線量は本表の値よりさらに低下すると予想される．

（3）正常組織に変化がみられた場合にはCTCAEに従って正確に重症度を評価する必要がある．CTCAEv3.0日本語訳JCOG/JSCO版：http://www.jcog.jp/

（4）本表の利用により生じたいかなる損害についても「放射線治療計画ガイドライン」作成ワーキンググループはその責を負わない．

出典：Emami B, Lyman J, Brown A, et al. Tolerance of normal tissue to therapeutic irradiation. Int J Radiat Oncol Biol Phys 21：109-122, 1991.

（日本放射線腫瘍学会，編．放射線治療計画ガイドライン 2016年版．金原出版；2016. p.390-391より）

一般的に，以前に放射線治療を行った部位への再照射は行わない．それは，根治をめざした放射線治療を計画する場合，初回の放射線治療時に周囲の正常組織の耐容線量から割り出された最大の線量を照射する計画を立案するからである．そのため，以前の照射範囲の重複または近接する部位に新たな腫瘍が出現した場合，再度照射することで正常組織の耐容線量を超え，不可逆的で致命的または著しくQOLを下げる有害事象の出現が予測される．したがって，同じ部位への2回目以降の放射線治療を行う際には，その患者にその部位への照射が本当に必要なのか，ほかに症状をコントロールする方法はないのかなどについて，十分な検討が必要となる．

放射線治療の有害事象

放射線治療は局所治療なので，宿酔といった全身的な症状を除き，基本的には放射線を受けた範囲にのみ作用および有害事象が起こる．放射線治療を受ける患者のなかには，「放射線を受けると頭髪が抜ける」と心配する人がいる．しかし，照射範囲に頭皮が含まれなければ頭髪は脱毛しない．したがって，照射範囲にどのような臓器が含まれているのかといった解剖学的な知識と，その患者にどのような照射が行われるのかといった放射線治療計画に関する知識を理解することは，看護師が患者の不安を軽減するためのケアを行ううえで非常に重要となる．実際の照射部位ごとの具体的な有害事象やその対策については6章を参照していただきたい．

正常組織の放射線による反応は，出現する時期によって，治療開始から90日以内に起こる「急性有害事象」と，それ以降に起こる「晩発性有害事象」に分けられる．

■ 急性有害事象

急性有害事象は皮膚や粘膜，骨髄など細胞分裂が盛んな臓器に生じる．通常の照射では2週間程度経過した後に徐々に出現する．一般的には放射線治療の全過程が終了して2〜4週間程度経過すると改善することが多い．急性有害事象は，照射を休止（再開を前提に休むこと）したり中止（やめてしまうこと）したりすることによって症状が改善する．そのため，症状が強い場合には治療を休止することも必要となる．照射を休止・中止すると，正常細胞のDNAが修復され，時期がくれば急性有害事象は改善する．しかし，休止期間が長くなると腫瘍細胞のDNAも修復されるため，抗腫瘍効果が低下する．したがって，治療の休止を可能な限り避けられるよう，急性有害事象の予防および低減のためのセルフケアを促進するため，患者に十分な説明をすることが必要となる．また，出現した苦痛症状を適切にケアすることが，治療を継続する患者の心身を支えるうえでたいへん重要である．

■ 晩発性有害事象

晩発性有害事象とは，治療の全過程終了後，月もしくは年単位の時間を経過して出現するものを指す．一般に，不可逆的な変化で，出現した症状は難治性であることが多い．したがって，放射線治療を計画する段階で重篤な晩発性有害事象を出現させないため，正常細胞への放射線照射を避けるさまざまな工夫が行われている．

■二次（発）がん

二次（発）がんは，放射線治療および抗がん薬による晩発性有害事象の一つで，再発とは異なる悪性疾患である．一般に，白血病は数年，固形がんは15〜20年を経て発症する．特に，小児がんは80％が治癒に至る時代となり，二次がんは患者にとって大きな問題である．そのため，小児への放射線治療は可能な限り，ほかの治療が優先され，限局した照射が計画されるようになってきた．実際に小児への放射線治療では，疾患や治療に関しての説明を，発達段階に応じた方法と内容で行う（6章8-「②ケア」p.271を参照）．しかし，小児がんサバイバーのなかには，治療が終了した後のフォロー時に保護者とともに外来診察を受けていても，自身の疾患名や具体的な治療内容を友人や就職先の上司に正確に説明できない人もいる．二次がんは致命的になりうる晩発性有害事象なので，成長した患児が長期間，適切にフォローアップが受けられるような支援が重要となる．

有害事象の評価

有害事象は，対象患者に生じたあらゆる好ましくない徴候と症状を指す．有害事象は患者の自覚症状だけではなく，臨床検査上の異常値も含む．対して副作用は，有害事象のうち，治療との因果関係が否定できないものを指す．

有害事象の評価ツールとして，世界的に活用されているスケールがCTCAE（Common Terminology Criteria for Adverse Events）で，現在使用されているCTCAEは第5版である．CTCAEは米国国立がん研究所（National Cancer Institute：NCI）が公表し，日本では日本臨床腫瘍研究グループ（Japan Clinical Oncology Group：JCOG）が翻訳したもの（有害事象共通用語規準v5.0日本語訳JCOG版：CTCAE v5.0-JCOG，以下CTCAE）が使われている．CTCAEは，Grade 1〜5で各項目が格付けされている．どの項目も，Grade 1；軽症，Grade 2；中等症，Grade 3；重症，Grade 4；生命を脅かす，Grade 5；有害事象による死亡，と定義されている．

有害事象を，CTCAEで評価することのメリットは，患者の症状を客観的かつ端的に表現できること，世界的に利用されているスケールなので他施設や文献とも比較できること，などが挙げられる．

治療効果の評価の時期

一般に，放射線治療に用いられる放射線の線量では，すぐに細胞が死に至ることはなく1回以上の細胞分裂を経て死に至る．これを「分裂死」とよぶ．外照射で多く使われるX線の腫瘍細胞への効果は，分裂死がメインのため，放射線治療の効果を判定するためのCT検査などは，この分裂死が起こる放射線治療の全過程終了から1〜2か月後に行われることが多い．しかし，患者は「がんばって治療したのだからすぐに効果を知りたい」と考えることが多い．また，放射線治療の全過程終了時点で目立った効果がないことに落胆する患者もいる．その際，看護師が放射線治療の効果が出現するまでに時間がかかる理由を患者にとってわかりやすい言葉で伝えることは，患者の不安を軽減するために重要である．

放射線治療を受ける患者の看護

　病棟や放射線科以外の外来看護師にとって放射線治療は，「放射線治療室で行う治療」と思われることが多い．それは，放射線治療が化学療法と異なり看護師が最終施行者ではないことや放射線治療についての基礎教育の不足があるからかもしれない．しかし，集学的治療は，がん治療に必須であり，がん治療を受ける患者を軸として看護を提供するとき，多くの看護師が放射線治療に対する知識と技術を身につける必要

性が高まっている．

　看護師が放射線治療計画を理解すると，放射線治療による患者の心身の変化に予測をもって対応できるようになる．そうすることによって，患者は，治療計画どおりの部位と期間で治療が完遂し，期待される治療効果を享受できるようになる．その意味で，看護師は大きな役割をもっていることを理解していただきたい．

◉引用文献
　1）日本放射線腫瘍学会，編．放射線治療計画ガイドライン 2016年版．金原出版；2016．p.390-391．
◉参考文献
・松本義久，編．人体のメカニズムから学ぶ放射線生物学．メジカルビュー社；2017．
・JPLSG 長期フォローアップ委員会 長期フォローアップガイドライン作成ワーキンググループ，編．小児がん治療後の長期フォローアップガイドライン．医薬ジャーナル社；2013．

3 治療方針から治療計画立案と実際の治療

祖父江由紀子

治療方針を決定する際の考え方

　日本で，保険診療として国が認めるがん治療は，手術と薬物療法，放射線治療であり，がん治療の三本柱ともいわれる．これらはどれも"両刃の剣"で，ある程度の合併症・副作用・有害事象を覚悟して挑まなければならない．がんという病はそれだけ手ごわいのである．そのため医師は，患者にがん治療（放射線治療医であれば放射線治療）を行うメリットがデメリットを上回ると見込める場合にその治療を実施する．

　放射線治療を実施するか否かを決める際には，有害事象を考慮する必要のある臓器（リスク臓器〈organs at risk：OAR〉）の位置と腫瘍の位置やリンパ節転移を含めた病巣の大きさだけでなく，患者の年齢や理解力およびADLの自立度も加味する必要がある．放射線治療医は，内科医が化学療法のレジメン（薬剤の組み合わせ）を選び，それぞれの薬剤の処方量と投与期間などを決定するように，放射線の種類やエネルギー，総線量と分割回数などを決定する．さらに，外科医が病巣を摘出するためにアプローチするように，照射の範囲やビームの角度を決定する．

　世の中にはさまざまな放射線治療装置や照射方法が存在しているが，現実には，施設によって保有している放射線治療装置には限りがあり，その施設にある装置を使用して，個々の症例に応じて，担当する放射線治療医の考え方や方針によって治療目的に沿った最適な方法が選択されている．患者の希望や病状に適した治療を行うために，別の装置を保有している施設への紹介を行うこともある．そして，治療の際には，放射線治療医から治療の有害事象を含めた説明が患者に行われるが，有害事象に対する過度の不安をもつ患者や家族もいる．そのような患者・家族へは，照射する角度や方向（門）の数，線量など，あらゆる面で有害事象を少なくする工夫が行われていることを，看護師がわかりやすい言葉で補足説明すると，不安を軽減するために有効である場合も多い．したがって看護師は，治療計画の内容をきちんと理解する必要がある．

治療目的と照射内容

　放射線治療の目的は，がんの根治をめざす根治照射，がんによる痛みや出血などの症状緩和を目的とする緩和照射，局所再発や転移を予防する予防照射などがある．

放射線治療では，投与する線量の多いほうが治療効果は高くなり有害事象も強くなる傾向がある．

根治をめざす照射の場合は，がん細胞の根絶をめざすため照射線量を多くする必要がある．しかし，周囲の正常組織が不可逆的な有害事象とならない，正常組織が耐えられる線量（耐容線量）以下で実施される．根治照射では，より多くの線量を照射するために治療期間が長くなったり，線量を集中させるために日々の照射を厳密に行うために寝台（カウチ）に臥床する時間が長くなったり，患者にとっては負担と感じる体位調整や固定が必要となる場合もある．

緩和照射は多くの場合，転移病巣などによる苦痛緩和を目的として行われる．その場合は，放射線治療を実施すること自体が患者の苦痛とならないように，治療期間・回数を少なくするなど，患者の負担を最小限にする工夫がなされる．

根治照射

具体的に，肺がんの原発巣が右肺下葉に限局していて，鎖骨窩リンパ節にも画像上で転移を疑う所見がある場合を例に考える．根治をめざすのであれば，原発巣とリンパ節領域の両方を照射範囲に含みたいが，腫瘍のない肺は OAR である．肺は，放射線の感受性が高く，照射線量が 20 Gy を超えると放射線肺炎の危険性が高まるので，可能な限り照射する範囲を抑え，線量を少なくしたい．患者の感情としては，がんを治すために全ての病巣に照射を行ってほしいと考えるかもしれないが，放射線肺臓炎は患者の生命にかかわる有害事象であり，コンピュータ上での治療計画を行うなかで，治療目的を準根治照射に修正して処方線量や照射回数の減量を選択せざるをえないこともある．臨床的にこのような症例では，薬物療法が併用されることが多い．そのため，薬物療法併用の効果によっては，後から鎖骨窩への追加照射を検討することもある．このような場合，患者は期待する治療効果と予測される有害事象で迷いが生じることがある．看護師が患者の治療の意思決定を支援するためには，患者の治療の全体像と具体的な方法を知識として理解することが大切である．

また，根治目的の照射の場合は特に，OAR への線量を低減して腫瘍に高線量を照射するために照射する門数が多くなり，複雑な治療計画になる傾向がある．計画が複雑になると，ガントリや寝台を動かすことで実際の照射に時間を要する．そのため，照射に必要な仰臥位での安静臥床が難しい患者には，鎮痛薬の使用や再現性を保持した安楽な体位の工夫などが必要になる．

緩和照射

放射線治療は手術と同じ局所療法である．そのため，患者の苦痛の原因病巣である局所へ照射が行われる．

放射線治療は，有痛性骨転移に適応があり，侵害受容性疼痛だけでなく神経障害性疼痛にも有効である．外照射が，骨転移による病的骨折を予防することについて比較試験による証明はされていないが，放射線治療により溶骨性骨転移が高率に再石灰化することが知られており，整形外科的手術の適応のない患者への骨折予防目的の照射

は意義があると考えられている．また，骨折や脊髄圧迫を伴わない疼痛に対しては，8 Gy の 1 回照射にて，30 Gy/10 回/2 週や20 Gy/5 回/1 週などの分割照射と同等の疼痛緩和効果が期待できる[1]．しかし，骨転移は時に全身のあらゆる骨に出現して疼痛の原因となる．多発骨転移の場合，疼痛の原因となる複数の骨転移に対して，全てを外照射で対応するのは効率が悪く，患者へ治療に関連した苦痛を与えることもある．また，骨転移のある去勢抵抗性前立腺がんの治療薬である塩化ラジウム-223（[223]Ra，ゾーフィゴ®）は，骨転移部に集積してアルファ（α）線を放出し，症状緩和と骨関連事象出現遅滞をもたらし，生命予後を改善する[2]．

脳転移への治療は，血液脳関門により抗がん薬が到達しにくいことが知られている．単発の脳転移に対しては手術が有用だが，より侵襲の少ない放射線治療が選択されることも多い．脳転移への放射線治療の目的は，脳神経症状や頭蓋内圧亢進症状を改善し，急死を避け，可能であれば長期生存を得て，患者の生活レベルを維持ないし改善することである．特に，65 歳以下，全身状態良好，頭蓋外活動病変がない予後良好群においては，積極的な脳転移への治療が予後を改善する可能性も指摘されている．分子標的治療薬を含む全身療法の発達により頭蓋以外の病変の制御が改善しているので，脳転移制御の重要性が増している[3]．

予防照射

乳房温存術後には，放射線治療を行うことが強く推奨されている．多くの臨床試験において，放射線治療により局所再発のリスクだけでなく乳がんによる死亡が予防できると考えられている[4]．

限局型の小細胞肺がんでは，初期治療で完全完解が得られた症例では，予防的全脳照射（prophylactic cranial irradiation：PCI）が強く勧められている．しかし，同じ小細胞肺がんでも進展型では，薬物療法で効果があった場合でも PCI 追加が推奨されない[5]．

ほかに，リンパ腫でも薬物療法で効果のあった症例に局所再発や脳転移を予防する目的での照射が行われることがある．

緊急照射

オンコロジーエマージェンシーとは，がんに関連した原因により，急速に全身状態の悪化をきたし，緊急的な治療を必要とする状態で，がんの進行によるもの，がん治療に関連したものなど，さまざまな病態がある．放射線治療がオンコロジーエマージェンシーの患者に対症療法的に適応されるのは，上大静脈症候群，脊髄圧迫などである．緊急照射はオンコロジーエマージェンシーの状況を改善することを目的に行われる[6]．

上大静脈症候群では，肺がん患者の縦隔や肺門部の病変による気道，血管の狭窄に対して根治的放射線治療に準じた線量分割を用いた照射が行われる．喀血，咳嗽，胸痛，呼吸困難などの症状緩和目的では 30 Gy/10 回/2 週程度が用いられる．

脊椎骨の骨転移の病的骨折や腫瘍形成による脊髄圧迫，脊髄への直接浸潤などが生じると，知覚障害，膀胱直腸障害，麻痺な

どの脊髄神経障害を引き起こす．放射線治療は，腫瘍の縮小により脊髄の圧迫を解除し，神経症状を改善して生活レベルの改善を目的として行われる．放射線治療開始のタイミングは，脊髄圧迫症状出現後，可及的すみやかに開始することが症状改善のためにたいへん重要である．その理由は，歩行可能な時点で照射開始のできた場合は，そうでない場合と比較して麻痺の進行を防止できる可能性が高いからである．そのため，各施設の放射線治療部門では，脊髄圧迫による症状改善が期待できる場合には，緊急照射として治療を開始する．特に，放射線科以外でも患者の症状アセスメントを行う看護師は，骨転移患者から「足がしびれる」「動きにくい」など，脊髄圧迫症状を早期発見できる立場にある．看護師が脊髄圧迫に対する放射線治療の適応と効果を知ることで，担当医へ患者の症状を早期に伝え，放射線科への依頼を促すなど，患者のQOLを維持するための対応ができるのである．

併用療法

一般に，がんの根治性を高めるためには，過去の研究などにより，それぞれの治療を単独で行うよりも，適切に組み合わせる集学的治療が効果的であることがわかってきている．

集学的治療のなかで放射線治療は，手術の際に細胞レベルで切除できなかった部位へ局所再発予防として行われたり，医学的または患者自身の価値観で手術が選択されない場合に薬物療法と併用して実施されたりする．集学的治療は，がんの種類や進行度によって，その患者に最善と思われる組み合わせを医師が提示し，患者自身がリスクを含めて納得して受けることが重要である．その際，看護師が各治療法についての知識をもっていることで，患者の意思決定の支援が可能になる．

手術

手術の前または後に行われる放射線治療を，それぞれ「術前照射」「術後照射」とよぶ．術前照射の主な目的は腫瘍を縮小させて手術を容易にしたり，切除範囲を小さくしたり，切除が患者のQOLを低下するような臓器を温存したりすることである．術後照射は手術後の再発予防を主な目的に，腫瘍床や残存病巣，所属リンパ節領域に行われる．術前照射も術後照射も，技術的には一般的な外照射と同じである．

そして，手術中に行われる術中照射は，手術でがん細胞が残存すると思われる部位を露出して，手術中に電子線を照射する方法である．電子線術中照射の適応疾患としては，胃がん，膵がん，脳腫瘍，骨肉腫，膀胱がんなどが挙げられる．

薬物療法

放射線治療と薬物療法の併用は，局所治療効果と遠隔転移抑制，臓器温存を期待して行われる．

2章 がん放射線療法の原理と実際

限局型の小細胞肺がんでは，全身状態が良好ならば，薬物療法と放射線治療を順番で行うより，早期に同時併用することが勧められ，さらに，治療期間が短縮できる加速分割照射法（1日に間隔を空けて2回照射）が推奨される．

食道がんでも同時併用が推奨されており，切除不能例にも長期生存が期待される[7]．

乳がんでは，薬物療法と放射線治療の同時併用による効果のエビデンスが示されておらず，有害事象が増強するために推奨されない．術後の放射線治療は20週を超えずに開始することが勧められるが，術後薬物療法が必要な患者であれば，局所リンパ節の増大は薬物療法で抑えられることが期待できるので，放射線治療よりも薬物療法を先行することが推奨されている[4]．

放射線治療計画の理解

治療目的と治療計画

放射線治療医は，外科医が摘出臓器にどのようにアプローチするかを考えるように，照射の範囲やビームの角度を決定する．このとき，手術であれば患者に負担をかけないよう短時間で行うことが求められるが，放射線治療医は治療計画装置を使って，時には医学物理士や診療放射線技師とディスカッションするなど，時間をかけてその患者にとって最善と思われる治療計画を立案することができる．

放射線治療計画というと，図1のようなカラフルな線で彩られた画像を想像するかもしれない．この治療計画画像は，空間的な治療計画である．実際に放射線治療医は，どこにどの程度の放射線を照射するかといった「空間的」な治療計画だけではなく，どれくらいの量の放射線をどれくらいの期間に照射するかといった「時間的」な治療計画も行っている．放射線治療計画は，正確にはこの空間的と時間的の両方を含んでいる．放射線治療医は，計画立案の際に治療目的は根治なのか症状コントロールなのか，有害事象への配慮が必要なリスク臓器が近接しているのか，併用療法はあるのか，といった点を考慮して照射範囲と線量や回数を検討している．

放射線治療計画の理解に必要な基礎知識

■治療のターゲットとOAR

空間的放射線治療計画の基本は，治療を目的とする範囲にはしっかり照射して，有害事象が予測されるために照射を避けたい臓器（OAR）には可能な限り照射をしないことである．OARと腫瘍の位置関係は，どの方向から，どのようなサイズ（大きさと形）で照射を行うか，照射する線量はどうするかといった治療計画の決定に影響を与える重要な因子である．

たとえば，乳房への照射の場合，乳房の後方には肺が存在する．そのため，乳房の正面から照射をすると肺の広範囲が照射範囲になる（図2-a）．肺は放射線感受性が

2. がん放射線療法の基本的な考え方 ③治療方針から治療計画立案と実際の治療

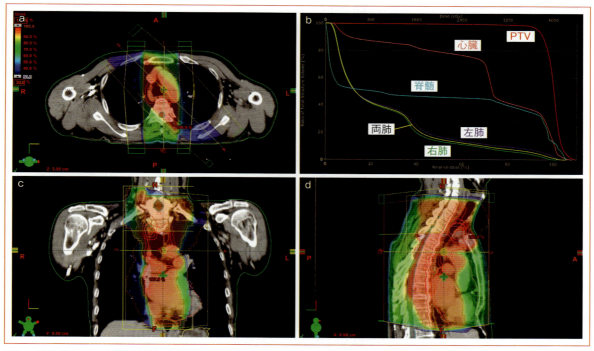

図1 線量分布図─食道がんサンプルプラン画像（Initial 40 Gy）
a：横断面を足方向から見た二次元表示，b：容積線量表示（dose volume histogram：DVH，線量体積ヒストグラム），c：縦断面を患者正面から見た二次元表示，d：縦断面を患者右側から見た二次元表示

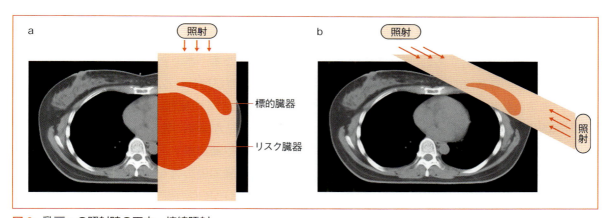

図2 乳房への照射時の工夫─接線照射
横断面を足側から撮影．乳房に対して前方1門照射をすると（a），リスク臓器である肺へも照射される．接線照射にすると（b），肺への照射は最小限にすることができる

特に高いOARのため，乳房への照射の際は，可能な限り肺への線量を少なくする工夫として図2-bのような「接線照射」が行われる．こうすることで，図2-aに比べると放射線がかかる肺の範囲（体積）が非常に少なくなることがわかる．

外照射で，患者（治療部位）に対してビームが照射される方向を「門（もん）」とよ

53

ぶ．1方向からのビームであれば「1門照射」，2方向からであれば「2門照射」，3方向からであれば「3門照射」，それ以上の方向から照射する方法を「多門照射」とよぶこともある．門数と線量の関係は蛍光マーカーペンを考えるとわかりやすい．蛍光マーカーペンの線を異なる方向から1点で重なるように描くと，重なった部分の色はどんどん濃くなる．この濃くなる範囲に，照射の標的である腫瘍（標的臓器）がくるように治療計画が立案されている．

図3は放射線治療計画を立案するうえで照射範囲（標的体積）を決める際に必要な考え方である．実際の治療計画では標的の体積は立体（三次元）で考慮されるが，便宜上，平面（二次元）に模式化されている．

肉眼的腫瘍体積（gross tumor volume：GTV）は，CT・MRIなどの画像や触診・視診で確認できる腫瘍の体積である．しかし腫瘍は通常，周囲の正常細胞・組織にミクロのレベルで浸潤して存在するので，放射線治療で対象とするのは，GTVおよびその周辺の顕微鏡的な進展範囲や所属リンパ節領域などを含む体積である．これを臨床的標的体積（clinical target volume：CTV）とよぶ．

放射線を照射したい範囲はCTVまでである．しかし実際の照射には少なくとも1分以上の時間がかかるので，病巣の存在部位によっては，呼吸，嚥下，心拍動，腸蠕動などの体内臓器の生理的な活動による影響を受ける．この影響が体内マージン（internal margin：IM）で，IMを考慮した体積が体内標的体積（internal target volume：ITV）である．さらに，放射線治療は通常，分割照射で行われるため，再現性

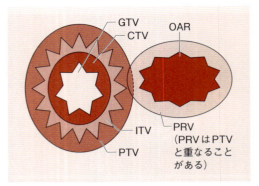

図3　放射線治療計画に用いられるさまざまな体積の意味
（日本放射線腫瘍学会，編．放射線治療計画ガイドライン2016年版．金原出版；2016．p.3 より）
GTV（肉眼的腫瘍体積），CTV（臨床的標的体積），ITV（体内標的体積），PTV（計画標的体積），OAR（リスク臓器），PRV（計画的リスク臓器体積）

を高める工夫をしたとしても毎回の照射における位置合わせ（セットアップ）の際に誤差が生じることは避けられない．この誤差をセットアップマージン（set-up margin：SM）という．このSMを含めた体積が計画標的体積（planning target volume：PTV）となる．このPTVを含めた範囲に放射線治療が行われる．

OARは，その臓器の放射線感受性が治療計画や処方線量に強く影響する可能性がある正常組織を指す．OARもCTVと同様に体内臓器の影響を受けるので，PTVと同様にOARの治療中の動き，治療期間を通じてのSMをOARに付加し，計画的リスク臓器体積（planning organ at risk volume：PRV）が決定される．PTVとPRVが重なる症例では，線量や分割回数の変更などを検討する必要がある．

■**高精度放射線治療**

治療計画は患者の身体を三次元（立体）でとらえて，標的臓器やOARの位置関係

を考慮して立案される．X線やガンマ（γ）線を腫瘍（標的臓器）に集中させるためには，まず治療装置に対する患者の位置のずれを少なくする，すなわち位置精度を上げる必要がある．位置精度が上がると，治療計画の段階でマージンとして含まなければならない周囲の正常組織の範囲を狭めることができるので，結果として腫瘍へ照射する線量を増加させることが可能になる．このような腫瘍への照射の集中性を高めた治療を一般的に「高精度放射線治療」とよぶ（3章「2．外照射技術と方法」p.36を参照）．高精度放射線治療のなかには，高精度リニアック治療装置で行われる強度変調放射線治療（intensity-modulated radiation therapy：IMRT）などがある．また，体幹部では標的臓器の呼吸性移動があるため，IMを減少する工夫として専用機器を用いて患者の呼吸に合わせ間歇的に照射を行う呼吸同期放射線治療という方法も行われている．

高精度放射線治療は，トモセラピー，ガンマナイフ，サイバーナイフなど専用の特殊な放射線治療装置を使用して行われる場合もある．これらの方法では，標的臓器へは十分に照射し，OARには可能な限り線量を低減することができる．このことを「線量分布の最適化」とよぶ．周囲の正常組織への線量を減少させることで有害事象を低減できるので，結果として腫瘍への照射線量を増加することが可能になり，治療成績の向上につながっている．

■線量分布図

線量分布図とは，放射線治療計画装置（radiotherapy treatment planning system：RTPS）という専用のコンピュータの計算によって患者の体内のどの位置のどの範囲に，どれくらいの放射線が照射されるかという放射線治療計画が示された図である．図1-a～dのように，二次元の複数の視点からの画像と三次元の画像など，全ての画像を「線量分布図」とよぶ．

図4-a～eは前立腺がんへの4門照射の線量分布図である．各画像の各種の色で囲われた範囲は同じ線量が照射される領域であり，画面左側にはその線の色と同じ色の数字で，その範囲へ照射されるとコンピュータが計算した線量が示されている．図4-aでは，赤い線で囲われた範囲に70.2 Gy，黄色に63 Gy，十字に広がった紫色の線の範囲に35 Gyの照射が行われることが推定される．この等線量領域はパーセントで表示されることもある．その場合は，右上に表示される処方線量に対するパーセンテージでの線量となる．図4-bは同じ症例の縦の断面を左から見た図であり，図4-cは縦の断面を前から見た図，図4-dとeは三次元で表示した図となる．

これらの線量分布図から治療の内容を理解することで，急性有害事象を予測することが可能になる．たとえば，図4のような治療を受ける患者では，皮膚表面は35 Gyよりも少ない線量（紫の線の外側になる）なので，皮膚炎の強い症状は出現の可能性が低いと予測される．逆に，前立腺に近接している直腸や膀胱の線量は高く，直腸炎や膀胱炎の症状出現が予測できる．

■線量体積ヒストグラム（DVH）（図1-b）

線量体積ヒストグラム（dose volume histogram：DVH）は，線量と照射された体積をグラフ化したもので，定量的な評価を行うために利用される．縦軸に体積，横軸に線量の割合が示される．DVHでCTV

2章 がん放射線療法の原理と実際

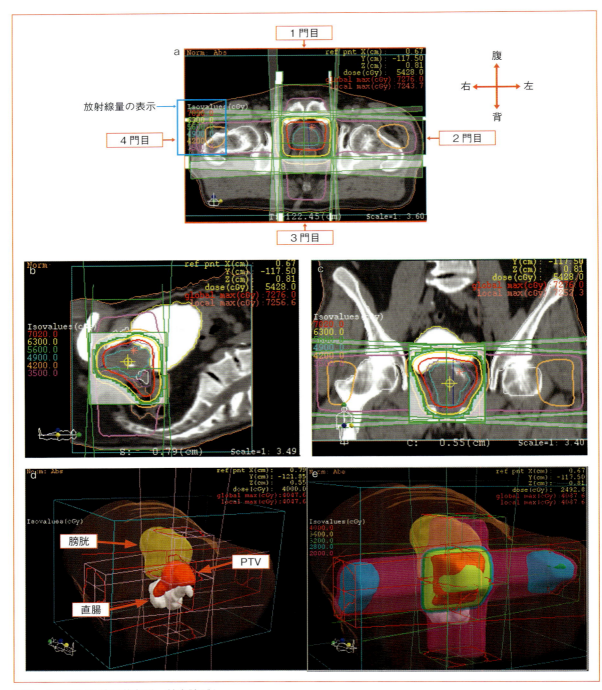

図4 4門照射の線量分布図—前立腺がん
dとeはともに三次元表示画像．dはPTVとリスク臓器の位置関係を示し，eはdに等線量領域を重ねている

とOARの線量と体積の関係を確認できる．CTVに対しては，線量が体積の100%に近くなることが理想である．OARのDVHは，並列臓器では体積が，直列臓器では線量の最大値が重要となる．

PTVには多くの体積になるべく処方されたとおりの線量を照射することが検討され，DVHのグラフが右上に寄ることが理想的とされる．OARでは，線量が照射される体積を少なくかつ低い線量が理想であり，DVHは左下に寄るほど良い分布とされる．

■放射線治療計画の立案手法

治療計画を行う手法には，フォワードプランニングとインバースプランニングがある．フォワードプランニングは，以前から用いられている治療計画手法で，治療計画の立案者が照射条件（照射門数，照射野，ガントリ角度，カウチ角度など）を設定し，その条件で照射した場合の線量分布をRTPSに算出させる．インバースプランニングでは，治療計画の立案者は，照射条件を変化させながら数種類の治療計画を作成し，線量分布とDVHを比較しながら最適なものを選択する．IMRTのために必要な治療計画手法がインバースプランニングである．この方法は治療計画の立案者が望む線量制約（OARの最大線量の設定など）をRTPSに入力し，最適な照射野や強度を繰り返し組み合わせて線量分布図を算出させる方法である（本章「3．線量評価と照射回数の考え方」p.69を参照）．

放射線治療のプロセス

診察室で行われること

■インフォームド・コンセント

一般に患者は，放射線科を直接受診することはない．各診療科を受診して「がん」という診断または「がんの疑い」との説明を受けて，担当した医師が治療方針を立て，放射線治療が必要と判断された場合に，放射線治療医へ依頼が出される．放射線治療医は放射線治療の専門家として，患者の画像や病理結果および自覚症状などの情報を統合的に判断して放射線治療の可否を決定する．この際，治療目的，すなわち根治なのか症状緩和なのかによって，処方される線量や分割回数などが決められる．ただし，治療目的は明確に区分できないこともある．依頼時の状況によっては，放射線治療医の判断で必要な検査が追加されることもある．このような場合，すぐに放射線治療が開始されないことに対する不安や苛立ちを感じる患者もいる．しかし，依頼病巣のほかに転移があれば，放射線治療による局所治療だけでなく薬物療法といった全身治療が必要になるかもしれない．また，新たな検査によって治療範囲に含まれる範囲の拡大または縮小が必要になるかもしれない．これは放射線治療計画立案にも影響するので治療開始前に実施しなければならない．看護師はその患者の心情を理解したうえで，検査の必要性と具体的な日程などの見通しについてわかりやすく説明することが大切で

ある.

追加した検査も含めた患者のデータから，放射線治療を行っても患者に利益をもたらすことが期待できない，または，利益よりも不利益のほうが大きいことが予測される場合には，放射線治療が行えないことが本人や家族へ説明される．たとえば，以前に照射を行った脊椎転移による麻痺が出現し，本人や担当医から同部位への再照射について依頼されたとする．この事例では，照射を行うことで麻痺の進行を制御することは困難であり，一時的に症状の進行を抑えられたとしても，過照射による脊髄横断麻痺の危険性があることを考えると適応外と判断される．このような場合，緩和ケアチームなどで適切なケアが受けられる調整をして，患者・家族のもつ心身の苦痛を軽減するための努力が重要である.

放射線治療医が，放射線治療の適応があると判断すると，放射線治療に関する説明が行われる．この説明には，病名・病状，放射線治療単独もしくはほかの治療法との併用といった治療全体の方針，その患者にとっての治療目的や放射線治療の利点，照射の方法や線量と日程，出現する可能性のある急性および晩発性有害事象，施行可能なほかの治療法との比較などが含まれる．これらの説明を受けて，患者が理解し納得したうえで治療の具体的な準備が進められる．看護師は可能な限り説明の場に同席し，患者および家族の理解および不安などを確認し，理解の不足や誤解があれば，何が患者の理解を妨げているのかをアセスメントする．必要に応じて心理的支援や補足説明を行い，また医師に追加説明を依頼するなど，担う役割は重要である．また，このア

セスメントは後述する看護オリエンテーションに活用することが大切である.

ここまでのプロセスは，密封小線源治療および放射線同位元素（radioisotope：RI）内用療法においても同様である.

シミュレーション室で行われていること

■固定具，補助具の選択または作製

外照射においては，治療計画された範囲のみに，放射線を照射することが重要である．そのためには，毎回の照射体位が治療計画のための画像を取得するときと同じであることが前提となる．つまり，治療計画の画像取得時の体位（ポジション）が毎回の治療の際に再現できることが重要であり，再現性を高めるための工夫が治療計画画像取得時から必要となる.

再現性を高める工夫として，体位を保持するために照射部位により，固定具や補助具が必要に応じて選択または作製される．固定具には頭頸部用，体幹部用，下肢用などさまざまな種類がすでに製品化されている（図5）．また，診療放射線技師が硬質発泡スチロールなどを加工してオリジナルの固定具を作製する場合もある.

特に頭頸部は，通常の枕などでは不安定で非常に動きやすいために，シェルとよばれる固定具を作製して，特有の枕（ヘッドネックサポート）とともに使用する．一般的には，板状のシェルを温めて軟らかくし，固定部位にのせてゆっくりと室温に戻すことにより硬くなり，固定具として成形する．このシェルは，再現性の確保のために患者を固定するので，身体への密着感が強い．そのため，小児や閉所恐怖症のある患者の

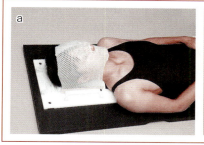 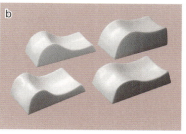 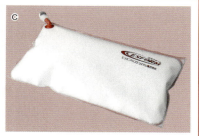

図5　固定具
a：頭部固定用シェル，b：ヘッドネックサポート，c：吸引式固定バッグ（体幹部用）
（写真提供：エンジニアリングシステム株式会社）

なかには，シェルの作製および装着が苦痛と感じる場合がある．このような患者へは十分な説明とともに，作製を担当する診療放射線技師と情報を共有することが重要となる．このような連携によって診療放射線技師は，必要箇所の固定をしながら開眼できる状態にするなどの工夫をすることができる．また，小児の場合は，治療に支障のない範囲で患児の好きなキャラクターなどの絵を描いたり，病室にシェルを持参して装着を練習したりすることもある．シェルを使用する場合，マーキングは皮膚ではなくシェルに行う．

■治療計画画像取得

固定具もしくは補助具の作製・選択が終了すると，多くの施設ではCTによって画像情報取得が行われる．また，X線透視での画像取得を行う施設もある．どちらの方法でも，計画画像取得時には実際の照射と同様に，患者が安静臥床した状態で撮影される．一般的な治療においては通常の呼吸状態で治療計画用のCT撮影を行うが，呼吸性移動の大きい部位に対しては，腹部圧迫など呼吸を抑制する器具を用いることや，息止めをした状態で撮影する場合がある．その場合は，治療計画と日々の照射とで体内臓器の停止位置の誤差ができるだけ小さくなるように，体内臓器の位置確認や体外マーカー使用などの工夫を行うこともある．IMをできるだけ少なくするために，食止めをして胃の大きさを一定にしたり，最終排尿から撮像までの時間をおくことで膀胱内に蓄尿をしたりするなどの前処置を行うこともある．これらの前処置を行って治療計画画像を取得した場合は，日々の照射でも継続して同じ前処置を実行してもらう必要がある．そのため，看護師が前処置の意味と必要性と具体的な方法について十分な説明を行い，患者自身に理解して実行してもらうことが重要である．

呼吸性移動対策は，診療報酬にも収載されており「治療計画時及び毎回の照射時に呼吸運動（量）を計測する装置又は実時間位置画像装置等を用いて，呼吸性移動による照射範囲の拡大を低減する対策」とされている．診療報酬には規定されていないが，日本医学物理学会，日本高精度放射線外部照射研究会，日本放射線技術学会，日本放射線腫瘍学会が策定した「呼吸性移動対策を伴う放射線治療に関するガイドライン（略称：呼吸性移動対策ガイドライン）[8]」では，「呼吸性移動対策には，患者に同対

策への理解と協力を得ることが必要で，また治療期間中の呼吸状態を把握することが不可欠」なので，専従の看護師が必要であるとの記載がある．

CT撮影から後述する皮膚マーキングにはだいたい20〜30分程度の時間を要し，このあいだに患者が体を動かすとCT撮影からやり直さなければならない．そのため，患者の協力を得られるよう十分な説明を行い，鎮痛薬を使用するなど患者の苦痛に配慮しつつ，放射線治療に必要な再現性を確保できる体位の調整が重要となる．

シミュレーター室と放射線治療室（以下，治療室）のカウチは，再現性の維持のためにフラット天板という硬い寝台となっている．特に，フラット天板での臥床により疼痛が増強することが予想される患者の場合，事前に鎮痛薬を使用することが重要で，患者にとっては鎮痛薬を使用したという安心感が心理面にもプラスの影響を及ぼす．また，骨転移による病的骨折の危険性があったり，体動による疼痛増強があったりする患者の場合は，たとえ座位の保持が可能であっても車椅子と寝台との移動の際の苦痛増強や加重による病的骨折を避けるためにストレッチャー移送を選択することが，患者の安全と安楽のための重要なポイントである．そして，疼痛や病的骨折の可能性がある場合や不安の強い場合には，適切に撮影が行われるために患者の情報を医師，診療放射線技師と看護師で共有することも重要である．

■アイソセンタの設定

通常，治療計画の立案は，RTPSと接続された治療計画用CT装置で撮影した画像をもとに行い，実際の照射は治療室の装置で行われる．計画用CTと治療装置では機器が異なるので，照射の際に治療計画と同じ状態にするための位置合わせの基準点が必要となる．そこで，シミュレーション時にCT画像上に治療計画を立てるうえで基準となる点（基本的には標的となる病巣の中心〈図6-a〉）を設定する．これを治療の際に治療装置のアイソセンタ（ガントリ，コリメータ，寝台が回転する中心〈図6-b〉）と合致させることになる．CT画像上で基準点を設定したら，治療室での位置合わせのために，患者の体表面（すなわち皮膚）にマークを付ける（図6-a）．

このマークは放射線治療の再現性と安全性を維持するうえで，非常に重要な印である．近年はIGRTによって患者のセットアップを機器によって自動的に修整する技術が普及している．しかし，IGRTシステムの不具合が起こることもある．患者の皮膚にマーキングが残っていることで，安全に治療が実施・継続できるのである．

■皮膚マーキング─再現性維持のために重要な看護師の役割

皮膚マーキングは，通常，患者の身体前面以外に，側面にサイドポイントとよばれるマークが付けられる．これは，臥床した際の身体の水平を確認するための印で，照射野に含まれないこともあるが再現性を確保するために重要であり，ほかのマーク同様に消さないような注意が必要である．患者のなかにはこのサイドポイントに対して，病巣と異なる位置へマークを付けられることで，「間違った位置に照射されるのではないか」という不安を抱く場合があるので，病巣は正しく把握できていることと，マークの意味の説明が必要となる．皮膚マーキ

2. がん放射線療法の基本的な考え方　③治療方針から治療計画立案と実際の治療

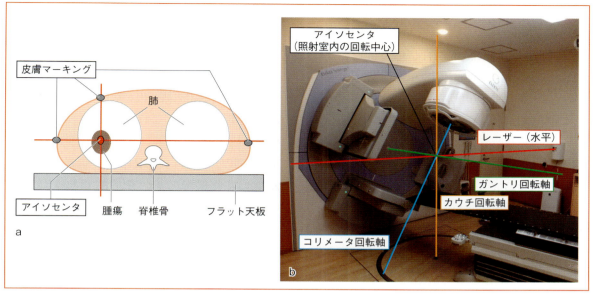

図6　放射線治療時のセットアップ例
a：患者側のアイソセンタの例，b：治療室の装置

ングの方法は油性マジックや専用の皮膚ペン，シールなどで行う場合が多い．施設によっては「タトゥ」とよばれる，26 G 程度の細い針で皮内に少量の墨を入れる方法でマーキングを行う場合もある．油性マジックや皮膚ペンでマーキングを行った場合，多量の発汗や長時間の入浴，強い力での洗浄などで消失してしまうことがある．したがって，サウナや熱い湯への入浴など多量の発汗を促す行為を避けること，マーキングの部位を洗浄する際はよく泡立てた石鹸類を皮膚にのせて流すように説明する．皮膚洗浄の際にこすらないようにすることは，皮膚炎悪化の原因となる機械的刺激を避けるためにも重要なので，理解を促すために看護師によるオリエンテーションが重要となる（4章「1. 放射線性皮膚炎」p.104 を参照）．患者へはこのマークの重要性を十分説明することが必要である．また，マークが薄くなってきたら，描き足す必要がある

ので，薄くなっていることに気づいた場合は治療担当の診療放射線技師に伝える．皮膚マーキングの追加（描き足すこと）は，治療室などでほかの残っているマークから体位の調整を行ったうえで必要箇所に診療放射線技師が実施するので，患者自身や家族が行わないように説明する．

オリエンテーション室で行われること

■看護オリエンテーション

シミュレーション室で皮膚マーキングが終了した後，もしくは放射線治療医からの十分な説明と患者からの同意が得られた後に看護オリエンテーションを行う．多くの施設では，看護オリエンテーション室で行われることが多いが，患者の苦痛が強ければシミュレーション室で実施する場合もあり，患者の心身の状態に合わせて実施することが肝要である．

61

看護オリエンテーションの目的は，① 期待する治療効果を得るために，計画された期間にその患者の放射線治療が完遂されること，② 急性有害事象の出現が遅延および出現する症状が低減されること，③ 患者の苦痛および不安が軽減され，安心して治療が受けられること，などである．

この看護オリエンテーションには，日程や日々の放射線治療を受けるための受診手続き，照射範囲から予測される急性有害事象出現の遅滞，および症状を低減させるための具体的な日常生活の注意点を含む必要がある．具体的な内容は照射部位によって異なるので，6 章を参照していただきたい．

放射線治療を受ける患者へのオリエンテーションで，部位にかかわらず共通して重要なことは，その患者にとって実現可能な方法を提案するということである．放射線治療の急性有害事象の出現時期の遅延と症状の低減にはセルフケアが不可欠であるが，看護オリエンテーションでセルフケアについて提案しても，患者が納得し実行しなければ効果を示さないからである．また，オリエンテーションは一方的に情報伝達を行う場ではない．患者とのコミュニケーションのなかで，インフォームド・コンセントに同席した際にアセスメントした内容から，放射線治療に対する理解（誤解の有無）や不安な点の確認，および家族からの支援状況や患者自身のセルフケア能力を査定する場として有効に活用することができる．そして，オリエンテーションの際に得られた情報は，必要に応じてほかの放射線治療担当看護師や病棟・外来看護師，放射線治療医や主治医，診療放射線技師と共有することも重要である．

治療計画室で行われていること

■輪郭の作成

撮影された画像は，RTPS で，まず輪郭の作成が行われる．これは，撮影した CT 画像1枚ずつについてコンピュータ上で皮膚や CTV，PTV，OAR などの範囲を囲んでいく作業である．標的臓器および OAR の体積は放射線治療医により治療目的を達成するために設定される．CT 画像は二次元の情報であるが，1枚ずつの画像に輪郭の情報を入力しコンピュータ上でつなぎ合わせることで，目的とする体積が三次元の情報となる．図 7 は，下顎がんの輪郭の作成過程である．水色が CTV，紫がマージンを含めた PTV，黄色が OAR である脊髄を示している．このように輪郭の作成を行うことで，PTV や OAR の患者の体内での位置関係を三次元で把握することができる．

■照射方向と線量の検討

輪郭の作成が完了すると，具体的な照射方法（門数，寝台を回転するか否か）を計画立案者が決定する．

最適な治療を考える際に，照射方向を検討することは非常に重要である．たとえば，図 7 で示した下顎がんの PTV に対して，図 8-a のように患者の正面から放射線を照射するように設定すると，OAR である脊髄も同時に照射されてしまう．しかし，図 8-b のように斜め方向から照射するようにすると，OAR を照射範囲からはずして，PTV に照射することができる．

照射方向によって OAR をはずすことができるのか，はずせない場合はどれくらい

2. がん放射線療法の基本的な考え方　③治療方針から治療計画立案と実際の治療

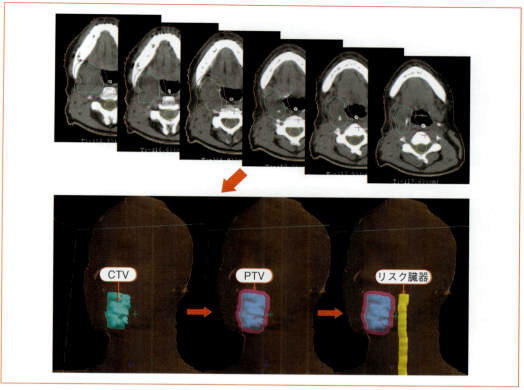

図7　輪郭の作成—下顎がん

照射範囲に含まれ，OARへの照射線量はどれくらいになるのか，OARの耐容線量以内の照射とするとPTVへの総線量は十分か，などさまざまな要因を考慮して，照射の方向，門数，線量を検討し，最終的に線量分布図を完成させる．図9のような1断面だけでは，OARと腫瘍へ照射される線量の総量がわかりにくい．そこで，放射線治療医は，それぞれのOARへ照射が計画されている線量が，耐容線量以内であり，腫瘍またはPTVへ処方された線量が照射されるよう計画されているかをDVH（図1-b）で確認する．

DVHは臓器が受ける線量が耐容線量ぎりぎりなのか余裕があるのかを把握できるため，看護師が有害事象を予測するうえで有効な手立ての一つとなる．看護師もDVHを確認して患者のケアに活用していただきたい．

治療室で日々行われていること

■セットアップ—診療放射線技師が何をしているのか

日々の治療の際，患者は治療室の寝台に治療計画の画像取得時と同じ体位で臥床する．診療放射線技師は治療計画と同じ位置への照射を実施するために，患者の体内のアイソセンタ（計画画像取得時に設定した基準点）と治療室の装置・寝台の回転中心であるアイソセンタが重なるように三次元的に患者の皮膚のマークを目印にして寝台

63

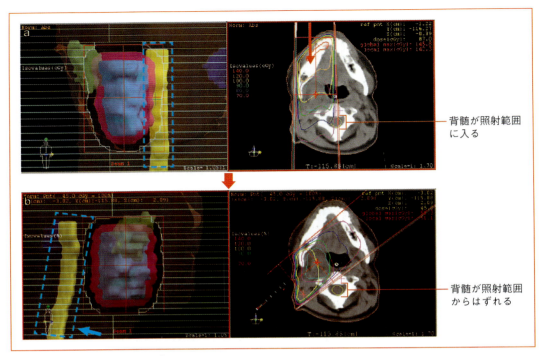

図8 照射方向の検討―下顎がん

や患者の体位を調整する（図8）．これらの作業をセットアップまたはポジショニングとよぶ．患者のなかには自ら協力しようという気持ちから，体位の微調整に協力しようと動いてしまう場合がある．しかし，診療放射線技師は微妙な位置合わせをしており，患者自身の体動があると逆に位置がずれてしまい，セットアップに時間を要してしまうことが多い．また，寝台の上で患者が動くことによって，転落の危険性が増す．したがって，特に初回の治療時には，寝台に臥床した後は，リラックスして診療放射線技師の位置合わせに身体を任せることが重要であると説明する．また，セットアップ時，室内のレーザーを確認したり照射野を光で投影したりする際に，照明を暗くすることがある．不安の強い患者などへは，事前の説明が必要である．

■照合

初回治療時や治療期間中に計画変更された際には，実際の照射前に本当に計画どおりの位置へ照射が行われるように設定されているかを確認する必要がある．がん治療に使用するX線は診断用のX線よりも格段に高いエネルギーを使用しているが，X線写真を撮影はできる．そのため，X線を使用した外照射の場合，治療開始時や治療計画変更時など必要に応じて，計画と照射が合致していることを確認するための照合写真を撮影する（図9）．

この照合写真を撮影する場合は，通常の照射時よりも臥床している時間が長くなるので，疼痛のある患者の場合は特に薬剤などによる事前の疼痛コントロールが重要であり，また不安の強い患者へは臥床時間が長くなる説明が必要となる．

2. がん放射線療法の基本的な考え方　③治療方針から治療計画立案と実際の治療

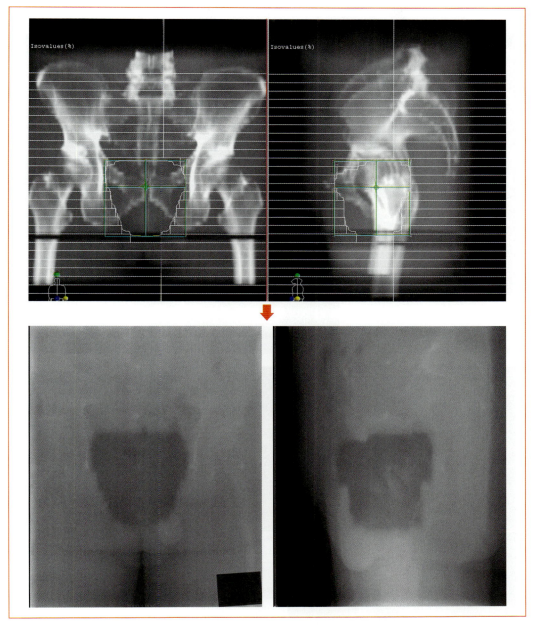

図9　治療装置で撮影したX線写真による照合
上の画像（治療計画）と下の画像（治療装置で撮影）を比較して，照射位置が治療計画と実際の照射で一致しているか確認する．左は照射野を正面から，右は照射野を左側から撮影したもの

　位置照合では，位置合わせが終了した照射直前にX線写真やCBCT（cone beam CT）を撮影し，治療計画画像（digital reconstructed radiography：DRR）と比較して，アイソセンタの位置が治療計画と一致しているかを放射線治療医や診療放射線技師などが確認する（図10）．
　骨転移などの単純な照射の場合は，初回

65

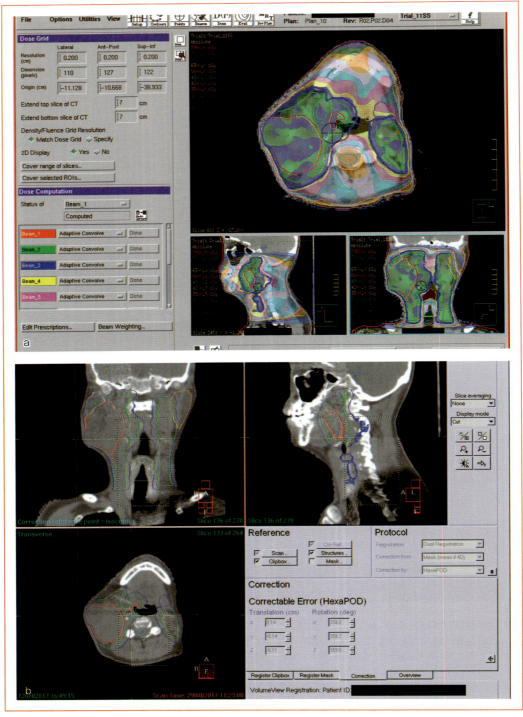

図10 照合
a：治療計画画像（DRR），b：CBCT 画像

照射時のみ照合を行うことが多い．高精度放射線治療にはより高い精度での照合が求められる．胸部や腹部の治療では，呼吸，消化管ガス，蓄尿量などにより患者の体内の標的が移動する．これらの誤差要因を考慮して治療計画時に IM を含めて立案されている．しかし，画像を用いて客観的に確認し，標的部位に正しく照射できることの確認が重要となる．

IGRT は，2016 年までの診療報酬では「毎回の照射時に治療計画時と照射時の照射中心位置の三次元的な空間的再現性が 5 mm 以内であることを照射室内で画像的に確認・記録して照射する治療」と定義されていた．2018 年の診療報酬の改定では，「イ　体表面の位置情報によるもの　150 点，ロ　骨構造の位置情報によるもの　300 点，ハ　腫瘍の位置情報によるもの　450 点」が加算されるようになった．上記のイは乳がんへの照射に限定されている．ロは kV（キロボルト）および MV（メガボルト）の X 線写真，ハは CBCT による画像での照合が含まれる．

新たな機器として，MRI で三次元的な画像情報を取得しながらコバルト（2019 年以降はリニアック）を用いた外照射を行える MRIdian®（メリディアン）という装置もある（3 章「1．外照射に使われる装置」p.80 を参照）．MRIdian® は，即時適合型放射線治療という，放射線治療期間中の体型や病巣の大きさや臓器位置の変化などにより，照射が初期の計画と異なる場合に治療期間の途中で再計画を行い，より最適な治療を続けることができる．MRIdian® は診療報酬の適用外で，自由診療にて 210 万円にて実施されており，先進医療申請を準備中とのことである[9, 10]．

■照射

治療計画と実際の照射が合致していることが照合写真によって確認されると，日々の放射線治療が開始される．実際の照射中は放射線治療室内に患者は一人になる．このことに不安を感じる患者もいるが，診療放射線技師もしくは必要に応じて看護師が操作室のモニターで患者の状態を観察していることを伝えて安心を促す．IGRT が日々行われる患者では，照合画像取得後に，放射線治療医や診療放射線技師の確認を経てその日の照射が実施されるので，患者が寝台上で静止体位をとる時間が長くなる．そこで，患者の不安低減のためにマイクで進捗を伝えながら実施する．

■治療期間中の経過観察

治療期間中は急性有害事象の観察のために，適宜，放射線治療医の診察が行われる．また，必要に応じて（施設によっては定期的に）看護師も面談を行う．看護師は急性有害事象の症状出現に関するアセスメントおよび治療開始時に提案したセルフケアの実施状況とその効果を評価して，患者の状況に応じたケア方法の修正や追加を行う．患者は，治療開始後に放射線治療に対する不安や疑問を抱くことも多いので，必要に応じて患者の理解を助ける補足説明を行う．そして，急性有害事象の症状が出現した場合は，必要なケアを提供する．具体的なケア方法などについては 6 章を参照していただきたい．

■治療終了後の経過観察─晩期有害事象の長期フォロー

予定された治療期間が終了した時点で，患者の状況をアセスメントして，症状に応

じた今後のケアについての説明を行う．さらに，放射線治療目的や照射部位によって，患者は晩発性有害事象の観察が必要となるため，定期的受診について説明を行う．また，晩発性有害事象は，数年から数十年を経て出現することもあるので，主治医や放射線治療医が替わっている可能性がある．したがって，患者自身がその部位への放射線治療を受けた経験を覚えていること，そして，症状が出現した際には診察した医師に放射線治療についてきちんと伝える重要性を理解していることが大切である．

●引用文献

1) 日本放射線腫瘍学会，編. 骨転移. 放射線治療計画ガイドライン 2016年版. 金原出版；2016. p.359-362.
2) 絹谷清剛. 内用療法（内照射法）. 大西　洋, 唐澤久美子, 唐澤克之, 編. がん・放射線治療2017. 改訂第7版. 学研メディカル秀潤社；2017. p.560-574.
3) 日本放射線腫瘍学会，編. 脳転移. 放射線治療計画ガイドライン 2016年版. 金原出版；2016. p.355-358.
4) 日本乳癌学会. 乳癌診療ガイドライン. 2019年4月アクセス. http://jbcs.gr.jp/guidline/
5) 日本放射線腫瘍学会，編. 小細胞肺癌. 放射線治療計画ガイドライン 2016年版. 金原出版；2016. p.150-156.
6) 日本放射線腫瘍学会，編. 緊急照射. 放射線治療計画ガイドライン 2016年版. 金原出版；2016. p.363-367.
7) 日本食道学会, 編. 食道癌診療ガイドライン2017年版. 金原出版；2017
8) 日本医学物理学会, 日本高精度放射線外部照射研究会, 日本放射線技術学会, 日本放射線腫瘍学会. 呼吸性移動対策を伴う放射線治療に関するガイドライン. 2012年6月2日.
https://www.jastro.or.jp/customer/guideline/2016/10/20120618.pdf（2018年4月アクセス）
9) 国立がん研究センター中央病院. MRIdian（メリディアン）.
https://www.ncc.go.jp/jp/ncch/division/radiological_technology/radiological_oncology/040/index.html（2018年4月アクセス）
10) 国立がん研究センター中央病院. 即時適合型体外照射.
https://www.ncc.go.jp/jp/ncch/clinic/radiation_oncology/mridian/index.html（2018年4月アクセス）

3 線量評価と照射回数の考え方

塚本信宏

　放射線治療では，できるだけ有害事象（副作用）を少なくし，治療効果を最大にするために，照射の範囲・線量・回数などを工夫している．放射線治療の治療方針には，予防照射，根治照射，緩和照射があり，それぞれの目的に適した照射法を検討する．予防照射では，病変が残っているかもしれない領域，すなわち正常組織に照射するので，必要な範囲に，副作用の心配の少ない程度の線量・回数で照射する．効果や副作用の差をなくすため，できるだけ均一な線量になるように照射する．根治照射では，腫瘍を全滅させることが優先されるので，十分な線量の照射をめざす．緩和照射では，不快な症状を改善するのに最小限の範囲・線量・回数で治療する．
　放射線治療の治療計画が，どのような原理，手順で行われているのかを理解するために，まず，人体内での放射線のふるまいを述べてから，線量評価と照射回数の考え方について述べる．

▶ 放射線の人体への照射

　放射線が当たった細胞は障害を受けることが放射線治療の基本である．培養細胞を用いた研究では，放射線をたくさん当てるほど，死滅する細胞が増えることがわかっている．放射線治療では，腫瘍細胞を死滅させるために放射線を照射しているわけであるが，周囲の正常細胞の障害が避けられないため，線量や回数を加減して，適切に照射することが求められる．

　放射線は，人体に照射されると，通過経路にある臓器で吸収されながら進む．臓器を構成する細胞への影響は，どれくらいの放射線が作用したのか，すなわち，どれだけ吸収されたかで決まる．放射線は，名前

のとおり，四方八方に放射状に広がる．離れれば離れるほど広がり，広がった分少なくなる．距離の二乗に反比例して少なくなる性質をもっている．さらに放射線は，皮膚に入射した後，徐々に吸収されながら進むので，広がりと吸収で，放射線の量は体内で深くなるほど減っていく．（図1）．

　照射したいところに適切に照射するためには，これらの減衰を見越して照射する必要がある．照射した放射線が多ければ，吸収される放射線の量も増えるので，たとえば，80%に減ってしまう場所なら100/80＝1.25倍を照射すればよく，50%に減ってしまう場所なら2倍を照射すればよいこ

とになる（図2）．どれくらい照射したらよいかは，目標の場所でどれくらい減ってしまうのかが予想できればよいということになる．

リニアックなどの照射装置は，どのくらい放射線が出たかを常に測っていて，任意の量を照射できるようになっている．線量評価の目的は，目標とする病変に適切な線量を与えるために，放射線をどれくらい照射したらよいかを知ることである．

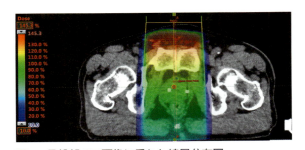

図1 骨盤部CT画像に重ねた線量分布図
前方から6MVのX線が照射された場合の放射線の強さ（線量）を色で表している．腹側から，赤−黄−緑と徐々に減衰し，背側に達する頃は30%程度にまで下がっていることがわかる

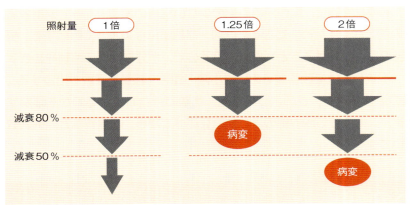

図2 浅い病変と深い病変への照射線量の違い
病変部に100%の線量が届くように，減衰分を上乗せして照射する．深い病変には，より多くの上乗せが必要となる

体内の線量の推定

放射線の吸収の度合いは，放射線のエネルギーと当たった物質の密度で変わる．人体は肺や骨を除いて，ほぼ水と同じ密度であるから，まずエネルギーの違いだけを考える．エネルギーが高いほど透過力が強く，深い部位に到達する．リニアックでは，10MV，6MV，4MVのX線が使われるが，エネルギーが高いほど強く作用するわけではない．たとえば，病変が20cmの深さにあれば，10MVでは約61.3%，4MVでは約46.2%に減衰する．したがって10MVに比べ4MVでは，病変に同じ量を照射する場合，約61.3/46.2＝1.33倍の量を照射することになる．病変より浅い部位にある正常な臓器は4MVのほうが多く照射を受けるので，深い病変に照射する場合は高いエネルギーが有利である．一方で，2cmの深さにある病変では，減衰の差は少なく，照射量の違いは，約100/99＝1.01倍しかない．10MVのほうがあまり減衰せず深部まで到達するので，浅い病変への照射では，病変より深い部位の無用な照射

を抑えられる低いエネルギーが有利である（図3）.

　体表が平らで均質な物質，たとえば，水槽の水に垂直に入射した放射線は，同じ深さでは同じ線量になり推定もしやすいが，実際の人体では形状が複雑で，体内の組成もさまざまで密度も異なるため，深さが同じでも複雑な線量分布となる．そう考えると，一定の体積をもった臓器や腫瘍に照射される線量は，決して均一ではないことがわかる．

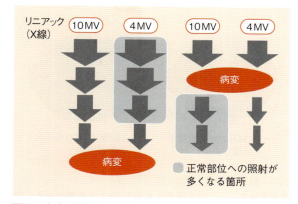

図3　病変の深さとX線のエネルギー
深い病変には高いエネルギー，浅い部位の病変には低いエネルギーのX線が適している

処方線量

　処方線量とは，たとえば．「60 Gy/30回の照射」のときの「60 Gy」のことである．前述のように，線量は位置によって異なるため，実は体内のある1点の吸収線量を代表として評価しているのである．代表になる点を「基準点（reference point）」とよんでいる．1回線量が2 Gy，総線量が60 Gyというときの値は，代表のただ1点の吸収線量であるという理解は重要である．

　基準点の線量を測るために患者の体内に線量計を差し込むわけにはいかないので，その線量を推定で求めることになる．線量推定の手順は，以下のとおりである．
①水槽を用意し，水中に線量計を入れ，水面からの深さを変えながら，放射線の強さ（減弱）との関係を測っておく．
②患者の体内（通常は腫瘍内）に，基準点を定める．
③照射のビームごとに，体表からの距離などを考慮して基準点の線量を計算する．
④合計した線量が，処方線量になるように，ビームごとの照射量を調整する．

　このように，総線量60 Gyの照射を行うことは，基準点として設定した1点の線量が処方線量60 Gyになるように照射することである．もともとは，基準点のみを計算していたが，現在ではCT画像を用いて三次元（3D）の線量分布が計算できるようになった．吸収や散乱の度合いは，照射された放射線の性質と当たる物質によって異なるが，肺や骨などの吸収・散乱の違いも考慮して，より正確な線量推定が可能になった．基準点に照射する方法では，照射すべき範囲が，ほぼ一定の線量でカバーされることが前提であり，ICRU* report 50（1993）

---

*ICRU：International Commission on Radiation Units and Measurements（国際放射線単位測定委員会）．非営利組織（NPO）で非政府組織（NGO）であり，世界の物理学者，科学者，技術者などがボランティアで参加している．放射線の単位，計測の手順などを検討し，reportとして公表している．

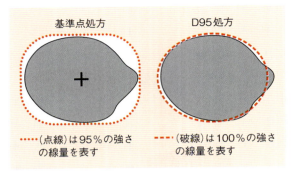

図4　基準点処方とD95処方

基準点処方では，処方線量は基準点（＋）の線量である．照射すべき範囲（グレーの網部分）が，ほぼ一定の線量95%～107%の範囲でカバーされる均一な線量分布が推奨される．
D95処方では，照射すべき範囲の95%の体積が処方線量以上でカバーされる．100%の体積をカバーしないのは，周囲の正常組織への照射が多くなりすぎないようにするための配慮である．逆に，周囲の正常組織への線量を下げる目的で最大線量を高める場合もあり，処方線量が最大線量の何%にあたるのか併記する場合もある．IMRTや定位照射で広く使われる

る（図4の左）．すなわち，処方線量が60 Gyであれば基準点は60 Gyであり，標的内ではどの点でも低くても57 Gy以上，高いところでも64.2 Gyを超えないように計画することが求められる．

ICRU report 83（2010）では，腫瘍や正常臓器の体積の割合に応じた線量表現をしており，たとえば，D95処方（図4の右）の処方線量とは，計画標的体積（planning target volume：PTV）の95%部分をカバーしている線量を意味し，すなわち，PTVのうち95%部分はD95の線量以上の照射となり，D95を下回る線量しか照射されない部分が5%あることを意味する．基準点の1点で代表した線量を処方線量とするより，PTVの95%部分がカバーされる線量を処方線量としたほうが，臨床的な治療内容に近いと考えられる．

では，標的となる部位が処方線量の95～107%の範囲に収まることが推奨されてい

放射線治療計画の2つの方法

最適な線量分布を考える作業，すなわち，腫瘍に十分な線量を与えながら，周囲の正常組織の線量をできるだけ減らしたいという，相反した要求に最良の妥協点を見出す作業が放射線治療計画である．治療計画（プラン）の評価基準は，放射線がどの部位にどれだけ吸収されるかの分布であり，現在では，連続するCT画像に重ねて表示され，この線量分布図を見れば，腫瘍に入る線量や正常組織に入る線量の様子を知ることができ，そのプランの良し悪しを判断できる．放射線治療計画の方法には，大きく2通りある．

第1の方法　従来からの方法（フォワードプランニング）

以前から行われていた方法で，放射線の照射方向とビームの形を決め，それらを何本か組み合わせて，強さを調整することにより，照射したいところに必要な線量を，また，避けたい臓器＝リスク臓器への線量が下がるようにする方法である．放射線の方向・形や，合算するときの比率を具体的に決めると，治療計画装置が，その結果の線量分布を計算して表示するため，これを見て，手作業で照射の方向・形・強弱を修

3. 線量評価と照射回数の考え方

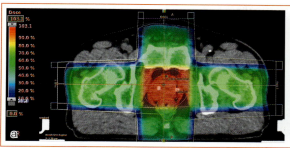 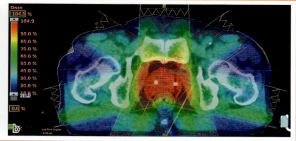

図5　第1の方法—従来からの方法の例（a）と第2の方法—逆方向計画の例（b）
a：前立腺がんに対し，前後左右の4方向からのビームで照射している．各方向からのビームの形・強弱を調整することで，標的に必要十分な線量を照射する．可能な範囲で，直腸への線量を低減する．ビームの形や強弱は，計画者自身が指定する
b：前立腺がんに対し，7方向からのビームで照射している．それぞれの方向から，形状の異なる複数のビームを組み合わせて，標的への線量が適切になるように，また，直腸への線量が低減できるよう同時に最適化を行う．ビームの形や強弱は計画装置が計算する

正していく．場合によっては，ビーム数を増やしたり減らしたり，また角度を調整したりして，想定する分布に近づける．
①計画者が照射の方向・形・強弱を設定して，治療計画装置が線量分布を計算する．
②方向・形・強弱の修正，線量分布の再計算を，線量分布が良くなるまで繰り返す．

　この方法でつくられた計画は，照射方向が比較的少数で，照射が容易である．照射装置がコンピュータ制御できなかった時代は，全てこの方法でつくられた．
　図5-aに前後左右の4方向からのビームで照射する例を示す．

第2の方法—逆方向計画（インバースプランニング）

　逆方向計画（インバースプランニング）ともよばれる方法で，治療計画装置に，腫瘍やリスク臓器に対する線量の目標や制限を入力する．治療計画装置は，その結果を実現するために必要な放射線のビーム数・方向・形・強弱などを計算により求めて，提示してくる．つまり，放射線が「どの方向から，どれくらい入ると，線量分布がどうなる」と原因から結果を計算する順方向ではなく，「目標となる線量をもたらす放射線のビーム数・方向・形・強弱はどのようなものか」を計算する，いわば，結果から原因を求める逆方向の計算である．順方向の解は，ただ1つであるが，逆方向では，さまざまな候補を大量に計算する必要があるため，時間がかかることが多い．
①計画者が線量の目標，制約を入力，治療計画装置が照射のビーム数・方向・形・強弱を逆算する．逆算された照射法での線量分布を表示する．
②必要に応じて目標，制約を再設定し，再計算し，プランが良くなるまで繰り返す．

　逆方向計画では，目標，制約などの要求が厳しすぎると，そのような線量分布を実現できる照射法は存在しないという状況になりうる．また，照射法が見つかっても，あまりに長時間を要する場合は，照射できない．逆方向の放射線治療計画とは，線量の目標・制約をある程度は妥協しながら，容認できる時間内で実行できる照射法を見つける作業である．この方法では，照射法は比較的複雑で，ビーム数の多い計画とな

73

り，照射装置のコンピュータ制御が不可欠である．同じ方向からの形状の異なるビームを重ねることで，強さの一様でないビームを作り出し，これによって，理想に近い線量分布を得る技術が強度変調放射線治療（intensity-modulated radiation therapy：IMRT）が可能になる（3章「2. 外照射技術と方法」p.86 を参照）．

さらに，最近では回転しながら照射範囲を連続的に変えて，短時間に照射する方法（強度変調回転放射線治療，VMAT）も用いられるようになってきた．

図 5-b に 7 方向からのビームを用いたIMRT の例を示す．

近年の動向

歴史的には，当初，照射装置も単純で，線量計算も手計算だったので，基準点を1つ定めて，この点の線量を処方線量とした．その後，線量計算がコンピュータ化され，治療計画装置として用いられるようになった．第 1 の方法は，照射装置に合わせた照射法を計画でき，計算量も多くを要求されないので広く使われている．最近になって，照射装置もコンピュータ制御ができるようになり，位置精度も向上した．さらに治療計画装置の計算力が飛躍的に向上したため，第 2 の方法が可能になった．線量分布は，柔軟に設定できるため，ただ 1 点の基準点で線量を代表させるより，線量分布をより的確に表現できる指標が求められるようになった．

2010 年の ICRU report 83 では，IMRTでの新しい表現方法を示している．

通常分割照射

通常分割照射は，1 日に 1 回，1.8〜2 Gy 程度の線量で，20〜30 回程度の照射が行われることが多い．なぜ，何回にも分けるのか．腫瘍細胞への放射線の影響を調べた放射線生物学からの知見によるが，臨床的な観察ともよく一致する．腫瘍細胞に放射線が照射されると，線量が多いほど生存できる細胞数が減少する．同じ量を照射した場合は，同じ細胞には同程度の障害が起こり，同程度の減少になるはずであるが，Elkind らは，11 Gy 程度の照射を 1 回で照射した場合より，2 回に分けた場合のほうが，細胞の生き残る割合が増えることを報告した（図 6）．この事実は，照射後に障害の修復が起こるためと考えられている．すなわち，2 回の照射のあいだに細胞の修復が行われるため，総線量が同じ場合は，2 分割照射のほうが細胞の生存率が増えたと考えられている．そして，同じスケジュールで照射した場合，腫瘍細胞より一般的な正常細胞のほうが修復の度合いが大きいことが知られている．そのため，1 回の線量を減らして回数を増やせば，腫瘍細胞の修復も起こるが，それ以上に正常細胞の修復が起こるため，総線量を適切に設定すれば，正常組織の障害を抑えて，腫瘍を全滅させることができると期待される．これが，分割照射が 1 回照射より有利とされる根拠

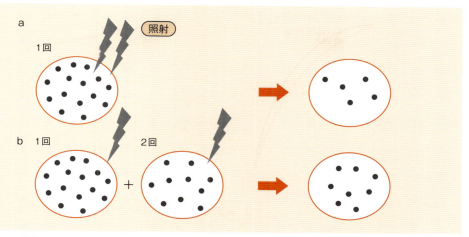

図6　Elkindの分割照射の実験
シャーレの培養細胞に放射線を照射すると，生き残った細胞のみが塊（コロニー）を作るので，細胞の生存数を数えることができる．同じ線量でも1回で照射した場合（a）より，2回に分けた場合（b）のほうが，細胞の生き残りが多くなった．照射と照射のあいだに修復が起こると考えられる．修復の起こる程度は細胞によって異なり，一般的に腫瘍細胞より正常細胞の回復のほうがより多く起こる
（Elkind MM, Sutton H. Radiation response of mammalian cells grown in culture. I. Repair of X-ray damage in surviving Chinese hamster cells. Radiat Res 1960；13：556-593 より）

である．そして，この修復の差を最大限に利用できる最適な1回線量が1.8〜2 Gyと考えられ，ほとんどの分割照射は，このような1回線量で行われる．総線量はどのように決めるかというと，腫瘍の放射線感受性で増減する．小線量でも全滅できる腫瘍には少ない総線量を，なかなか効きにくい腫瘍には多い総線量を設定する．

定位照射（寡分割照射＝少数回照射）

　腫瘍組織に十分な線量を当て，正常組織への障害を少なくすることを達成するための，もう一つの方法が定位照射である．定位照射では，照射範囲を正確に設定し，腫瘍に高線量を照射しながら，周囲への不要な照射を極力減らすという腫瘍に限定した照射をめざす．そのため，正確な病巣の把握と標的に線量を集中させるための正確で高度な照射技術が不可欠である．
　定位照射では，周囲の線量を減らせるため，分割照射のように多数回に分ける必要がない（図7）．定位照射は，大量の線量を照射できるので，根治の可能性を高めることができる．また，短期間で実施でき，照射の影響の範囲が限定されることから，緩和照射にも大きな利点がある．1回の線量が非常に高く，少数回の照射になるため，高い照射精度が求められる．照射により標的として設定された範囲の全滅をめざす．
　標的に集中させた照射といっても，周囲の線量は境界ですぐにゼロになるわけではない．標的に近いほど線量は高く，離れる

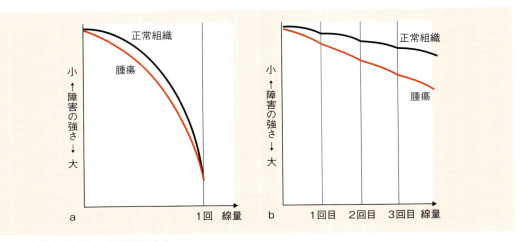

図7 定位照射（a）と分割照射（b）
定位照射（a）は，腫瘍のみを標的とし，標的内の全滅をめざす．分割照射（b）では，腫瘍と正常組織の障害の違いを利用し，正常組織の障害を減らす．標的内に重要臓器がある場合は，分割照射がよい

ほど低くなる．定位照射では，線量集中性が高いため，境界周囲の線量の低下は急激で，ごく近傍では大きな影響がある反面，ある程度離れた部位への放射線の影響はきわめて少ない．たとえば5mm以内などでは，強い障害が起こるが，数cm離れると全く心配ない程度にまで低下する．定位照射では，わずかなずれで，線量が大きく変化するため，正確な位置への照射が非常に大事で，まさに「定位」に照射することが重要である．

放射線障害の範囲・程度

照射範囲や周囲の影響は，線量分布と臓器の放射線感受性によって，障害の程度が決まり，単純には，図8のようになる．設定された標的内は全滅，標的に接する領域には，回復不能な障害が起こる範囲があり，その外側に回復可能な障害を起こす範囲が広がる．これらの範囲は，1回線量や総線量，臓器の放射線感受性によって変化

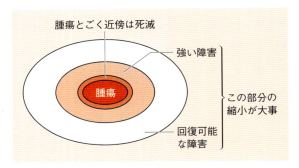

図8 定位照射の障害の広がり
腫瘍とごく近傍を標的とし，その死滅をめざし，圧倒的な大線量を照射する．標的の周囲には，巻き添えで強い障害を受ける範囲と，さらに外側に，一時的な（回復可能）障害を受ける範囲がある

する．神経や腸管などの重要臓器が回復不能な範囲に含まれる場合は，照射できない．そのような場合，照射方向や照射範囲を変えることで，重要臓器方向への線量の広がりを抑える，照射回数を増やす，総線量を減らすなどの工夫が必要である．

処方線量

定位照射では，腫瘍への線量，すなわち

Column Gy（グレイ）は吸収線量の単位

塚本信宏

　放射線は，電離作用によって人体に障害を与える．電離作用で人体内の分子が壊れ，障害を受ける．放射線の多い少ないは，電離をどれだけ起こすかで測ることができる．主に使われる測定器は，電離箱型とよばれ，高い電圧をかけた2つの電極が離れて配置される．電極のあいだには空気があるが，空気は絶縁体であり，電極間に電気は流れない．この装置に放射線が当たると，空気の分子が電離し，イオンが発生する．電極に高い電圧がかかっているので，＋イオン，－イオンは，それぞれ反対の電極に引き付けられ，電極に達すると電流が流れることになる．放射線が多くなると，生成されるイオンは増えるため，電流が増える．電流の量で，放射線の量を測ることができる．

　電離したイオンは全部は数えられず，電極に到達する前に，＋イオンと－イオンがくっついてしまうと，数え漏れが出る．測定器の構造・大きさ，電極間距離や電圧，空気分子の密度などの理由で，同じ量の放射線にさらされても，カウントできる電離の数は変わってくる．このため，客観的に比較できるように，吸収線量の単位であるGyが決められた．

　1 Gy＝1 J（ジュール）／kgである．

　Jはエネルギーの単位で，電離に使われたエネルギーである．放射線が照射した物質1 kgあたり，1 Jのエネルギーが電離に使われたとき，すなわち1 Jのエネルギーが吸収されたとき，その吸収線量を1 Gyと定めた．ただ，実際に測れる電離量は，測定機に依存するため，さまざまな補正をして，共通の吸収線量の単位であるGyに換算して使われている．

　処方線量を表現するのに，D95を用いたり，腫瘍の基準点の線量を用いたりする．同じ治療でも，処方線量が見かけ上，異なるので，どちらを用いているのか注意が必要である．治療計画の評価を行うためには，処方線量が十分かどうかも重要だが，周囲に重大な放射線障害が起こるか否かを考慮することも重要である．

放射線障害リスクの推定

　これまでの知見から，さまざまな臓器について，リスクを推定する指標が提案されている．分割回数によって耐容線量も変わるため（2章2-②「表1」p.44を参照），代表的な「1回」「3回」「5回」など回数別で表になっていて，また，臓器の大部分が照射されるのか，ごく一部分なのかによっても，許容される線量は異なるため，照射体積と線量が組になって記載されている．定位照射が始まって，十分な年月が経っていないため，時間が経ってから起こる有害事象については，まだわからないことがある．

　定位照射では，腫瘍境界からごく近傍の正常組織も全滅するなど回復不能になるとの前提で照射を考える．考慮すべき正常臓器は，3つのタイプに分けて考える．

① 一部の障害でも，臓器全体の機能が影響を受ける臓器：消化管，気管，脊髄など
② 一部の障害が一部の問題にとどまる臓器：脳，末梢神経，皮膚など
③ 一部の障害は問題なく，残った総体積が問題になる臓器：肺，肝，腎など

　①のタイプは，障害の発生する可能性

があまり高くない場合でも治療の可否を検討する必要がある．このタイプの臓器が標的と接している場合は，照射ができないか，十分な線量の治療ができないことが多い．②のタイプは，得られる利益と障害が起こった場合の深刻さで，治療を検討する必要がある．③のタイプでは，障害の及ぶ割合が限度を超えなければ，問題がない．深刻な障害を起こす線量や割合の限度は，臓器の状態にもよるため，肝硬変や肺気腫の合併がある場合など，判断が難しいこともある．重要臓器が隣接していて障害発生のリスクが高いと，照射できない場合もある．

3章

放射線治療技術と照射装置

外照射に使われる装置

土器屋卓志

　放射線治療の歴史はがん病巣になるべく多くの線量を集中し，かつ周囲正常組織への線量を極力減らすための照射技術の歴史でもある．CT，MRIなどの画像診断機器の高精度・高機能化に伴い，がん病巣の早期発見・診断能力が飛躍的に向上したことに刺激されて，放射線治療装置も線量集中のための技術開発が進んできている．

　本稿では，現在使用されている外照射装置を紹介する．それぞれの装置によって行われる照射技術と方法は本章「2. 外照射技術と方法」p.86 を参照いただきたい．

普及型リニアック装置（図1）

　従来の 2D（二次元照射）による 1～2 門照射，多門照射，斜入照射など基本的照射に使用される普及型の装置である．日本では最も多い装置であるが，将来は次に述べる高精度・高機能型リニアック装置に移行するものと考えられる．

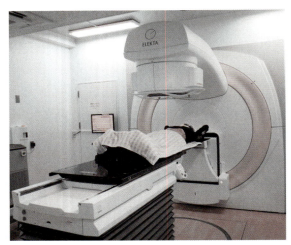

図1　普及型リニアック装置
日本で最も普及している装置，通常照射が行われる

高精度・高機能型リニアック装置（図2）

IMRT（intensity-modulated radiation therapy；強度変調放射線治療），IGRT（image guided radiation therapy；画像誘導放射線治療），VMAT（ブイマット）（volumetric modulated arc therapy；強度変調回転放射線治療）および adaptive radiation therapy（適応放射線治療）などの高精度放射線治療が行われる装置である．

複雑な病巣形態に応じて線量集中が可能で，かつ周囲の正常組織への過剰照射を避けることができる．

リニアック本体とCT装置が一体化して，照射ごとの照射野の位置確認を行うことが可能であり，高精度治療計画どおりの照射を遂行することができる．

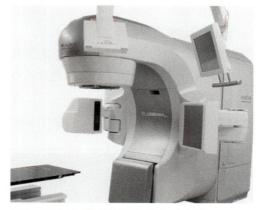

図2 高精度・高機能型リニアック装置
高精度の放射線治療（IMRT，IGRTなど）が行われる．CT装置が一体型で装備されている
（株式会社バリアン メディカル システムズパンフレットより）

サイバーナイフ（図3）

サイバーナイフ（CyberKnife）は高精度放射線治療専用機である．

高精度の産業用ロボットの先端に小型の直線加速器を搭載してあり，先端テクノロジーを用いた追尾システムを応用して，あらかじめ計画された病巣に対して自動的に細いX線ビーム（narrow beam）をあらゆる方向から照射する治療装置である．臨床的には三次元的に100〜200度の方向から追尾照射でき，複雑な形態のがん病巣に対しても効率的である．

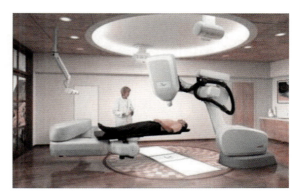

図3 サイバーナイフの外観
（アキュレイ株式会社パンフレットより）

トモセラピー（図4）

トモセラピー（TomoTherapy）はIMRT専用放射線治療装置として開発された．

X線CT装置のX線発生装置を小型直線加速器に代えたものと考えれば理解しやすい，最新型の装置である．らせん状に放射線治療用の超高圧X線ビームを出しながら寝台が動くので，従来のリニアックでは難しかった革新的な照射が可能となった．

特にTBI（total body irradiation；全身照射），TLI（total lymphoid irradiation；全リンパ組織照射）などではその威力が発揮される．

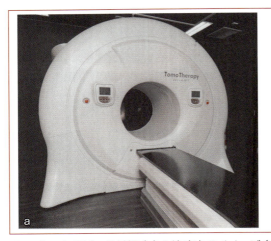
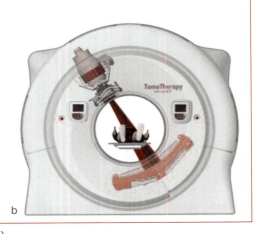

図4　トモセラピーの外観（a）と治療中のイメージ（b）
小型直線加速器が回転しながら照射する高エネルギー放射線によって複雑な線量分布が得られる
（アキュレイ株式会社パンフレットより）

Vero 4DRT（図5）

Vero 4DRT（通称：ヴェロ）は唯一の国産の高精度放射線治療装置である．照射中の呼吸による病巣の移動を体外から認識して追尾による照射（追尾照射）が可能であり，縦・横・奥行きの位置確認に加えて「時間軸」を考慮した四次元放射線治療ができることを特徴としている．

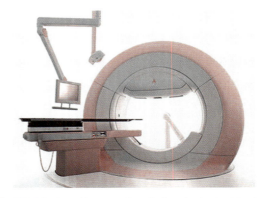

図5　Vero 4DRT
唯一の国産の高精度放射線治療装置で，呼吸による病巣の移動に対して追尾照射が可能である
（NEDO．http://www.nedo.go.jp/hyouka_bu/articles/201503vero/index.html より）

ガンマナイフ（図6）

　ガンマナイフ（gamma knife）は，頭部を覆うヘルメット状の構造物のなかに201個のコバルト-60（^{60}Co）線源を設置して，多数の細いガンマ（γ）線ビームを脳内の病巣に集中的に照射する装置である．局所麻酔下に，頭蓋固定フレームを頭部に固定して，CTやMRIの画像で病変を正確に定めて照射する．照射時間は多くは30〜60分である．適応は脳腫瘍，脳動静脈奇形，三叉神経痛である．

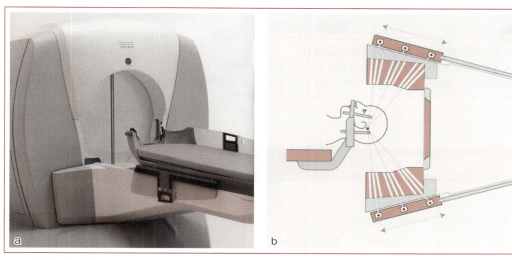

図6　最新型のガンマナイフ装置（a）と概略図（b）
201個の^{60}COからの細いビームが病巣に集中して照射される
（エレクタ株式会社ガンマナイフパンフレットより）

陽子線治療装置（図7）

　陽子線治療（proton therapy）はサイクロトロンまたはシンクロトロン加速器から供給される陽子線で治療が行われる．陽子線は体内で一定の深さで急速に高い線量領域を形成するブラッグピーク（Bragg peak）という特徴をもつ．陽子線治療装置では，このブラッグピークを腫瘍部に一致させ効果的な線量分布を得る．

　日本では2019年1月の時点で16施設で陽子線治療が行われている．

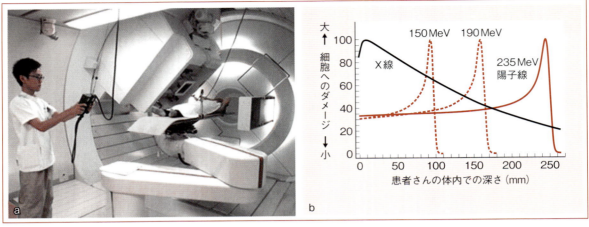

図7　陽子線治療装置（a）とがん病巣に届く線量（b）
腫瘍を拡大ブラッグピークに合わせることで優れた空間的線量分布が得られる
（国立がん研究センター東病院．a は https://www.ncc.go.jp/jp/ncce/clinic/radiation_oncology/consultation/pbt/index.html，b は https://www.ncc.go.jp/jp/ncce/clinic/radiation_oncology/consultation/pbt/about.html より）

重粒子線治療装置（図8）

　重粒子線治療（heavy particle therapy）とは，重粒子である炭素線による治療である．陽子線と同様にブラッグピークによる空間的線量分布に優れていると同時に，生物効果（細胞に対する影響）が大きい重粒子線の特徴を利用した装置である．

　日本では2019年1月の時点で5施設で重粒子線治療が行われている．

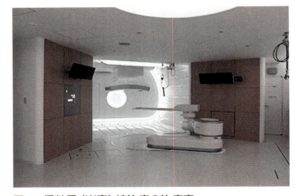

図8　重粒子（炭素）線治療の治療室
重粒子線はブラッグピークによる空間的線量分布に優れるとともに，生物学的効果も高い
（量子科学技術研究開発機構．https://www.qst.go.jp/site/qms/1885.html より）

ホウ素中性子捕捉療法(BNCT)装置(図9)

ホウ素中性子捕捉療法(boron neutron capture therapy：BNCT)とは，ホウ素化合物をあらかじめ体内に投与しておき，腫瘍にホウ素が集まったときにエネルギーの低い中性子(熱中性子または熱外中性子)を照射する治療法である．細胞内部でホウ素と熱中性子との核反応により発生した飛程距離わずか9μmほど(細胞1〜2個分)のアルファ(α)線が，腫瘍細胞のみを選択的に殺傷することとなる．

従来は中性子発生源として原子炉を利用していたが，加速器中性子源が開発され，病院設置型BNCTが可能となった．

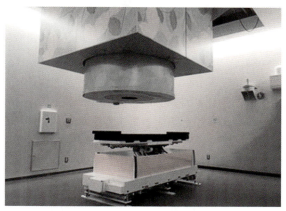

図9　BNCT装置
中性子を原子炉でなく直線加速器の中性子源に用いることにより，より小型で病院設置型のBNCTが可能となった
(国立がん研究センター中央病院．https://www.ncc.go.jp/jp/ncch/clinic/radiation_oncology/bnct/index.html より)

MRIdian®(図10)

MRIdian®(メリディアン)は，画像診断に使われるMRI装置とコバルト外照射装置(2019年からはリニアック)とが一体化した新しい装置である．MRI画像でリアルタイムに病巣を認識して照射計画を変更できる．

MRIdian®のコバルト外照射装置に代わってMRIとリニアック装置とが合体した装置もすでに海外で臨床試験が始まっており，2019年度中に国内導入も予定されている．

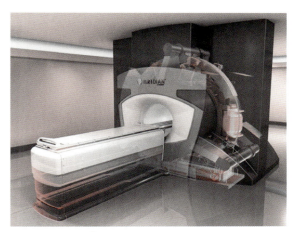

図10　MRIdian®
MRI装置とコバルト外照射装置(2019年からはリニアック)が一体となった装置である．軟部組織の位置確認が正確に可能となる
(ViewRay社パンフレットより)

外照射技術と方法

土器屋卓志

　外照射は，放射線治療計画装置で計画された方法に沿って，外照射装置で体外から照射する技術である．制御された高エネルギー放射線を病巣（がん組織）に集中し，病巣周囲の正常組織への照射を極力少なくすることが基本である．

　照射範囲と照射線量を決めるときは，それぞれのがんの性質，がん発生の臓器と周囲の臓器の位置関係など腫瘍側の因子のほかに，それぞれの施設が備える装置・機器の能力など照射側の因子によって制約される．

はじめに

　放射線照射の範囲（target volume）はICRU（International Commission on Radiation Units and Measurements；国際放射線単位測定委員会）の定義[1]によって，次のような因子で決定される．また，常にOAR（organ at risk；リスク臓器）を意識しながら立案される（図1）．

①gross tumor volume（GTV）：肉眼的腫

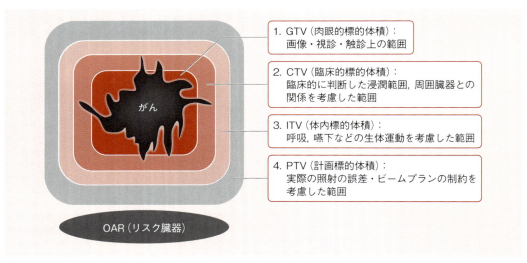

図1　target volume の概念
番号は治療計画を立案するときの思考の順番を示す
(International Commission on Radiation Units and Measurements. Prescribing, Recording and Reporting Photon Beam Therapy (supplement to ICRU Report 50). Report 62. ICRU Measurements；1999 より)

瘍体積．画像・視診・触診上の肉眼的に認識できる範囲．

②clinical target volume（CTV）：臨床的標的体積．臨床的にがんの性質から想定される浸潤範囲や転移の範囲，および周囲臓器との関係を考慮した範囲．

③internal target volume（ITV）：体内標的体積．呼吸，嚥下などの生体運動を考慮した範囲．頭蓋内や骨の場合はほとんど考慮せずにすむが，肺や肝などでは十分に考慮し，固定方法・呼吸同期などの利用により異なってくる．

④planning target volume（PTV）：計画標的体積．実際の照射の誤差・ビームプランの制約を考慮した最終的な範囲となる．

処方線量は線量-分割の概念によって決定されるが，専門的になるのでその内容は成書[2,3]を参照いただきたい．

基本的には1回線量を多くすると治療期間は短縮されるが，正常組織への有害事象のリスクが高くなり，1回線量を少なくすると治療期間は延長するが，正常組織の有害事象は少なくなるという原則である．

したがって1回大線量・小分割法は後述する高精度放射線治療において病巣のみに確実に線量集中できることが絶対の条件である．

通常照射

後述する高精度放射線治療に対して，歴史的に行われてきた基本的な照射法は通常照射といわれる．

照射手技としては1〜2門，斜入射，多門照射，回転照射などを指す．いずれもマルチリーフコリメータ（multi leaf collimator：MLC）を必要としない照射方法である．

また一般的な処方線量は，1.8〜3 Gy/日，5回/週のスケジュールで総線量50〜60 Gyで行われる．多くの施設で最も頻繁に行われ，全国的な統計でも圧倒的に多く実施されている基本的な照射方法である．

高精度放射線治療装置の普及とスタッフの充実がまだまだ少ない現実に加えて，臨床現場での放射線治療対象患者の多くが進行がんへの照射や緩和照射（数年後に懸念される晩期有害事象を考慮する必要がない）であり，必ずしも高精度放射線治療を実施する必要がない症例が多いという現実もある．

また，通常分割法で行っても，多くの部位で重篤な有害事象のリスクは少なく許容範囲であるということ（乳房温存療法，骨転移照射など）や，小さな照射野ではより多く照射できる（喉頭がんなど）ということもある．

さらに，高精度放射線治療に比べて患者の経済的負担が少ないという利点は見逃せない．

しかしながら，より多くの線量集中で治療成績を向上させ，有害事象（早期，晩期とも）を限りなく少なくするという観点からは今後はできる限り高精度放射線治療に移行すべきである．

高精度放射線治療

高精度放射線治療の定義は漠然としており，明確な規定はないが一般的には高機能放射線治療装置といわれるリニアック，トモセラピー，サイバーナイフなどによる治療を指す．

照射技術でいえば，**表1**に示す照射などの総称となり，付随的に呼吸性移動対策が加わる．

CT，MRI，PETから得られる立体的な画像情報をもとに，がん病巣（target）により多くの線量を集中させ，かつ病巣周囲の正常組織（OAR）への線量を可能な限り少なくする，というのが基本的な原則である．

三次元原体照射（3D-CRT）

古くからのX線透視画像による照射計画（二次元放射線治療計画）に対して，CT画像から得られる立体的な解剖情報をもとに多方向から病巣に線量を集中させる技術である．さらに，コンピュータに制御されたMLCの採用で，がん病巣への線量集中が可能になった．

後述するように，さらに進化した強度変調放射線治療（IMRT）の先駆けとなる技術といえる．

定位放射線照射（STI）（定位放射線治療〈SRT〉）

進歩した画像情報で立体的に得られたがん病巣に細い放射線ビームで多方向から線量を集中する技術を，定位放射線照射（あるいは定位放射線治療）という．がん病巣周囲の正常組織への余分な線量を少なくすることができるので，がん病巣に短期間で大線量の照射が行えることになる．

日本では定位手術的照射（SRS）は1回大線量照射法で，SRTは大線量を分割して照射する方法を指す．

しかしながら国際的にも，また診療報酬点数表でもSRSとSRTの区別なく定位放射線照射と称するため，現在では，格段の理由がなければこの両者を区別する必要はない．

強度変調放射線治療（IMRT）

IMRTは放射線治療を画期的に変化させ

表1　高精度放射線治療の種類

三次元原体照射	three-dimensional conformal radiotherapy：3D-CRT
定位放射線照射	stereotactic irradiation：STI
定位手術的照射	stereotactic radiation surgery：SRS
定位放射線治療	stereotactic radiation therapy：SRT
強度変調放射線治療	intensity-moderated radiation therapy：IMRT
強度変調回転放射線治療	volmetric modulated arc therapy：VMAT
画像誘導放射線治療	image-guided radiation therapy：IGRT
適応放射線治療	adaptive radiation therapy：adaptive RT

た技術であり，これからのがん治療に大きく貢献することは確実である．3D-CRTの進化した技術ともいえる．

高精度のテクノロジーによるMLCを駆使して照射野内の放射線の強度を変化（変調）させて照射を行う方法である（2章「1.放射線治療の歴史」図1〈p.24〉を参照）．

複雑ながんの形態に合わせた線量分布をつくることができると同時に，隣接する正常組織への過剰な照射を避けることができる．

IMRTは優れた照射法であるが，開発当初は多くは5段階，72度ごとにリニアックを静止させて放射線を照射するために，治療計画にも照射にも時間を要する（治療計画で十数時間，照射で30分以上）ことが欠点であった．これを改善するためにVMAT（volmetric modulated arc therapy；強度変調回転放射線治療）が開発された．

VMATは，リニアックを回転させながらIMRTを行う最新技術であり，IMRTの治療計画でも照射でも大幅に時間短縮できるようになった．

VMATという用語は先行したエレクタ株式会社の商標用語であるが，RapidArc®（ラピッドアーク，株式会社バリアン メディカル システムズ社）やrotational IMRT（回転IMRT，一般名）などと呼称される

技術と基本的には同等の技術である．

当然ながら，この技術を正確に効果的に実施するためには，より高度な診断能力，臓器の動きに関する対策，機器・装置の精度管理（QA/QC〈quality assurance/quality control；品質保証/品質管理〉がより一層厳しく要求される．

画像誘導放射線治療（IGRT）

IGRTは，毎回の照射直前または照射中に撮影した画像情報から，治療計画時の位置とのずれを計算し照射部位の毎回の位置誤差を補正して，精密な放射線治療を続ける技術である．

IGRTには，いろいろな方法があり，あらかじめ挿入した金属マーカをX線透視で位置確認する方法，超音波装置により位置確認する方法，リニアックなどの放射線治療装置とCTが一体化した装置で，治療直前の位置をCTによって確認する方法，などがある．

適応放射線治療（adaptive RT）

照射が進むにつれてがん病巣は縮小して，周囲臓器との位置関係が変化するので，これに合わせて照射計画をこまめに変更して対応する技術である．

全身照射

全身照射（total body irradiation：TBI）は，造血細胞移植の前処置として行われる．その目的は，移植された造血細胞を生体が異物として拒否反応を起こさないように，あらかじめ生体側の造血細胞を排除して免疫反応を抑制することである．

対象疾患には，急性および慢性白血病や再生不良性貧血などが挙げられる．

しかしながら前処置としての免疫抑制の方法は，放射線治療のみでなく，いくつかの抗がん薬も併用しており，その内容は時代とともに変容してきている．また，放射線治療技術および照射分割線量も変化してきており，今後どのように変遷するのか，まだ共通した認識はないのが現状である．

照射対象範囲についても文字どおりのTBIのほか，全リンパ組織照射（total lymphoid irradiation：TLI），胸腹部照射（thoracoabdominal irradiation：TAI）や全骨髄照射（total marrow irradiation：TMI）が行われている．いずれの方法においても，放射線感受性の高い臓器（水晶体，肺，腎など）に対しては，線量削減のための遮蔽処置が必要である．

この照射方法は照射範囲が広く，照射野設定が複雑になるために固定照射法や寝台移動照射法など施設ごとの工夫が行われており，標準的な照射法は記述が困難である．

最近はトモセラピー装置やVMATの導入により，さらに高精度で容易に実施できるようになってきている．

術中照射（IORT）

術中照射（intraoperative radiation therapy：IORT）は，文字どおり手術中に肉眼的に取り残した残存病巣あるいは顕微鏡的レベルの残存病巣に対して，多くは電子線による照射を行う方法である．または，小線源用のアプリケータを設置して小線源治療を行うこともある．

理論的には優れた方法であるが，手術と同時に行われるためにスタッフの労力が大きいこと，手術と照射を同一部屋で行う場合でもあるいは部屋を移動する場合でも清潔環境の維持，全身麻酔の管理などの負担が大きいこと，さらに1回照射で行われるために照射線量の設定の標準化が困難なことなどが課題である．

いろいろな部位についての報告があるが，最も多いのは膵がんである．医療側の大きな負担にもかかわらず根治療法としての治療成績は芳しいものではない．

最近の高精度放射線治療の普及でその実施率はきわめて少なくなってきている．

粒子線治療

粒子線治療（particle therapy）には陽子線治療，炭素イオン線治療，ホウ素中性子捕捉療法がある．通常，単に重粒子線治療という場合は炭素イオン線治療を指す．

陽子線治療

サイクロトロンまたはシンクロトロン加

速器から供給される陽子線（proton）で治療が行われる.

　陽子線は体内で一定の深さで急速に高い線量領域を形成する特徴（Bragg preak〈ブラッグピーク〉）をもつ. このブラッグピークを腫瘍部に一致させると効果的な線量分布が得られる.

　2000年以降日本では陽子線治療装置が急速に普及してきている.

　優れた空間的（物理的）線量分布が得られるが, 生物学的効果はほぼX線と同等であるため, 従来のX線を上回る治療成績はまだ得られていない. そのコストパフォーマンス（費用対効果比）が不良であることが大きな課題である.

炭素イオン線または重粒子線治療

　シンクロトロンから供給される炭素イオン線（carbon ion）または重粒子線（heavy iron）による治療である. 炭素イオン線は陽子線と同様に, 体内の一定の深さで急速に高い線量領域（ブラッグピーク）をもつが, この空間的（物理的）線量分布と同時に優れた生物学的効果をもつのが特徴である.

X線に比べて約3倍の生物学的効果をもつとされる. このため, 従来のX線では難治性であった骨・軟部腫瘍に対する効果が期待され, 2016年度から保険診療として承認されている実績がある.

ホウ素中性子捕捉療法（BNCT）

　ホウ素中性子捕捉療法（boron neutron capture therapy：BNCT）は, あらかじめホウ素（B-10）化合物を注射してがん細胞にホウ素を取り込ませる. そして中性子を照射すると, がん細胞内のホウ素が反応してアルファ（α）線を放出する. このα線の飛程距離はきわめて短いため周囲正常組織を傷害することなく, がん組織だけを破壊することができるという理論からなる.

　臨床研究そのものは20世紀中頃から行われたが, 2000年以降の低いエネルギー（熱～熱外中性子）の中性子発生装置, ホウ素化合物などの開発・進歩により新しい放射線治療技術の登場として脚光を浴びることとなった. 期待が高まっているが, 普及にはまだほど遠い.

●引用文献

1) International Commission on Radiation Units and Measurements. Prescribing, Recording and Reporting Photon Beam Therapy（supplement to ICRU Report 50）. Report 62. ICRU Measurements；1999.
2) 日本放射線腫瘍学会, 日本放射線腫瘍学研究機構, 編. 臨床放射線腫瘍学―最新知見に基づいた放射線治療の実践. 南江堂；2012.
3) 日本放射線腫瘍学会, 編. 放射線治療計画ガイドライン 2016年版. 金原出版；2016.

小線源治療に使われる装置と線源

1 密封小線源治療

土器屋卓志

小線源治療は，密封小線源治療と非密封小線源治療（RI内用療法）とに分けられる．

密封小線源治療の基礎知識

密封小線源治療（brachytherapy）とは，文字どおり「密封された小さな線源を使ったがん治療」である．

1898年にキュリー夫妻によってラジウム（^{226}Ra）が発見された直後からその歴史が始まり，新しい核種の発見に支えられた100年以上の経験を踏まえた治療で，現在でもがんの放射線治療のなかで大事な役割を果たしている．

密封小線源治療は，放射線治療全体からみれば頻度は少ないが，治療手技，適応臓器，使われる線源が多様で，その看護の内容も手技別，臓器別に多岐にわたる．しかしながら，一つの施設において使われる手技，線源はいくつかに制限される．

密封小線源治療は，がんを短時間で照射する高線量率照射（high dose rate brachytherapy：HDR）と，ゆっくり長い時間をかけて照射する低線量率照射（low dose rate brachytherapy：LDR）とに分けられる．

表1 密封小線源治療の種類と適応疾患

高線量率照射（照射時間：数分間）	
腔内照射	子宮がん，食道がん　など
組織内照射	舌がん，前立腺がん，口腔がん　など
低線量率照射（照射時間：数日〜永久）	
腔内照射	子宮頸がん
組織内照射 一時挿入	舌がん，口腔がん　など
組織内照射 永久挿入	前立腺がん　など

表2 密封小線源治療に使われる線源の物理的特性

核種記号	核種名	線種	半減期	エネルギー（平均）(MeV)
^{60}Co	コバルト	γ	5.27年	1.25
^{226}Ra*	ラジウム	γ	1,600年	0.78
^{137}Cs	セシウム	γ	30.2年	0.66
^{192}Ir	イリジウム	γ	74.2日	0.38
^{198}Au	ゴールドグレイン	γ	2.7日	0.41
^{125}I	ヨウ素	γ	60.2日	0.035
^{103}Pd*	パラジウム	X	17日	0.021

＊：現在，日本では使われていない核種

3. 小線源治療に使われる装置と線源 ①密封小線源治療

それぞれの線源をさらに子宮腔内や食道などの体腔に挿入して照射する腔内照射と，舌がん，前立腺がんなどのようにがん組織に直接線源を刺入する組織内照射とに分ける（**表1**）．

それぞれに使われる線源の種類とその物理的特性を**表2**に示す．

密封小線源治療の実際

高線量率腔内照射（図1）

対象は子宮がん（頸がん，体がん），腟がん，食道がんなどである．

■子宮頸がんに対する照射

子宮頸がんでは外照射と密封小線源治療との組み合わせが標準的治療である．一定の外照射（多くは30 Gy）ののち1本の子宮腔内線源（タンデム）と2本の腟線源（オボイド）を使って照射する．それぞれの外套管をアプリケータと称する．通常は1週間に1～2回で，4～6回照射する．1回の照射時間は処方線量とそのときの線源の放射能量（activity）によって異なるが，おおよそ10～20分である（**図2**）．

線量の評価は，A点（子宮外口から2 cm頭側，2 cm外側）の線量を，腫瘍に与える線量とする．

砕石位でアプリケータを挿入するので，この際の痛み対策がまず大事である．子宮

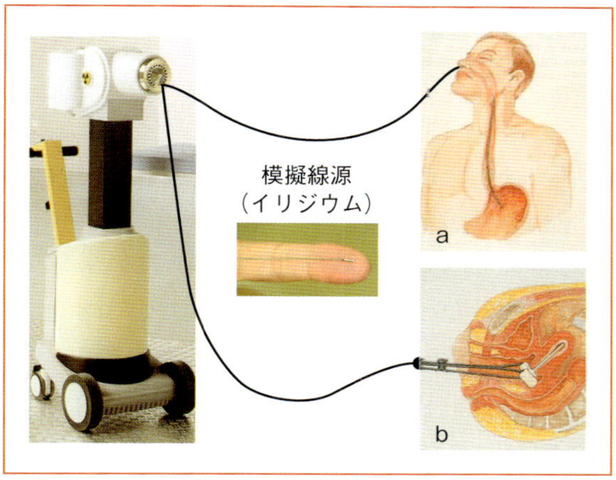

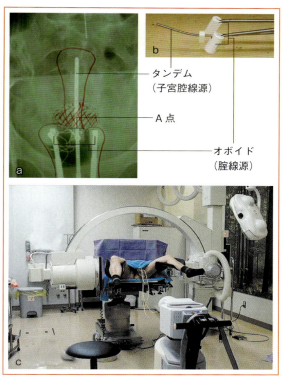

図1 高線量率腔内照射の概念図
高線量率イリジウム照射装置から線源が誘導管を通って食道がん（a）や子宮頸がん（b）などの病巣に近接して配置される．線源滞留時間はコンピュータによって制御されている

図2 子宮頸がんにおける高線量率腔内照射の実際
タンデムとオボイド（b）が子宮腔と腟に配置される（a）．実際の照射はCTまたはX線透視下でタンデムとオボイドの位置を確認してから行う（c）

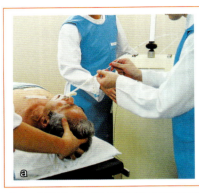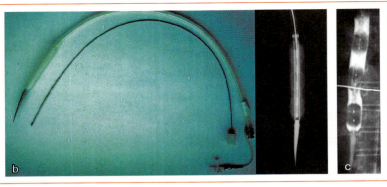

図3 食道がんにおける高線量率腔内照射の実際
線源が食道粘膜に直接接しないように二重バルーン付きのアプリケータ（b）を使い，咽頭麻酔の後に挿入する（a）．内側のバルーンに水，外側に造影剤を入れて照射位置を確認できる（c）

腟をヘガール（子宮口拡張器）の5号程度まで拡張するとき，また腟にアプリケータを挿入するときの痛みは腟が萎縮した未産婦，高齢者では相当つらいものであり，痛みが強いと線源が十分に挿入できず，また照射中に線源がずれるなど治療効果に影響する．さらに，アプリケータの固定のためにガーゼでパッキングする．これは線源と腟に隣接する直腸・膀胱粘膜との距離を十分にとり，晩期有害事象を防止する目的でも重要である．

欧米では全身麻酔で行うことが通常であるが，日本では全身麻酔を行うところはまだ少ない．したがって照射前に精神的，身体的に患者の緊張を取り除いたうえで，鎮痛薬を上手に使うことが肝要である．

照射直後の特別な処置は必要ないが，多少の性器出血がみられることがある．

治療成績は手術と同様であるが，日本では手術が優先されることが多い．その理由は明らかではなく，議論の多いところである．

■ **食道がんに対する照射**（図3）

食道がんに対しては根治的に外照射の後

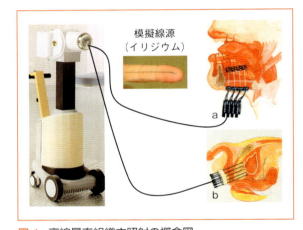

図4 高線量率組織内照射の概念図
がん組織に直接刺したアプリケータに線源を誘導する．舌がん（a）や前立腺がん（b）などに行われる

のブースト（追加照射）として，または嚥下障害改善だけを目的として緩和的に行われる．二重バルーン付きの土器屋式アプリケータを挿入して，透視下で確認した病巣位置で内外のバルーンを水で膨らませて固定する．咽頭の麻酔などの前処置は内視鏡検査とほぼ同様である．1回4～5 Gyで3～4回が標準である．

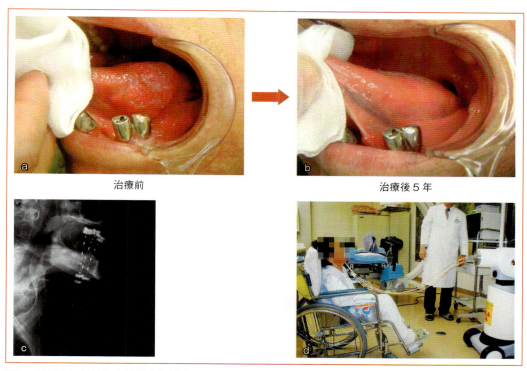

図5 舌がんにおける高線量率組織内照射の実際
治療前T2N0M0（a），1回6 Gy，1日2回で3日間，合計36 Gy照射した（c, d）．治療後完全治癒で5年経過（b）

高線量率組織内照射（図4, 5）

対象は舌がん，口腔がん，前立腺がん，子宮頸がんなどである．

がん組織に直接アプリケータを挿入して，遠隔操作で線源を移送する方法であり，医療者の被曝がないこと，放射線治療病室を必要としないこと，アプリケータ挿入後の照射線量加減が可能なことなどから，今後はさらに普及するものと考えられている．

短所は，アプリケータを挿入したまま数日間過ごさなければならず，患者に苦痛，不便が伴うことである．通常，挿入期間は3～4日であるが，さらに短い期間となるように臨床研究が続いている．

ハイブリッド照射

進行子宮頸がんで浸潤範囲が広い場合には，腔内照射のみでは線量分布が不十分な場合がある．このようなときは高線量率腔内照射と同時に高線量率組織内照射で線量を補充する方法が行われる．この方法を「ハイブリッド照射」という．技術的に難度が高くまだ限られた施設でのみ行われているが，すぐれた方法なので，いずれ普及が進むと考えられる．

低線量率組織内照射

いろいろな形状の線源（図6）をがん組

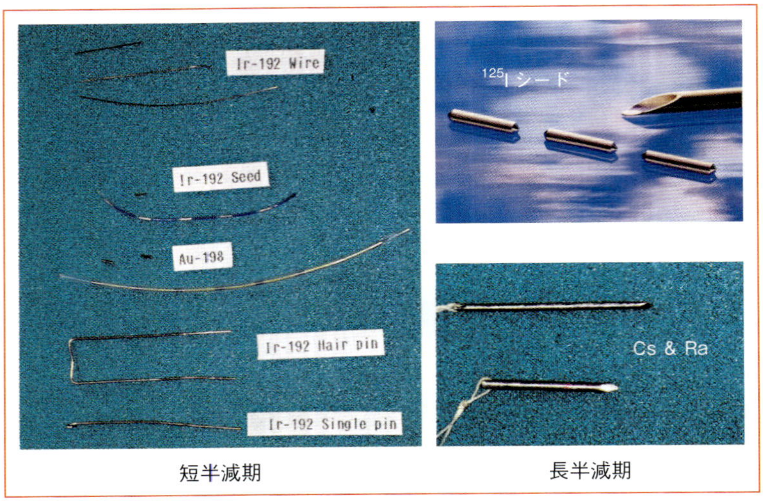

3章 放射線治療技術と照射装置

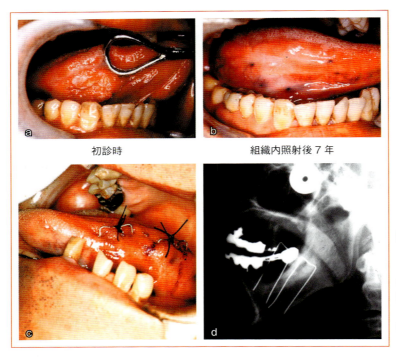

図6 低線量率組織内照射における線源の種類
いろいろな形状の線源があり、使い方が異なる

図7 低線量率組織内照射による舌がんT2N0M0の治療例
初診時(a)と7年経過時(b)所見．イリジウムヘアピンを5日間挿入(c, d)し、機能が全く損なわれずに治癒している

織に一時的にあるいは永久的に挿入する方法である．線源を直接扱い、また線源を体内に留置している患者のケアを近接して行うので、医療者の被曝防護が課題となる．

■ 一時挿入法（図7）

対象は舌がん、そのほかの口腔がん、皮膚がんなどである．

線源をがん組織内に数日間挿入したのち、抜去する方法である．セシウム（^{137}Cs）針とイリジウム（^{192}Ir）ヘアピンの線源がある．

長い歴史をもつ治療法で局所制御にきわ

3. 小線源治療に使われる装置と線源 ①密封小線源治療

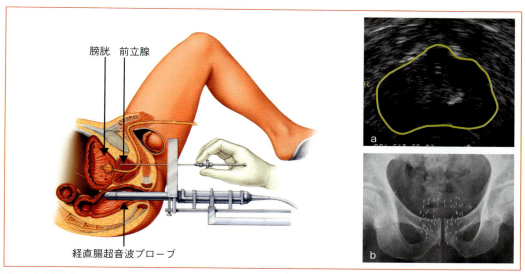

図8 低線量率組織内照射（永久挿入法）―前立腺がん密封小線源永久挿入治療
直腸から超音波プローブで前立腺を描写（a）し，会陰部から線源を刺入する．通常 ^{125}I シード線源を 70〜80 個配置する（b）

めてすぐれた成績を残している．短所としては，患者は線源装着後数日間（平均4日間ぐらい），被曝防護の目的で特別な仕様の「放射線治療病室」に隔離される．そのための施設整備，看護体制の確保，医療者の被曝管理が施設の負担となり，実施施設は徐々に少なくなってきている．^{137}Cs 針では針状線源を直接刺入するが，^{192}Ir ヘアピン線源ではあらかじめ外套針を刺入したのち，本線源と入れ替える後充填法（アフターローディング法）を用いる．

■**永久挿入法**

対象は前立腺がん，口腔がん，咽頭がんなどである．

短半減期で粒状の線源（シード線源）をがん組織に挿入したままにする方法である．1回の治療だけですみ，局所制御にすぐれているが適応部位が限られており，また線源挿入位置が的確でないと効果が少なく，やり直しが利かないので技術的には高度な方法である．使われる線源はゴールドグレイン（^{198}Au）とヨウ素125（^{125}I）シードである．

^{198}Au

日本で長い期間使われている永久挿入線源である．患者の負担が少なく，すぐれた効果を発揮し，口腔がん，中咽頭がんなどに使われる．線源配置に精通するには，高度の技術と経験を要する．エネルギーが高いので使用に際しては放射線治療病室が必要なため，実施施設は少なくなってきている．

前立腺がん密封小線源永久挿入治療（以下，前立腺がんシード治療）（図8）

日本では2003年に始まった治療法で，手術にまさるとも劣らない治療成績と，高齢者にも適応できる治療として一挙に普及した方法である．この治療の実施には看護師の役割がとても重要となる．適切に使用すれば安全性の高い治療法であるが，放射

性物質であるので，法令に基づくいろいろな規則を遵守しなければならない．看護師はこの線源を間近で取り扱うので，放射線取り扱いに関するいろいろな規則と取り扱い方法を知らなければならない．

実際の方法は図8に示したように，超音波プローブを直腸に挿入して，前立腺を描写し，この像を参考に治療計画に従って会陰部から外套針を挿入し，外套針から^{125}Iシード線源を挿入して永久留置する方法である．

^{125}Iシード線源を使う場合は，一般病棟を「一時的管理区域」とすることができるので，管理上負担の大きい放射線治療病室は必要としない．

密封小線源治療における看護のポイント

密封小線源治療における看護のポイントは以下の3つに要約できる．
①なじみのない治療を受ける患者のための精神的・身体的ケア
②被曝防護の知識をもち，患者・家族への十分な説明と自らの被曝防護の実践
③放射線取り扱いの規則の理解と，法令の遵守

まず必要なことは，患者に施される密封小線源治療の内容の把握である．

高線量率照射（腔内照射，組織内照射）での看護

高線量率照射では医療者の被曝は問題とならない．患者の苦痛・不安を取り除くのが主眼である．子宮頸がんの放射線治療においては，前述したごとく腔内照射のイメージが全く湧かないこと，腔・子宮腔にアプリケータを挿入されることによる痛みへの恐怖，さらに有害事象についての不正確な説明による直腸合併症へのおそれが主な不安材料である．患者は放射線治療を選択したことへ疑念をあらわにする時期でもあるので，看護師は放射線治療がQOLの面からいかにすぐれているかを説明して，患者の気持ちをときほぐすなどの努力が必要である．

組織内照射ではアプリケータの固定保持が重要である．アプリケータ留置による疼痛は術初日が最も顕著なので，十分な疼痛コントロールを必要とする．

疼痛による体動でアプリケータの位置がずれることは治療成績の低下と有害事象の発症リスクを高める．このことを共通認識としてもち，チームで対応する必要がある．

低線量率照射（放射線治療病室）での看護

この節は放射線治療病室を必要とする線源（^{137}Cs，^{192}Ir，^{198}Au）を使う施設のみに関係する．これらの線源の実施施設は限られている．

線源挿入後一定期間放射線治療病室で管理されるが，当初の2〜3日間が最も医療者の被曝の可能性が高い．この間の患者との接触を最小限にすることで，大幅に被曝を避けられる．自立できない患者に対しては，看護師の処置内容が複雑になり，処置

時の患者との距離も近くなるため，訪室の回数が増える．そこで，線源挿入までに患者の自己管理能力を高めるようにすることが重要である．自己管理の内容は，バイタルサインの測定，頭頸部腫瘍では経管栄養，唾液の吸引，鎮痛坐薬の管理，骨盤内腫瘍患者では排便・排尿管理などである．

また，非言語によるコミュニケーションのとり方の工夫も大事である．病室とナースステーション間のテレビ会話，表札による意思表示などを取り入れる．治療期間に予測される身体的・精神的症状について上手に説明しておくことも大事である．

また，医療者が被曝防護の三原則（時間，距離，防護具）を，患者の感情を損なわず実践することが大事である．

放射線治療病室での患者の苦痛は疼痛，孤独感，拘束感，退屈，清潔度に対する不満などが主なものである．疼痛は当初の2日間に集中する．この間は鎮痛薬を積極的に使うと同時に，疼痛は長くは続かないことを説明し，不安感を取り除くことが重要である．精神的ストレスが強い患者にはこの治療でがんが治癒することへの期待と希望を語り，孤独感が強い患者には看護師の存在感を強調することが必要である．

前立腺がんシード治療での看護師の役割

シードの脱落による他患者や医療者への被曝対策として，一般病室を「一時的管理区域」に設定し，患者は1日の入院が義務づけられている．その場合の「一時的管理区域」の設定と解除および病室の放射線取り扱い上の管理・記録が，多くの場合は該当の病棟看護師長にゆだねられる．

関係学会で作成した『シード線源による前立腺永久挿入密封小線源治療の安全管理に関するガイドライン第六版』[1]で詳しく解説しているので，指導の拠りどころとしてほしい．

健康に被害を与えるレベルの被曝からははるかに低いレベルの被曝ではあるが，法令で定められた規則は厳しく守らなければならないので，被曝の理解と，患者への説明が看護師には求められる．

● 引用文献
1）日本放射線腫瘍学会，日本泌尿器科学会，日本医学放射線学会．シード線源による前立腺永久挿入密封小線源治療の安全管理に関するガイドライン第六版 平成30年12月．https://www.jrias.or.jp/association/pdf/seed_guidelines.6.pdf

2 非密封小線源治療（RI内用療法）

土器屋卓志

▶ RI内用療法の基礎知識

　非密封小線源治療は放射性医薬品を使う治療であり，放射性アイソトープ（radio-isotope：RI〈放射性同位元素〉）内用療法ともよばれる．放射性医薬品（放射性アイソトープ標識化合物）は経口的または経静脈的に投与される．

　RIを使う画像診断は核医学検査として広く利用されなじみがあるが，最近はがん治療に利用される放射性医薬品の開発が進み，臨床的に利用される頻度が急速に高まってきている．

　RI内用療法の特徴は，対象とする病巣が薬物療法と同様に全身的であり，限局性治療である外照射や密封小線源治療とは大きく異なる．

　放射性医薬品は対象となる腫瘍または臓器の生物学的特性により選択的に特定の部位に取り込まれ，そこで放出される放射線（多くはベータ〈β〉線，一部はアルファ〈α〉線）で腫瘍細胞を攻撃するメカニズムであり，分子標的治療の一環として今後さらに期待される治療法である．

　近年の抗体などを標識した新しい治療では，放射免疫療法，標的アイソトープ治療（RI標識抗体療法）などともいわれる．

　2019年現在，日本で実施され保険適用となる非密封小線源治療（RI内用療法）を紹介する．

▶ RI内用療法の実際

甲状腺機能亢進症（バセドウ病）に対するヨウ素（^{131}I）内用療法

　いろいろな理由で抗甲状腺薬が使えない患者，寛解・再発を繰り返す患者に対して行われる．ヨウ素（^{131}I）カプセルを内服するが，それ以前の1～2週間前からヨウ素の摂取を制限する．すなわち，甲状腺ホルモン製剤，複合ヨードグリセリン（ルゴール®液），ポビドンヨード（イソジン®ガーグル液）の休止，ヨウ素を多く含む海藻類，貝類，赤身魚などの摂取を控える．

　投与量が500 MBqを超えなければ外来で治療できるが，500 MBqを超える場合は放射線治療病室（アイソトープ病室）に入院し，体内残存量が500 MBq以下になってから退出となる．

　治療効果はゆっくりで，投与後1～2か月で甲状腺機能亢進症状は軽快し，3か月～1年で甲状腺ホルモン値が正常となるこ

とが多い.

甲状腺がんに対するヨウ素（^{131}I）内用療法

甲状腺がん非治癒手術，遠隔転移，術後再発などの症例に^{131}I内用療法が行われる．^{131}Iカプセル内服量は3,700～7,400 MBq（100～200 mCi）と多いので，放射線治療病室に体内残存量が500 MBq以下に減少するまで隔離入院する必要がある．

放射線治療病室は一般病室とは独立した排気・排水設備を備えた施設であり，一定期間の患者管理の負担がかかることなどから全国的にRI内用療法のための放射線治療病室を備えている施設が少なく，多くの患者の待機期間が数か月に及んでいる現状が憂慮されている．

残存甲状腺に行われるアブレーション治療

^{131}I内用療法は，甲状腺手術後の顕微鏡的病巣やリンパ節への転移を予防するために行われ，手術で切除しきれなかったがん病巣について，^{131}Iを用いて破壊する．

アブレーション（ablation）の目的で使用する^{131}Iは1,110 MBq（30 mCi）以下であり，外来治療が可能である．

悪性リンパ腫に対するイットリウム-90（^{90}Y, ゼヴァリン イットリウム®）によるRI標識抗体療法[1]

B細胞性悪性リンパ腫に対するRI標識抗体療法である．モノクローナル抗体（イ

ブリツモマブ）にRIである^{90}Yを結合させたものをRI標識抗体という．

静脈注射されたRI標識抗体は体内でリンパ腫細胞に結合し，抗体に結合した^{90}Yから放射されるβ線によりリンパ腫細胞を攻撃するという治療法である．

^{90}Y投与の前にガンマ（γ）線を放出するインジウム-111（^{111}In，ゼヴァリン インジウム®）による画像診断で^{90}Y投与の適格性を評価する．

画像診断で骨髄・腎・肺・腸管への集積が高い患者では，骨髄抑制・放射線感受性の高い臓器への放射線障害のリスクが高いので，^{90}Y投与は中止することになる（約5%の患者が不適格といわれる）．

^{90}Yが放出するβ線は，体内での飛程距離が平均5.3 mmで体外への影響はないので，放射線治療病室への入院の必要はない．

骨転移のある去勢抵抗性前立腺がんに対する塩化ラジウム-223（^{223}Ra, ゾーフィゴ®）による治療[2]

初めてのα線放出のRI内用療法薬剤（注射）である．

生体内ではラジウムの代謝はCaに似ており，そのほとんどが代謝の活発な骨のがん細胞組織に分布する．α線は体内での飛程距離が細胞数個分と短いが生物学的効果は大きいので，がん細胞のみを破壊して正常組織への影響は少ないという利点がある．

外来治療が可能で，入院の必要はない．疼痛緩和のみでなく，生存期間の延長も期待できる．

RI内用療法における看護のポイント

RI内用療法における看護のポイントは，放射線安全管理についての患者への説明・指導，および看護師自らの被曝防護である．

β線のみを放出する核種（^{89}Sr，^{90}Y）によるRI内用療法ではβ線の飛程距離が数mmと短く，エネルギーも低いので体外への影響はないが，投与後の数日間は体液（血液，尿，便，唾液，汗など）にRIが含まれるので，その処理には注意を要する．具体的には，手袋の着用，作業後の手洗いの厳守などが，医療者のみならず家族にも求められる．

外来投与での患者指導のポイントは一定期間（通常3日が目安）は体液（血液，尿，便，唾液，汗，嘔吐物）などに含まれる^{131}Iが家族や一般公衆に触れないように注意をうながすことである．排尿・排便後の水洗は2回流す，男性も便座に腰かけて排尿する，下着を家族のものとは別に洗濯する，家族が介護するときはビニール手袋を使用する，などの注意点を説明する．

β線とともにγ線を放出する^{131}Iでは，γ線のエネルギーが高いので患者からの体外放射線被曝のリスクがある．そのため，患者との接触時間の短縮，距離の保持，遮蔽物の利用および社会生活における一般公衆への対応についての指導も重ねて必要となる．

放射線治療病室での看護のポイントは，以下のとおりである．

①排尿・排便は病室内トイレに限定されるが，自立できない患者のおむつなどの排泄物，リネン類，ガーゼなどの取り扱い時はビニール手袋を着用し，放射性廃棄物として一定期間は定められた廃棄物容器に保管し，定められた方法で廃棄する．

②食器などはディスポーザブルの容器を使用し，放射性廃棄物の扱いをする．

③放射線治療病室での看護師の滞在時間を最小限にするために，患者の理解と自覚とを十分に得られるような事前オリエンテーションを実施する．

④看護師は自分自身で不要な被曝を避けるよう，被曝防護の三原則を理解する．

●引用文献
1) 日本アイソトープ協会. イットリウム-90標識抗CD20抗体を用いた放射免疫療法の適正使用マニュアル（第3版）. http://www.jrias.or.jp/report/cat4/408.html
2) 日本アイソトープ協会. 塩化ラジウム（Ra-223）注射液を用いる内用療法の適正使用マニュアル（第一版）. http://www.jrias.or.jp/report/cat4/420.html

4 章

主な有害事象とケア

1 放射線性皮膚炎

後藤志保

▶ 放射線性皮膚炎のケアマップ

<table>
<tr><td colspan="2" rowspan="2"></td><td rowspan="2">治療前</td><td colspan="2">治療中（放射線量）</td></tr>
<tr><td>0〜20 Gy</td><td>20〜40 Gy</td></tr>
<tr><td rowspan="5">照射部位</td><td>頭頸部</td><td></td><td>Grade 0</td><td>Grade 1</td></tr>
<tr><td>胸部（肺・食道・縦郭）</td><td></td><td></td><td></td></tr>
<tr><td>乳房・胸壁</td><td></td><td></td><td></td></tr>
<tr><td>腹部（直腸・子宮・前立腺）</td><td></td><td></td><td></td></tr>
<tr><td>骨・脳</td><td></td><td></td><td></td></tr>
<tr><td rowspan="3">観察・アセスメント</td><td>治療に関連する因子</td><td colspan="3">・治療部位，総線量・1回線量，門数，使用する線種とエネルギー，ボーラスやシェルの使用，併用薬剤など</td></tr>
<tr><td>皮膚炎の重症度判定</td><td></td><td colspan="2">・皮膚の乾燥・発赤・紅斑・乾性落屑（照射野に一致する皮膚症状）</td></tr>
<tr><td>患者に関連する因子</td><td colspan="3">・皮膚炎のアセスメントは，治療の経過に合わせて乾燥や紅斑，落屑の有無などを観察する</td></tr>
<tr><td rowspan="7">スキンケア方法</td><td>洗浄</td><td colspan="3">・弱酸性の石鹸を泡立ててやさしく洗浄する</td></tr>
<tr><td rowspan="2">保湿</td><td rowspan="2">・保湿薬の塗布</td><td colspan="2">・保湿薬，軟膏（アズレン〈アズノール®〉軟膏）の塗布</td></tr>
<tr><td colspan="2">・瘙痒感が強い場合は，ベタメタゾン吉草酸エステル（リンテロン®-V）軟膏やローションを使用することもある</td></tr>
<tr><td>保護</td><td></td><td colspan="2">・乾燥が気になる場合は，アズレン軟膏の塗布を行い，皮膚を保護する</td></tr>
<tr><td></td><td colspan="3">・照射野の洗浄を行う際には，痂疲は無理に剥がさない．タオルで押さえるように拭く，しみる場合は生理食塩水を使用する</td></tr>
<tr><td></td><td colspan="3"></td></tr>
<tr><td></td><td colspan="3"></td></tr>
<tr><td rowspan="3">セルフケア支援</td><td>衣服</td><td colspan="3">・締めつけの強い下着，衣類は避ける</td></tr>
<tr><td>美容</td><td colspan="3">・頭部照射の場合は，パーマや毛染めをしない（照射後1か月くらいまで），ドライヤーの熱を直接あてない</td></tr>
<tr><td>日常生活上の注意点</td><td colspan="3">・照射野の露出は避け，日焼けしないように注意する（日焼け止めの使用に関しては治療中は不可）</td></tr>
</table>

放射線療法における外照射では，必ず皮膚を放射線が透過して治療が行われる．高エネルギー X 線治療装置の普及と多門照射や強度変調放射線治療（intensity-modulated radiation therapy：IMRT）などの治療方法の進歩により，放射線性皮膚炎の発生頻度と程度は軽減している．しかし，皮膚に近いところに病巣がある疾患の場合は，放射線性皮膚炎が発生しやすく，頭頸部がん患者の 94.3%[1]，乳がんの患者の 95%[2]が急性放射線性皮膚炎を経験している．

	40～60 Gy	60 Gy～	治療後
	Grade 2	Grade 3	● 照射後 1 週間程度が症状のピークであり，その後徐々に軽快し，1 か月程度で皮膚炎はほとんどが治癒する
		● 60 Gy 以上照射することはほとんどない	
	● 皮膚の乾燥・紅斑・しわなどに沿った湿性落屑，浮腫	● しわなどに限局しない湿性落屑，刺激による出血	● 皮膚炎の治癒状況 ● 乾燥，拘縮，色素沈着
	● 軟膏を塗布して保護することで保湿を図る	● 軟膏を塗布して保護することで保湿を図る	● 皮膚炎が消退した後も乾燥に対し保湿薬を塗布する
	● 表皮剝離が進んだ場合，感染予防の観点からステロイドの使用は控える		
	● アズレン軟膏＋非固着性ガーゼ保護	● アズレン軟膏＋非固着性ガーゼ保護	● アズレン軟膏＋非固着性ガーゼ保護 ● 亜鉛華軟膏（サトウザルベ®）＋非固着性ガーゼ保護
	● 軟膏は日々の治療後にこすらないよう塗布する．治療前に拭き取る必要はないことを伝える ● ガーゼ保護する際には，テープを直接皮膚に貼らないよう配慮して固定する		
	● 照射野に硬い布や金具があたらないように配慮する（頸部照射の場合，ワイシャツの襟が首にあたらないよう，スカーフを巻いたりハイネックシャツを着用したりするなど）		
	● 化粧品の使用に関しては，医療者と相談する（アルコール成分や鉱物が含まれるものは原則使用禁止） ● 髭そりは，照射野には電気シェーバーを使用し，こすらないように行う		
	● 激しい運動は，照射野が摩擦や汗による刺激を受ける場合があるので治療中は避ける ● 眼鏡やアクセサリーなどは照射部位への刺激にならないように注意する		

発生機序

　表皮の最下層（基底層）には，1層からなる基底細胞（幹細胞）があり，基底細胞は約20日ごとに分裂し，2つに分かれた細胞のうち1つは上昇して有棘層，顆粒層，角層へと移行していく．残る1つは基底層にとどまり次の分裂を行う（図1）．

　皮膚の基底細胞は，細胞分裂や再生が盛んなため放射線感受性が高い．基底細胞が20～30 Gyの放射線を受けると，細胞分裂率は低下する．一方で，分化した表皮細胞は放射線感受性が低い．角層は，すでに細胞核の消失した死細胞であり，14日ほどかけて最外層の細胞から徐々に垢として自然に脱落していく（図1-b）．放射線の透過の結果，基底細胞からの細胞産生が低下することにより表皮が薄くなり，角層の剝離から乾性落屑が進み，表皮の欠損が生じ，真皮が露出することで湿性落屑が生じる．真皮にある微小血管も放射線の影響を受けやすく，血管内皮細胞の崩壊と血管透過性が亢進し，浮腫や炎症をきたすため，発赤やびらんがみられる．

　皮脂腺は，汗腺よりも放射線感受性が高く，放射線により皮脂の分泌が低下し，皮膚が乾燥しやすくなる．

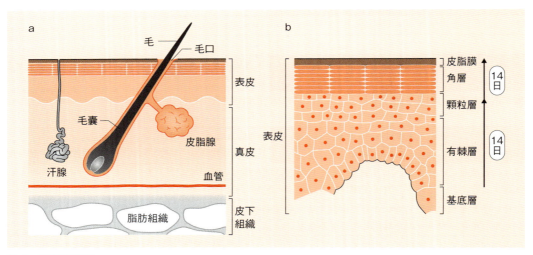

図1　皮膚の構造

症状

　急性有害事象としての放射線性皮膚炎は，放射線被曝に対する皮膚の表皮と真皮の反応で，1回1.8～2.0 Gyで治療を行った場合，毛細血管拡張が治療開始後24時間程度から起こり，2～3週間で視診にて局在を認識しうる[3]．症状の経過としては，まず発赤，

熱感がみられ始め，2〜3週間を過ぎたあたりから紅斑となり，乾性落屑や乾燥が現れる．さらに進行すると，皮膚の欠損から真皮が露出する湿性落屑や出血を伴うことがある．

晩発性有害事象は，放射線療法後3か月〜数年後に発生するもので，皮膚の症状としては，皮膚の萎縮や線維化，色素沈着，色素脱落，毛細血管の拡張，潰瘍などがあり，いったん出現すると難治性である．

リコール現象

放射線による急性放射線性皮膚炎が改善した後の抗がん薬投与により，照射野に一致して皮膚炎が再燃することをリコール現象という．リコール現象を発症した薬剤としては，抗がん性抗菌薬（ドキソルビシン），アルキル化薬（シクロホスファミド），代謝拮抗薬（メトトレキサート，フルオロウラシル，ゲムシタビン），微小管阻害薬（タキサン系薬）などの報告がある[4]．

アセスメント（表1）

放射線療法が開始されることが決まったら，治療に関連する因子（**表1**）と患者に関連する因子（**表2**）のアセスメントにより，出現しやすい放射線性皮膚炎の部位や時期を予測し，看護ケアの方向性を検討することができる．

リスクアセスメントの例として，深部臓器の直腸に総線量50.4 Gy/28回照射する場合，10 MVのX線を使用すると，ビルドアップ現象（2章2-「① 放射線治療の基礎知識」p.27を参照）のため皮膚表面線量は低く，25 Gy程度となる（**図2**）．

胸壁への50 Gy/25回の治療計画画像では，4 MVのX線による接線照射のため，皮膚表面の線量が総線量の90%程度（40 Gy，**図3**の黄色から赤い部分）となっている．

皮膚炎の重症度判定

有害事象共通用語規準（Common Terminology Criteria for Adverse Events v5.0：CTCAEv5.0）を使用して評価することが一般的である[5]（付録「2. 主な有害事象」p.306を参照）．さらに患者の主観的な評価，セルフケア状況も有用な情報である．

通常，放射線性皮膚炎（**表3**）の症状が出現するまでは1回/週は観察を行い，症状が出現した後は程度に合わせて，より頻回なアセスメント（**表1, 2**）とケアが必要である．

表1 治療に関連する因子

照射部位	放射線療法に用いられるX線は身体を透過するため，皮膚炎のリスクアセスメントを行う際には，入射部位だけでなく射出部位の確認を行うことも重要である．特に10 MVのX線などエネルギーの大きい線種を用いて治療する場合には，射出部位の皮膚炎が強く現れる場合もあるため，注意する
頭頸部	病巣が皮膚に近く，皮膚の表面線量が高くなりやすい．また頸部は衣服による摩擦も加わり，皮膚炎が悪化しやすい
胸部（肺・食道・縦隔）	入射部位の身体の前面だけでなく射出部位となる背部の観察も注意して行う
乳房・胸壁	乳房・胸壁への照射は4～6 MVのX線を用いた接線照射のため，皮膚の表面線量が高くなりやすい．特に皮膚と皮膚が接する腋窩や乳房下方の注意が必要である
腹部（直腸・子宮）	会陰部は皮膚が重なり合っている部位であり，摩擦や湿潤環境により皮膚炎が悪化しやすい．粘膜の基底細胞が障害を受けると，上層部の上皮細胞は減少または欠損し，正常な粘膜の構造を維持できなくなる．さらに，急性期の組織の浮腫により血流障害が悪化し，会陰部や肛門部の疼痛，紅斑，表皮剥離などの症状がみられる
腹部（前立腺）	前立腺治療において放射線性皮膚炎が重症化することはほとんどない
骨・脳	症状緩和を目的とした照射の場合がほとんどであり，放射線性皮膚炎が重症化することはほとんどない．全脳照射では脱毛が生じる
総線量・1回線量	1回の線量が1.8～2 Gyを超える場合，また総線量が多くなるほど放射線性皮膚炎のリスクは高まる
門数	対向2門照射では，放射線の入射部位と射出部位が一致するため，皮膚表面への照射線量が高くなりやすい．一方，多門照射では，皮膚への照射部位は広くなるが，照射線量が分散して皮膚1か所の照射線量は減少するので，皮膚炎発生のリスクは小さくなる
使用する線種とエネルギー	• X線での治療の場合，エネルギーが大きいほど皮膚より少し深い位置に照射線量のピークが発生し，その後，緩やかに低下していく • 電子線はX線と比較すると，その吸収線量は皮膚表面に近い位置でピークとなり，急激に減少する．そのため，表在リンパ節など浅い部位にある腫瘍の治療には適しているが，皮膚表面の吸収線量が高くなるため放射線性皮膚炎が生じやすい
ボーラスやシェルの使用	• ボーラスとは，人体の組織に近い吸収体であり，皮膚に近い病巣を治療する際に用いられる • シェルは治療の再現性を高めるために必要な固定具であるが，頭頸部がんで使用する際には，装着時に皮膚への摩擦などが刺激にならないよう注意が必要である
併用薬剤	• 抗がん薬を併用することで，抗腫瘍効果は高められるが，有害事象の増強も認められる • 分子標的治療薬（セツキシマブ）や抗がん薬（アントラサイクリン系薬，タキサン系薬，ゲムシタビン）などの薬物療法との同時併用治療では症状が強く，遷延する場合がある

表2 患者に関連する因子

照射部位の皮膚の状態	照射部位の皮膚において，創部の離開や感染徴候，リンパ液貯留が多くある場合には，治療開始を延期することもある．常に皮膚と皮膚が接している腋窩や会陰部などは放射線性皮膚炎が悪化しやすい．また，創部の痕やドレーン抜去部などにも注意が必要である．リンパ節郭清後の患者でリンパ浮腫が認められる場合は，皮膚が脆弱なため皮膚炎が発生しやすい
併存疾患	血糖コントロール不良の糖尿病患者は有害事象が強く出やすい．また血管や間質に対する自己免疫疾患である膠原病のなかでも活動性の強皮症や全身性エリテマトーデスは組織障害が増幅されやすいとされており，原則禁忌である
栄養状態	低アルブミン血症など組織の栄養状態が悪化している場合は，有害事象が強く出る可能性がある．一方で，肥満患者は皮膚と皮膚が接する摩擦によって皮膚炎の悪化をきたすことがある
年齢	加齢に伴う皮膚の菲薄化（ひはくか）や乾燥は，放射線性皮膚炎を悪化させやすい
清潔習慣	• 日常の入浴などの清潔行動の習慣と洗体方法などの情報収集を行う • 熱い風呂に入る，サウナの習慣がある，ゴシゴシこすって洗う，入浴の頻度が少ないなどの清潔行動の継続は，放射線性皮膚炎の悪化につながる可能性がある

1. 放射線性皮膚炎

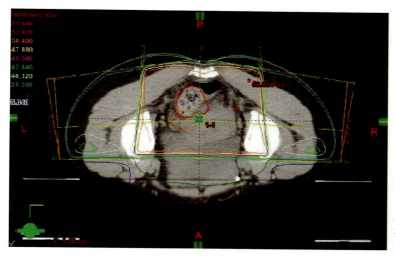

図2 直腸への3門照射での線量分布図
皮膚表面の線量（水色）は 25.2 Gy，標的臓器（直腸）の線量は 50.4 Gy

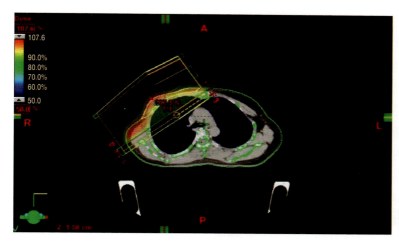

図3 胸壁への接線照射の線量分布図

表3 放射線性皮膚炎

Grade 1	Grade 2	Grade 3	Grade 4	Grade 5	注釈
わずかな紅斑や乾性落屑	中等度から高度の紅斑；まだらな湿性落屑．ただしほとんどが皺や襞に限局している；中等度の浮腫	皺や襞以外の部位の湿性落屑；軽度の外傷や摩擦により出血する	生命を脅かす；皮膚全層の壊死や潰瘍；病変部より自然に出血する；皮膚移植を要する	死亡	生物学的な効果を生じるレベルに達した電離放射線の曝露の結果生じる皮膚の炎症反応

（Grade は JCOG．有害事象共通用語規準 v5.0 日本語訳 JCOG 版〈CTCAEv5.0-JCOG〉．http://www.jcog.jp/ より）

看護ケア—スキンケア

放射線性皮膚炎に対しては，外照射では症状の出現を避けることは難しい．また根治的な治療法もなく対症療法が中心であり，エビデンスに基づいたケア方法も確立していない．しかし，リスクを予測し，皮膚の観察を行い，セルフケア支援を行うことで発現を遅らせたり，症状の悪化を防いだりすることが可能である．

日本褥瘡学会によると，一般に「スキンケア」とは，「皮膚の生理機能を良好に維持する，あるいは向上させるために行うケアの総称である．具体的には，皮膚から刺激物，異物，感染源などを取り除く洗浄，皮膚と刺激物，異物，感染源などを遮断したり，皮膚への光熱刺激や物理的刺激を小さくしたりする被覆，角質層の水分を保持する保湿，皮膚の浸軟*を防ぐ水分の除去などをいう」[6]．これらのことからわかるように，スキンケアでは患者自身が行う毎日のセルフケアが重要な役割を占めている．

*浸軟：水分を多く吸収し，柔らかくなって（ふやけて），白く見えること．

洗浄

- 弱酸性の石鹸など皮膚への刺激が少ない洗浄剤を用いる：米国がん看護学会（Oncology Nursing Society：ONS）において放射線性皮膚炎に対する効果的な介入（Putting Evidence into Practice：PEP）では，日常の衛生習慣である皮膚洗浄を続けても，放射線性皮膚炎の悪化はみられなかったとして，推奨している．

- ゴシゴシこすらず，洗浄剤はよく泡立てて，泡で汚れを落とすようにする．洗浄が困難な部位では，拭き取りのみでもよい弱酸性洗浄剤の使用も考慮する．
- 洗浄した後は，洗浄剤の成分が皮膚に残らないように微温湯で十分に洗い流す．
- 洗いすぎない．洗浄剤を用いての皮膚洗浄は1回/日程度にとどめる．
- 洗浄する際には，皮膚のマーキングを消さないように注意する．
- 入浴するときは熱い湯に入らないようにする．
- シャワーを浴びるときは水勢が強すぎないようにする．
- 頭部に照射している場合，洗髪する際には，頭皮をこすりすぎない．また，ドライヤーの熱を直接頭皮にあてないようにする．

保湿

放射線療法に伴い，皮脂腺の機能が低下し，皮膚の乾燥が生じる．また皮膚の保湿に関係する部位は表皮であり，放射線療法により角層が欠損しやすい状況では保湿が重要である．保湿に用いられる外用薬には，軟膏やクリーム，ローションがある．軟膏は油脂性で刺激が少なく，安価であるが，べたつきが強い．一方のクリームは，乳剤であり塗りやすく，べたつきが少ない．多くの施設で使用されている軟膏類は，白色ワセリンやアズレン（アズノール®）軟膏，ヘパリン類似物質含有外用薬としてヒルド

イド®などがある．ヘパリン類似物質含有外用薬はクリーム状のものからローションまであり，剤形を選択することが可能である．

保湿薬を塗布する際には，すり込まないようにする．乾性落屑など皮膚が乾燥している状態では，照射部位の軟膏処置は必要ない．脆弱になってきている皮膚に軟膏を塗布することで，皮膚が浸軟し，皮膚炎が悪化することがある．症状が出現した患者のなかには，何らかの外用薬などの処置が必要と感じる場合もあるが，皮膚の症状に合わせて適切に軟膏処置が開始できるように，医師，看護師が連携を図り，患者が納得してセルフケアを継続できるよう支援することが必要である．湿性落屑など症状が進んできた場合は，アズノール®などの軟膏を塗布する．

頭頸部の放射線性皮膚炎においても，Grade に合わせた洗浄と保湿（ワセリン軟膏の使用〈油分を含んだものであれば種類は問わない〉），被覆材での保護により皮膚炎の管理が可能であると報告されている[7]．軟膏によって保湿された皮膚が乾燥や外部の刺激を受けることがないよう被覆材（リント布や非固着性創傷性被覆材，自着性創傷被覆材）でしっかりと覆うことが重要である．

ステロイド軟膏の使用による放射線性皮膚炎の予防効果に関しては，乳腺領域においていくつか研究が行われているが，ONSにおける放射線性皮膚炎に対する PEP として，皮膚炎の Grade に差は生じていない．しかし，皮膚の瘙痒感が有意に軽減するなど一部効果があると評価しており，国際癌サポーティブケア学会（Multinational Association of Supportive Care in Cancer：MASCC）においても推奨グレードは B となっている．ステロイド軟膏の使用に関しては，放射線性皮膚炎が悪化した場合の感染リスクを考慮して，使用する時期に注意が必要である．

保護

■物理的刺激を避ける

強くこするなど物理的な刺激は角層の剝離を進め，皮膚の欠損を生じさせやすい．そのため放射線性皮膚炎が発現していない治療開始時から，できるだけ皮膚に刺激を与えないように患者のセルフケアを支援していく必要がある．

● 照射部位をこすったり，掻いたりしない：特に体の前面だけでなく，背部にも放射線は通り抜けるため，皮膚炎発症のリスクアセスメントとしては，前面だけでなく背部の観察と愛護的ケアが重要であることを伝え，受診時に医療者が観察する．

● 適度に体にフィットする衣服を身につける．

● 頸部に照射している場合，糊の利いたワイシャツなどは皮膚への刺激となり，表皮を剝離してしまうことがある．できれば柔らかい襟の開いたシャツを着用することが望ましいが，困難な場合，中にスカーフを入れたり，メリヤス編みチューブ式包帯で頸部を保護したりするなど硬い衣類が直接皮膚に当たらないような工夫をする（図4）．

● 髭をそる場合は，かみそり刃では，角層を剝離してしまうため，電気シェーバー

4章 主な有害事象とケア

を使う．腋毛の処理は，照射範囲に含まれる場合は避ける．
- テープや湿布を照射部位に貼ると，剥離刺激により表皮の欠損につながるため避ける（どうしてもテープ固定が必要な場合は，ガーゼを広く当てて照射範囲外にテープで固定するように工夫する）．

■ 化学的刺激を避ける
- 香料の強い製品やパウダーの使用を避ける：パウダーのなかには，鉱物が含まれるものもあり，照射時に散乱線を生じるため，放射線性皮膚炎が悪化することがある．
- 治療部位への化粧は避ける．
- 日光（紫外線）が照射野に当たらないようにする．
- 温泉やプールは，成分によっては皮膚への刺激になるため，治療期間中は避ける．

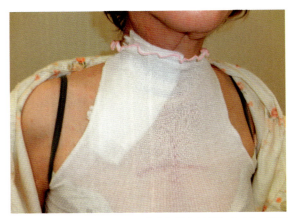

図4 メリヤス編みチューブ式包帯を使用したガーゼ固定方法

セルフケア支援

　急性有害事象である放射線性皮膚炎は，治療開始時からの丁寧なスキンケアの継続により，症状の悪化を最小限にすることが可能である．また治療期間中に徐々に症状が増強するものの，治療終了後2週間程度経過すれば回復してくる症状でもある．そのため，治療開始時から患者自身が皮膚の観察を行い，適切なセルフケアを習得できるよう積極的な介入を行うことが重要である．
　放射線性皮膚炎のセルフケアには，衣類の選択から保清方法など，日常生活全般にわたり注意することも多く，患者にとってはストレスに感じることも多い．また照射部位によっては衣類で隠すことが難しい場合もあり，皮膚炎の身体症状だけでなく，整容の面からも患者にとって苦痛となることも考えられる．看護師は，患者に治療終了後の回復の見通しを伝えながら，生活に即した継続可能なスキンケアが行えるようセルフケア支援をすることが重要である．

● 引用文献

1) Bonner JA, Harari PM, Giralt J, et al. Radiotherapy plus cetuximab for locoregionally advanced head and neck cancer：5-year survival data from a phase 3 randomized trial, and relation between cetuximab-induced rash and survival. Lancet Oncol 2010：11（1）；21-28.
2) Gosselin TK, Schneider SM, Plambeck MA, et al. A prospective randomized, placebo-controlled skin care study in women diagnosed with breast cancer undergoing radiation therapy. Oncol Nurs Forum 2010；37（5）：619-626.
3) 全田貞幹. 有害事象の治療法―皮膚炎・脱毛. 大西　洋, 唐澤久美子, 唐澤克之, 編. がん・放射線療法2017

改訂第7版. 学研メディカル秀潤社；2017. p.127.

4）早川和重. 肺がん. 北原　規, 桂羽惠介, 編. 化学放射線療法プラクティカルガイド. 南山堂；2009. p.154.

5）JCOG. 有害事象共通用語規準v5.0日本語訳JCOG版（CTCAEv5.0-JCOG）. http://www.jcog.jp/

6）日本褥瘡学会. 用語集について. http://www.jspu.org/jpn/journal/yougo.html

7）Zenda S, Ishi S, Akimoto T, et al. DeCoP, a Dermatitis Control Program using a moderately absorbent surgical pad for head and neck cancer patients receiving radiotherapy：A retrospective analysis. Jpn J Clin Oncol 2015；45（5）：433-438.

●参考文献

- Guerroro ML. Thoracic. Iwamoto RR, Haas ML, Gosselin TK, ed. Manual for Radiation Oncology Nursing Practice and Education 4th edition. Oncology Nursing Society；2012. p.167-169.

- Haas ML, Moore-Higgs GJ, ed. Principles of Skin Care and the Oncology Patient. Oncology Nursing Society；2010.

- Linda HE, Janelle MT, Margaret I, ed（鈴木志津枝, 小松浩子, 監訳）. がん看護PEPリソース—患者アウトカムを高めるケアのエビデンス. 医学書院；2013.

2 口腔粘膜炎

後藤志保

口腔粘膜炎のケアマップ

		治療前	治療中（放射線量）		
			0〜20 Gy	20〜40 Gy	
照射部位	・頭頸領域 ・上部食道	・症状なし	Grade 0 ・症状なし	Grade 1 ・症状がない，または軽度の粘膜の紅斑 ・治療を要さない	
観察・アセスメント	口腔	・口腔内保清の習慣 ・開口，口腔粘膜の状況	・口腔乾燥，粘膜炎の評価 ・口腔内保清のセルフケア状況		
	治療関連	・治療計画画像の確認 ・治療に関する受け止め方	・放射線治療の部位，照射線量 ・痛みの評価		
	食事	・食習慣	・食事摂取の状況		
口腔ケア方法	保湿（含嗽）		・水や食塩水（水 1 L に対し小さじ 1 の食塩を入れる）での含嗽，アズレン含嗽を行う（起床時，毎食前，毎食後，就寝前に行う） ・市販の保湿ジェルや保湿スプレーを使用する		
	保清（歯磨き）	・歯磨きを習慣づける	・粘膜炎の徴候がみられ始めたら，歯ブラシはヘッドの小さいコンパクトなものを用いる ・歯磨き剤は低刺激性，フッ素配合，研磨剤の入っていないものを使用する（起床時，毎食後，就寝前に行う）		
	疼痛コントロール	薬物療法		・アセトアミノフェンの食前内服 ・腎機能が問題なければ NSAIDs の服用も可	
		歯科	・う歯の治療 ・口腔衛生処置 ・金冠除去，スペーサー作製	・口腔衛生処置 ・適応があれば低出力レーザー治療 ・口腔粘膜保護薬（エピシル®）の使用	
		鎮痛薬の使用方法	・シスプラチンを併用することが多い頭頸部がんへの薬物療法併用の場合，腎機能障害を考慮して NSAIDs の使用を控えアセトアミノフェンを第一選択とする ・口腔・咽頭粘膜炎は，食事など嚥下にかかわる際の疼痛，睡眠時などの長時間の口腔乾燥に伴う疼痛が多いため，食事や就寝のタイミングをみて鎮痛薬を用いる		
セルフケア支援	口腔ケア	・口腔ケア（含嗽・歯磨き）の必要性を理解し，患者の生活に適切に取り入れることができるよう支援する			
	痛み	・痛みに対して，適切なタイミング（食前など）で鎮痛薬が内服できるよう指導する ・痛みの変化を患者自身で評価し，医療者に伝えるよう促す			

放射線性粘膜炎は，頭頸部領域に放射線治療を行った場合にみられる照射部位に合致して生じる粘膜炎である．口腔内が照射野に含まれる場合，口腔粘膜炎をはじめとする口腔に関連する有害事象の発生はほぼ 100% であり，総線量の増加に従い，徐々に症状が悪化し苦痛も増す．口腔粘膜炎による苦痛は，食事だけでなく，呼吸や会話といった日常生活にも影響を与え，治療の完遂だけでなく患者の QOL にも大きく影響を及ぼす．

	40～60 Gy	60 Gy～	治療後
	Grade 2 • 斑状潰瘍または偽膜 • 中等度の疼痛 • 経口摂取に支障がない	**Grade 3** • 癒合した潰瘍または偽膜 • 高度の疼痛 • 経口摂取に支障あり	• 照射後 1～2 週間程度が症状のピークで，その後徐々に軽快し，1～2 か月程度で粘膜炎はほとんどが治癒する • ただし耳下腺への線量によっては口腔乾燥は持続する場合が多い
	• 鎮痛薬の使用状況 • 治療と症状に対する患者の受け止め方		• 口腔乾燥の状態 • 粘膜炎の治癒状況 • 開口障害の程度 • う歯の状況 • 放射線性骨髄炎のリスク
	• アズレン含嗽水にグリセリンやリドカイン塩酸塩，アドレナリン配合（キシロカイン®）が入った鎮痛保湿効果のある含嗽を継続する（キシロカイン® 入りの含嗽水は，口にブクブク含み吐き出す．経口摂取時の誤嚥に注意する） • 市販の保湿ジェルやスプレーを使用する		• 口腔乾燥が続くようであれば，保湿薬を継続して使用する • 含嗽，こまめな水分摂取を行う
	• 粘膜炎に注意してヘッドの小さい歯ブラシを使用する • 定期的に歯科で専門的なクリーニングをしてもらう	• 疼痛コントロールを図り歯磨きは可能な限り継続する • 定期的に歯科での専門的なクリーニングを継続する	• 歯磨きの継続
	• アセトアミノフェンの食前内服 • 腎機能が問題なければ NSAIDs の服用も可	• 痛みの状況によってはオピオイドの使用開始 • 局所管理ハイドロゲル創傷被覆・保護材の使用	
	• 口腔衛生処置 • 適応があれば低出力レーザー治療	• 口腔衛生処置	• う歯の治療 • 口腔衛生処置

• NSAIDs が使用できない場合は，早い段階でオキシコドン（オキノーム®）などを食前や眠前に使用する
• 胃瘻からの薬剤投与を行うことも多く，オピオイドのベースとしては経口摂取が困難な場合，オピオイドスイッチングをして，フェンタニルクエン酸塩（フェントス®）テープを選択することもある

• 口腔内の保湿を行うための工夫を提案する（マスクの着用，保湿薬の携帯，こまめな含嗽と水分摂取）
• 加湿器などを使用し室内の乾燥を防ぐ

• 粘膜保護薬や含嗽水，保湿薬を適切に使用できるよう説明する

		治療前	治療中（放射線量）	
			0〜20 Gy	20〜40 Gy
セルフケア支援	食事	•口腔乾燥，粘膜炎では，食べ物の味がさらにわかりにくくなるため，含嗽や飴（シュガーレス）で口腔内を潤してから食事を摂るよう説明する．また，普段より飲み込みにくい状態になるため，水分を加え口腔内で食べ物がまとまりやすくなる工夫を指導する		

発生機序

　口腔粘膜上皮の細胞周期は7日前後である．粘膜上皮は分裂能が高く，寿命は皮膚より短く，また角質層はない．放射線により，口腔粘膜組織の基底細胞のDNAが損傷を受けると活性酸素（フリーラジカル）が産生され，細胞，組織，血管への直接障害が生じ，粘膜組織の障害が生じる．また，粘膜上皮細胞の再生能力が低下するため，粘膜は損傷しやすくなり炎症が発生する．口腔内は食事摂取や歯牙による物理的刺激で損傷が起きやすく，潰瘍を形成することもある．

　口腔・咽頭粘膜炎は10 Gy程度の放射線量から口腔乾燥が出現し，やがて味覚障害が起こる．20 Gy程度より粘膜炎が出現し始め，口内痛や嚥下時痛がみられ始める．照射終了後1〜2週間は症状の悪化がみられるが，その後は次第に治癒する．治癒しても照射部位と線量によって，味覚障害や唾液分泌機能低下により口腔乾燥が遷延する場合もある．

症状

口腔乾燥

　大唾液腺が左右に3対（耳下腺，顎下腺，舌下腺）あり，口腔粘膜下には小唾液腺が散在する．特に耳下腺は，漿液腺であり，放射線に高感受性であるため，治療開始早期から機能低下がみられ，患者は「口の中がねばねばする」などと粘膜炎の発症に先立って症状を自覚する場合が多い．

粘膜炎

　自覚症状としては，乾燥感，しみる痛さ，接触痛，冷温水痛，疼痛，腫脹，嚥下時痛，味覚障害などがあり，線量が増加するに従い症状が悪化する．他覚的には，発赤，紅斑，びらん，潰瘍，偽膜，出血，アフタ，白苔，口臭などがみられる．

　免疫機能低下時には，ヘルペス性口内炎やカンジダ性の口内炎を起こすことがある．

| | 40～60 Gy | 60 Gy～ | 治療後 |

- 味覚が低下したときの工夫
- 粘膜炎に対する食事摂取時の工夫

リスクアセスメント

治療に関連するリスク因子

■ 照射部位と照射方法

　通常口内炎が起こりやすいとされる部位は，口唇や舌側縁部，頰粘膜など可動性があり機械的刺激を受けやすい部位である．しかし，放射線治療による口腔粘膜炎は，照射部位に一致して生じることがほとんどであり，舌背部や軟口蓋などの機械的刺激が少ない部位や硬口蓋，歯頸部歯肉などの可動性のない角化粘膜にも発生する場合が

ある．口腔粘膜炎が発生しやすい場所について，あらかじめ治療計画画像（図1）から部位と線量を確認しアセスメントを行うことが重要である．

　また，耳下腺への照射はサラサラとした唾液の分泌を低下させ，口腔乾燥を引き起こし，自浄作用の低下につながる．

■ 金冠の有無

　金冠がある場合，金冠に接する粘膜は，放射線による金属の散乱線により口腔粘膜炎が悪化するリスクがある．

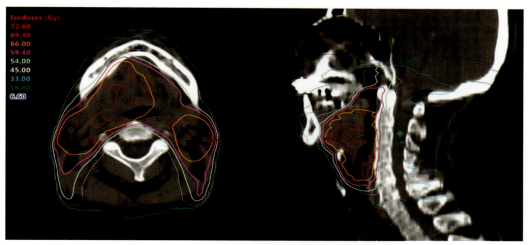

図1　治療計画画像例（舌がん強度変調回転放射線治療〈VMAT〉，66 Gy/33 回）
下顎骨を避けるようにして中咽頭後壁，口腔底，舌，舌根部を中心に下咽頭まで60～66 Gyの線量の照射範囲となっている．口腔内，上顎，硬口蓋，軟口蓋の線量は20～30 Gyである．リスク臓器である脊髄の線量はVMATにより33 Gy程度に抑えられている

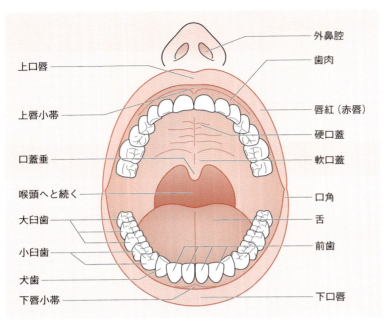

図2 口腔内の構造

■併用薬剤

　抗がん薬を併用することで，抗腫瘍効果が高められるため，頭頸部がんでは併用薬物療法を行うことが多い．分子標的治療薬であるセツキシマブやピリミジン拮抗薬のフルオロウラシル，テガフール・ギメラシル・オテラシルカリウムなどは粘膜炎が増悪しやすい薬剤とされている．

患者に関連するリスク因子

■口腔内の状況

　放射線治療による口腔粘膜炎が発生すると，粘膜が欠損した潰瘍表面には細菌コロニーが形成され，感染しやすくなる．また照射による唾液分泌低下は口腔内の自浄作用を低下させるため，う歯もできやすくなる．治療前に歯科を受診し，う歯や歯周病の有無，口腔内保清状況など口腔内の状況（図2）を把握して，可能な範囲で事前に治療を行う．

　頭頸部への術後照射を行う場合は，術式により口腔内の構造が変化している場合もあるため，開口障害や皮弁の有無，口腔内再建の方法などの把握を行う．

■口腔ケアの実施状況

　これまでの歯磨きや歯科受診の習慣は治療中・治療後のセルフケア実施に影響を及ぼす．また食事のタイミングや嗜好品も含め，口腔ケアに影響を及ぼす生活習慣について情報を得ることが重要である．

■栄養状態

　頭頸部がん患者のなかには，腫瘍により経口摂取量が治療前から減少している場合や術後の経過により栄養摂取量が低下している場合がある．栄養状態の悪化は粘膜炎の回復にも影響するため，治療開始時に栄養状態の評価を行い，治療中だけでなく治療後も継続的に必要な栄養が摂れているかを評価しながら，介入していく必要がある．

■年齢

加齢による口腔乾燥に加え，義歯の使用，歯周病，動揺歯や歯の欠損の頻度も高くなっている可能性がある．

■併存疾患

血糖コントロール不良の糖尿病患者や併存疾患があり免疫機能が低下している患者の場合，口腔粘膜炎による感染などで症状が悪化する危険がある．

アセスメント

有害事象共通用語規準（Common Terminology Criteria for Adverse Events v5.0：CTCAEv5.0）を使用して評価することが一般的である（付録「2. 主な有害事象」p.306 を参照）．

当院（がん研究会有明病院）では，CTCAE での評価だけでなく，Eilers の口腔アセスメントガイド（Oral Assessment Guide：OAG）を参考に口腔内の観察を行

っている．このアセスメントガイドは，声，嚥下，口唇，舌，唾液，粘膜，歯肉，歯と義歯という 8 項目から評価を行う．合計スコア（8〜24 点）が 9 点以上であれば機能障害が生じていると判断する．

通常，口腔粘膜炎の症状が出現するまでは 1 回/週は観察を行い，症状が出現した後は程度に合わせて，より頻回なアセスメントとケアが必要である．

看護ケアと支持療法

口腔ケア

■歯科での専門的治療と口腔ケア

一般的に頭頸部放射線治療を行う際には，治療前に歯科にて口腔内評価と口腔衛生処置を受けることが望ましい．口腔内にある金冠（金属）は，可能な範囲で除去することがある．金冠を除去することで食事摂取に影響を及ぼし，治療後のう歯につながる場合もあるため，金冠を除去しない場合は口腔内スペーサー（金属と粘膜が接しないようにする）を歯科で作製する．また放射線治療後は顎骨への照射の影響から抜歯が

困難になる．治療計画 CT 撮影までに時間があればう歯の治療，今後抜歯が必要になる動揺歯やう歯がある場合はあらかじめ抜歯するなど口腔内トラブルへの対処を行う．

治療開始後も定期的に歯科による専門的な口腔衛生処置を継続することで，患者の口腔ケアに関する意識づけができ，口腔粘膜炎が悪化してセルフケアが困難になった場合の口腔内保清のサポートを得られる．

■口腔内観察とセルフケア支援

症状のアセスメントと保清などの口腔内の観察は，患者のセルフケアの状況と合わせ外来でも毎日行うことが望ましい．観察は，照射部位を治療計画画像で確認したう

119

えで，舌圧子やペンライトを用いて口唇から口腔内までまんべんなく行う．継続したアセスメント，評価を行ううえでも，各施設で決まったアセスメント指標（CTCAEやOAGなど）を用いることが望ましい．

　放射線治療中の口腔粘膜炎に対する口腔ケアは，保湿と保清である．保湿に関しては，症状に合わせて水や食塩水，アズレン含嗽から始め，アズレン含嗽水にグリセリンを加えた院内製剤を用いることが多い．患者の使用感や好み，長時間の保湿効果を期待する場合などにより，市販の保湿薬を使用する場合もある．

　歯磨きは可能な限り歯ブラシでのブラッシングを行い，歯垢の除去を図る．ブラッシングを行う際には，粘膜への接触などで刺激にならないよう小さめのヘッドの歯ブラシを使用する．術後に口腔内再建をしている場合などは，歯牙の状況に合わせたブラシを選択する．口腔粘膜炎による疼痛がない場合は，歯間ブラシやフロスも用いる．歯磨き剤は，低刺激でフッ素配合のものを使用するとよい．

　保湿のための含嗽や保湿薬の使用，保清のための歯磨きは，治療開始時から習慣づけることが重要である．放射線治療開始時には，必要性と具体的な方法（頻度，使用する物品，方法）を患者に説明し，患者とともに日常生活で習慣化できる口腔ケアプランを立て，実行できるよう支援していく．

　義歯を使用している場合は，夜間ははずし，義歯専用のケア用品を使い乾燥させないように保管する．放射線治療中および治療後，口腔粘膜炎が完全に治癒するまでは，可能な限り義歯の使用は控える．

痛みに対するケア

　口腔粘膜炎による痛みが生じた場合はWHOの疼痛ラダーに沿って鎮痛薬の服用を開始する．鎮痛薬は食前に服用するなど，物理的刺激による疼痛増強を予測して予防的に内服を行う．一般的にはアセトアミノフェン，NSAIDs（non-steroidal anti-inflammatory drugs；非ステロイド性抗炎症薬）から始め，症状が強くなってきた場合はオピオイド使用を検討する．

　含嗽薬も，アズレン含嗽水にキシロカインが入った鎮痛効果のあるものに変更していく．アルギン酸カリウムとポラプレジンクD錠の混合液（PAG液）は，口腔咽頭粘膜の損傷部位に付着させるもので，直接創傷治癒を促進し，抗酸化作用，保護作用を目的に当院では食前薬として処方される．

　口腔粘膜炎に対する低出力レーザー治療は，MASCC/ISOO（国際癌サポーティブケア学会/米国情報安定保障監督局）のガイドラインで望ましい介入として提言されており，頭頸部の薬物併用療法を受ける患者の口内炎に対し，炎症の鎮静，痛みの軽減を目的として歯科で行われることがある．

　2018年5月からは，口腔粘膜保護薬として局所管理ハイドロゲル創傷被覆・保護材のエピシル®が保険適用となった．エピシル®は，口腔粘膜に適量を使用すると数分以内に口腔粘膜の水分を吸収してゲル状になり，保護膜を形成することで，接触時の口腔内疼痛を緩和する．医療機器のため，歯科での取り扱いになるが，口腔粘膜炎に対する疼痛コントロールの新しい方法として取り入れる施設も増えている．

栄養サポート

頭頸部の放射線治療では，口腔乾燥に加え口腔粘膜炎の痛みやしみる感じなどの症状により，徐々に食事摂取が困難になってくる場合がほとんどである．定期的に食事内容や摂取状況を確認し，症状に合った食事形態，味付け，摂取方法について提案を行い，院内の栄養サポートチームとも連携を図り，必要な栄養が摂れるよう支援していく．栄養状態を示す採血データや体重を継続的に測定することも栄養サポートの判断材料になる．

また胃瘻をあらかじめ造設している場合には，治療開始時から使用方法の手技や受け入れ状況を確認し，必要なときに胃瘻から

らの栄養管理ができるようセルフケア指導を行う．

多職種との連携

頭頸部の放射線治療による口腔粘膜炎は，痛みによる食事摂取への影響だけでなく，嚥下にも影響を与える．粘膜が炎症を起こし，浮腫が生じると，嚥下時の誤嚥リスクが高まる．また放射線治療後の照射部位の筋肉組織の硬化や萎縮により嚥下運動機能が低下することもある．放射線治療による粘膜炎の影響をできる限り抑え，治療完遂し，治療後の QOL が低下しないためにも，治療開始時からの歯科，栄養科，摂食嚥下に関する専門家などとの連携が重要である．

治療後の看護

口腔粘膜炎は照射後 1～2 週間でピークを迎え，その後徐々に改善してくる．しかし味覚障害や口腔乾燥といった口腔内の自覚症状は数か月～数年にわたり持続することもあり，患者の QOL に影響を与える．また放射線治療後の障害として，多発性う蝕や顎骨壊死がある．放射線治療終了時には，継続すべきケア方法，治療後の抜歯は極力実施しないこと，歯科を受診する場合

には口腔内に放射線治療を行ったことを伝える必要性があることなど，注意点を患者に説明する．患者にとっては，粘膜炎だけでなく，口腔内に生じているさまざまな有害事象（口腔乾燥，味覚異常，摂食に関する影響など）は，生活に直結する苦痛であるため，回復の見通しとセルフケアをどのように継続していくか患者の個別性に合わせた看護を行う．

●参考文献
- 日本口腔ケア学会 学術委員会，編．治療を支えるがん患者の口腔ケア．医学書院；2017.
- Kartin P, Tasci S, Soyuer S, et al. Effect of an oral mucositis protocol on quality of life of patients with head and neck cancer treated with radiation therapy. Clin J Oncol Nurs 2014；18（6）：E118-E125.
- Lalla RV, Bowen J, Barasch A, et al. MASCC/ISOO clinical practice guidelines for the management of mucositis secondary to cancer therapy. Cancer 2014；120（10）：1453-1461.
- Linda HE, Janelle MT, Margaret I, ed（鈴木志津枝，小松浩子，監訳）．がん看護PEPリソース―患者アウトカムを高めるケアのエビデンス．医学書院；2013.

3 排便・排尿障害

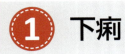

定塚佳子

▶ 下痢のケアマップ

		治療前	治療中（放射線量）	
			0〜20 Gy	20〜30 Gy
照射部位	・子宮 ・前立腺・膀胱 ・腟・外陰 ・直腸・肛門		Grade 1 ・水様便が出てくるようになる ・排便回数の増加	Grade 1 ・水様便の回数の増加
観察・アセスメント	ベースライン	・ベースラインの把握	・ベースラインからの変化を評価	
	・治療・既往歴 ・服薬状況	・手術歴 ・イレウスの既往		
		・内服薬の確認		
	便	・排便回数，便の性状		
	身体的変化		・脱水の有無 ・肛門周囲の皮膚の性状，痛み，紅斑，びらんの有無	
	そのほか		・食事摂取の状況	
			・睡眠状況	
下痢のケア方法	薬剤	・排便コントロール		
		・薬物療法を併用する場合は薬の副作用	・整腸薬の服用 ・脱水症状にあわせて点滴などの投与	
	肛門周囲		・清潔の維持	
	食事		・低脂肪，高蛋白質の食事を心がける ・低残渣食なども検討する ・脂肪の多い食品，甘みの強い食品，不溶性食物繊維や発酵しやすい食品の摂取を控える	
セルフケア支援		・排便回数や便の性状の観察などセルフモニタリング力の獲得 ・禁酒・禁煙		
	肛門周囲の清潔		・洗浄剤や洗浄方法の指導 ・温水洗浄便座の使用方法（強めにしない） ・紙パンツやパッドの選択，使用方法の確認	

3. 排便・排尿障害 ①下痢

30〜50 Gy	終了時	治療後
Grade 1〜2 • 水様便の回数の増加 • 肛門周囲の皮膚障害		• 下痢の遷延 • 肛門周囲の皮膚炎（びらんや潰瘍の有無） • 血便 • 肛門痛
• 潰瘍の形成など（薬物療法を併用している場合は特に注意が必要）		
• 生活への影響：仕事や日常生活への影響とつらさなどを評価		
• 止痢薬の服用 • 鎮痛薬の使用（疼痛管理）		• 止痢薬は下痢の状況に合わせて服用
• 感染徴候，痛み，潰瘍などの有無をアセスメントし，適宜ケアを行う		
• 水分，電解質を含むイオン飲料を室温程度にして飲用する • 食事はよく噛んで食べる		• 食事はよく噛んで食べる • 治療終了後1週間程度は消化の良いものを摂取する
• 使用するティッシュ（柔らかいものなど）の選択		

発生機序

　下痢は腹部から骨盤部への放射線治療により出現する有害事象の一つであり，多くは，放射線治療終了後に改善する有害事象である．主に腸炎などにより出現する．

　腸管上皮細胞は，放射線感受性が高い組織であり，浮腫により局所灌流障害が起こる[1]．小腸では放射線により腺窩細胞が障害されて水分や栄養分の吸収の障害が起こり，下痢が生じる．さらに，粘膜障害とプロスタグランジン放出が促され，胆汁酸塩の吸収不良により痛みを伴う下痢を引き起こす[2]こともある．

　晩期有害事象では，慢性的な下痢を引き起こす照射部位に肛門がある．

症状

　下痢に先行して腸管運動の亢進を認め，軟便や排便回数の増加を認めることがある．また，腹痛を伴うことがあり，差し込むような急激な腹痛とともにトイレに駆け込むこともある．そして徐々に下痢に変化していく．

　下痢は放射線治療開始後1〜2週間で徐々に出現し，2〜3週間目で症状が強くなる．放射線治療単独では1〜2週間目に，併用薬物療法では2〜3週間目に下痢の症状が出現した[3]という報告もあり，薬物療法併用のほうが若干遅めに下痢が出現すると考えられる．

　薬物療法併用ではフルオロウラシル，テガフール・ギメラシル・オテラシルカリウムなどの使用でさらに悪化することがある．

　子宮頸がんⅢ〜ⅣA期の薬物療法併用では，Grade 1〜2の下痢は18.1%，Grade 2は46.5%，Grade 3は15.2%が出現したという報告[4]もある．

アセスメント

　治療前の症状や日常生活習慣を把握する．また治療中は，症状の変化の有無，症状の変化による身体機能の状態なども確認する．

● 既往歴：イレウスを繰り返している場合は，緩下薬を内服していることがあるので，その服薬状況を確認する．緩下薬を内服している場合は，内服した場合と内服していない場合での排便状況，便の性状，また便秘時の対応方法などを聴取する．

● 排便コントロール：整腸薬，緩下薬の服用の有無や排便パターンを聴取する．手術などの影響で便が細くなったり，下痢をしやすくなっていたりすることもあるため，術前から便の性状が変化していないかを確認する．

- セルフケア能力：治療前に把握する．ただし，治療中に身体的症状や精神的症状などによってはセルフケア能力が低下する場合もあるため，治療前にできていたことができなくなることがある．変化に注意し，セルフケア能力をアセスメントする．
- 通院手段や仕事の有無：治療中の症状出現時のケアをどのように行うか，患者と一緒に考える際にポイントとなる．通院にはバスや電車を利用するのか，自家用車を使用するのかにより，通院途中のトイレの行きやすさや対応が異なる．職場はトイレに行きやすい環境なのかなどの確認もする．症状によっては仕事への影響も考えられるため，治療中は仕事への影響や日常生活上のつらさなども聴き，ケアや支援を行う．

看護ケア，セルフケア支援

治療開始前から，患者の生活に合わせた排便コントロールを行う．下痢が起きた際は早期に対応し，悪化を防ぐ．

子宮頸がんでは下痢が持続している頃に腔内照射が開始される．腔内照射では，直腸線量計を挿入する場合があり，患者は直腸線量計を挿入することで下痢が悪化してしまうのではないか，便失禁してしまうのではないかと不安を訴えることもあるため，事前に病棟や外来と連携をとり，下痢をコントロールし患者の羞恥心に配慮したケアを行う．

薬剤の調整

腸炎になる可能性がある部位への放射線治療では，治療開始前～治療中の排便状況，服薬の有無・影響を確認しておく必要がある．特に子宮頸がんの術後照射などでは，術後から便秘が続き，緩下薬を服用している患者もいるため，緩下薬をどのタイミングで止めるのかを判断する必要がある．

また，薬物療法併用では併用薬剤によっては便秘を引き起こすことがあり，その場合は，緩下薬と整腸薬，止痢薬の服用のタイミングを考慮する必要がある．子宮頸がんで併用されるシスプラチンは，嘔気・嘔吐の有害事象から食事量を低下させることが多い．制吐目的ではステロイド製剤が使用されるため，その副作用として便秘が引き起こされやすい．加えて，腎機能障害を避けるために利尿を促す必要があるため，利尿薬使用に伴う便秘が生じることがある．その際に便が出るまで緩下薬を内服していると放射線治療の有害事象と重なり，重度の下痢となることもある．

放射線治療期間中（週5回照射）では，月～火曜日は大丈夫だったが，木曜日くらいから便が緩くなり，金～土曜日は下痢がひどかったという患者もいる．腸の絨毛は2～4日で脱落，再生を繰り返すため土～日曜日の治療休止日に再生しても，照射による影響で週の後半では下痢を繰り返すことが考えられるため，患者の排便パターンに合わせて薬剤の調整ができるように支援する．

表1 下痢に関連する食品

控えたほうがよい食品	勧められる食品
● 脂肪の多い食品 ● 甘味の強い食品 ● 牛乳や柑橘系のジュース ● 刺激物（香辛料，アルコール，炭酸飲料，カフェイン飲料など）	● 消化のよい高蛋白質の食品（卵，豆腐，鶏肉，白身の魚など） ● イオン飲料 ● うどんやおかゆなどの食べやすい炭水化物

あまりにも下痢がひどい場合は，止痢薬やオピオイドを使用する．その際，特に子宮全摘術後イレウスになった患者や，子宮を摘出した部位に腸がくぼんで入っていることが画像で確認された患者はイレウスへの対処を優先する．

内服により便秘が生じた場合は，排便時に肛門痛を伴う可能性もあるため，内服後の排便状況にも注意を払って観察を行う．

肛門周囲のケア

頻回な下痢は肛門周囲のびらんにつながることがある．便は，アルカリ性で消化酵素を含んでおり，脆弱な皮膚に化学的刺激を与えてしまう．特に膀胱がんの放射線治療の場合，頻尿と下痢が同時に出現しやすく，女性は肛門周囲に皮膚炎が生じやすい．そのため，排便後は弱めの温水洗浄便座などを使用し，押さえるように拭くよう促す．拭き取りのティッシュも柔らかめのものを使用するなどの注意が必要なこともある．特に外陰がんでは，治療開始から拭き取りのティッシュは柔らかめのものを使用するように説明し，清潔を保てるように支援する．湿潤環境は皮膚の脆弱，瘙痒の増強，感染などを引き起こしやすいため，温風で乾燥させたほうがよいという説もあるが，温風などを使用することで乾燥を増強させ，

かえって瘙痒が増強する可能性もある．そのため，積極的な使用は勧めていない．

肛門周囲の感染も注意が必要なため，皮膚の状態によっては抗菌作用のある弱酸性の洗浄剤の使用を勧める．

出血などを伴いナプキンを使用している場合は，ナプキンの汚染がなくても定期的な交換を促し，感染を予防することも必要である．

痔核を伴う場合は，ジフルコルトロン吉草酸エステル・リドカイン配合（ネリプロクト®）坐薬，軟膏などの使用を促す．

食事の工夫 （表1）

患者によっては，食事後すぐに下痢をしてしまうため，食事摂取量が著しく低下してしまうこともある．そのため，患者と一緒に，何を食べると便が緩くなるのかを治療開始から記録するなどして患者のセルフケアを促す．その記録で食事摂取量の減少があれば輸液開始の目安ともなる．また，下痢予防として水分は常温のものを摂るようにし，冷たいものは避ける．常温のイオン飲料などの摂取を勧める．加えて，治療開始前からよく噛んでゆっくり食べることを習慣づけてもらうことで，消化不良による下痢が予防できる．

3. 排便・排尿障害　①下痢

◉引用文献

1) 千野晶子, 菅沼孝紀, 浦上尚之, ほか. 放射線性腸炎. 日本消化器内視鏡学会雑誌 2010；52（5）：1318-1392.

2) Robert T, Andrew W, Claire ST（武田文和, 監訳）. トワイクロス先生のがん患者の症状マネジメント. 医学書院；2010. p.126-131.

3) Kudaka W, Nagai U, Toita T, et al. Long-term results and prognostic factors in patients with stage Ⅲ-ⅣA squamous cell carcinoma of the cervix treated with concurrent chemoradiotherapy from a single institution study. Int J Clin Oncol 2013；18（5）：916-921.

4) Ohno T, Kato S, Wakatsuki M, et al. Incidence and temporal pattern of anorexia, diarrhea, weight loss, and leukopenia in patients with concurrent radiation therapy and weekly cisplatin：Comparison with radiation therapy alone. Gynecol Oncol 2006；103（1）：94-99.

◉参考文献

• 玉木義雄, 北本佳住, 村田真澄, ほか. がんの治療（放射線療法）に伴う緊急病態と対応―放射線による腸管障害（放射線腸炎）. 看護技術 2007；53（5）：479-484.

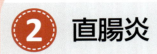

定塚佳子

直腸炎のケアマップ

		治療前	治療中（放射線量）	
			0〜20 Gy	20〜40 Gy
照射部位	・子宮 ・腟 ・前立腺 ・直腸		Grade 1 ・排便習慣の変化	Grade 1〜2 ・排便時の痛み
観察・アセスメント	ベースライン	・ベースラインの把握	・ベースラインからの変化を評価	
	治療・既往歴	・手術歴 ・既往歴（糖尿病，痔核など）		
	排便	・排便回数		
	身体的症状		・肛門痛 ・直腸周囲痛 ・排便時痛	
直腸炎のケア方法	排便	・排便コントロール		
	薬剤		・整腸薬の服用（必要性の検討） ・止血薬の服用（必要性の検討）	
	食事		・低残渣食の検討	
	精神的支援		・精神的な変化や日常生活の変化について相談を受ける	
セルフケア支援		・排便回数や便の性状の観察などのセルフモニタリング力の獲得		
	肛門周囲		・優しく洗浄する ・軟膏の塗布	
	食事		・ガスの発生する食品，消化に悪いものの摂取は避ける ・よく噛んで食べる	
	そのほか	・禁酒		

40～50 Gy	終了時	治療後	
		90 日以内	90 日以上
Grade 2（まれに Grade 3） • 排便回数の増加 • 排便時の痛み • 排泄後の拭き取りによる痛み		• 排便回数があまり変わらない • 粘膜の収縮性の変化	• 2 年以内に症状が出現することが多い
• 頻回な排便 • 出血			• 血便 • 直腸出血 • 狭窄（便が細いと感じる）
• 痔核がある場合はジフルコルトロン吉草酸エステル・リドカイン配合（ネリプロクト®）坐薬などを使用		• 食事を徐々にもとに戻す	下記治療を検討 • 出血に対しては止血薬の服用 • 内科的治療 • 外科手術 • 焼灼術 • 高圧酸素療法 • 内視鏡治療
• 仕事や日常生活への影響とつらさなどを評価する			
• パッドの使用			
• 刺激物（香辛料など）を避ける			
		• 治療後の症状の回復や見通しの説明	• 安易な直腸生検や内視鏡生検を避ける • 晩期有害事象で気になる症状があれば，診察時に伝えてもらう • 患者が忘れた頃に晩期有害事象が出現することを理解し，内視鏡検査などを行うことがあれば放射線治療を行ったことを伝えてもらう

発生機序

直腸炎は直腸への放射線治療により出現する有害事象であり、粘膜の炎症・浮腫・脆弱性が内視鏡的に確認される.

急性期有害事象は粘膜細胞自体の放射線による分裂死に起因する脱落と、浮腫による局所の灌流障害により出現する.

晩期有害事象は、粘膜下組織の線維化や血管の障害による腸管の虚血が原因で発症すると考えられている. 粘膜下組織に存在する線維芽細胞や血管内皮細胞は放射線による損傷を受け、ゆっくり増殖し、粘膜下組織と漿膜の線維化、毛細血管の内腔狭窄による腸管粘膜の慢性的虚血を生じる[1]. これらの病理学的変化が症状として出現するまでに数か月を要するため、晩期有害事象は患者が忘れた頃に出現する.

晩期有害事象は、腸管内壁障害と腸管外壁障害に分類される.

腸管外壁障害では、腸管の線維性癒着や骨盤腔内の広範囲な線維化を認め、腸管に限局した障害よりも予後が悪いとされる[2].

特に直腸炎の有害事象は、急性期も晩期もあるため、長期的な観察の必要がある. 両者は発生機序が異なるため、急性期有害事象がそのまま晩期有害事象へ移行することはないといわれているが、関連がある[3]とするものもある.

症状

急性期有害事象

排便回数の増加、下痢、疼痛、出血、粘液分泌などがみられる.

急性期有害事象でも、血便を伴うことがある. しかし、治療終了後2～4週程度で改善することが多い. 看護師は血便や出血の有無・程度、血液凝固阻害薬の服用などを確認し、医師に報告する. 内科的処置が必要な場合はまれではあるが、止血薬の投与が必要な場合がある. 血液凝固阻害薬を服用している場合は出血が遷延、重症化しやすいので薬剤の調整を行う.

晩期有害事象

血便、直腸出血（**表1**）、排便切迫、便失禁、粘膜排出、まれに瘻孔、狭窄、テネスムス（直腸の炎症により、少量の便が直腸に到達すると便意を感じる状態. 直腸・肛門の筋肉がけいれんし、疼痛も伴う）、

表1 直腸出血のリスク因子

- 高齢[4,5]
- 高血圧、糖尿病、大きな直腸体積、骨盤の手術歴、急性期有害事象で重症な直腸炎、粘膜炎の発症、心臓疾患の既往歴、アンドロゲン遮断療法の治療歴（ホルモン薬の使用）、炎症性腸疾患[4]

疼痛，痔核の悪化などがみられる．

晩期有害事象は，1〜3年以内に発生することが多く[6]，多くは1年半〜3年間で自然に改善する[7]．しかし，重症な直腸出血では，内視鏡治療や高圧酸素療法を行うこともある．

子宮頸がんの晩期有害事象では Grade 3が4〜10%，前立腺の晩期有害事象では Grade 3が5%以下に出現するという報告が多い．

最近では治療技術の進歩による強度変調放射線治療（intensity-modulated radiation therapy；IMRT）が可能となり，前立腺がんへの放射線治療における晩期有害事象の直腸出血のリスクは減少し[8]，より高線量の照射が試みられている．

アセスメント

治療前の症状や日常生活習慣を把握する．また治療中は，症状の変化の有無，症状の変化による身体機能の状態なども確認する．
- 服薬状況：治療中に症状が進行すると，出血する場合もあるため，血液凝固阻害薬，抗血小板薬の服用の有無を確認する．
- 排便コントロール：痔核がある場合，治療が進むと排便時に痛みを伴う原因の一つとなる．そのため，もともとある痔核によるものなのか，治療による影響なのかを判断するうえで，治療前のアセスメントが重要である．このほかは，本章3-「① 下痢」p.122を参照．
- セルフケア能力，通院手段や仕事の有無：本章3-「① 下痢」p.122を参照．

看護ケア，セルフケア支援

薬剤の調整

排便回数の増加を下痢と伝える患者もおり，混乱をまねきやすい．下痢では止痢薬などが必要になることもあるが，軟便の回数増加の場合，整腸薬の服用で様子を観察したほうがよいこともある．よく患者の話を聴き，頻回な排便に対する患者の苦痛を受け止め，できている点をポジティブにフィードバックする．頻回な排便でも肛門周囲の皮膚炎や痛みが出現する場合があるため，痔核の既往を確認し，必要があればネリプロクト®坐薬，皮膚炎に対しては軟膏の対処も検討する．

食事の工夫

前立腺への放射線治療の際，直腸の照射野に含まれる体積は腸管内のガスや便の影響を受けやすい．腸管内のガスの影響により，直腸の照射線量が多くなる可能性もあるため，腸管内のガスや便を減らすような支援も必要である．

そのため，ガスが発生しやすい食品（**表2**）を過剰に摂取しないように促す．全骨盤照射（前立腺がん，子宮がん，直腸がん，腟がん）の多くは，直腸が照射範囲に含まれるため，特に出現しやすい．加えて，低残渣食なども検討する．

そのほか

■禁酒

前立腺がんの高齢患者などでは，禁酒がどうしてもできないと話すことがある．しかし，アルコールは直腸炎の晩期有害事象を増悪させる可能性があるため，控えたほうがよい．患者にはその点も理解してもらう．それでも，飲酒する場合，治療中は治療への影響を避けるため，ビールなどの炭酸系のアルコール，ガスが発生しやすいおつまみを避ける．また，金〜土曜日など翌日に照射がない日を選択してもらう．それだけで腸管内のガスへの影響が低減する．

■治療後のセルフケア支援

腫瘍の状態や位置によっては治療後に腟壁や直腸壁が薄くなり直腸腟瘻を形成する場合もある．そのため，看護師はリスクを把握しながら，患者を必要以上に怖がらせず，今後起こりうる症状を早期発見できるように支援を行う．

治療終了後に直腸内視鏡，大腸内視鏡などで照射領域のむやみな生検を行うことは晩期有害事象を増悪させる可能性がある．患者は必ず放射線治療を行ったことを検査前に申し出るように説明をする．

総線量が多いほど粘膜基底細胞の分裂能が低下し[4]，晩期の直腸炎の発生が増える[9]といわれている．加えて前立腺がんの

表2　控えたほうがよい食品

ガスを発生しやすい食品
カニ・エビ類，貝類，山芋，ゴボウ，サツマイモ，大根，豆類，キュウリ，炭酸飲料，ビールなど
消化に悪い食品
昆布，わかめ，ピーナッツ，クルミ，こんにゃく，しらたき，きのこ類

（金沢大学附属病院放射線治療科．前立腺に放射線治療を行う患者さんの食品より）

中・高リスクでは，小線源治療後に，外照射を実施することがあり，その場合は直腸の照射線量が多くなることもある．照射方法，処方線量を確認し，放射線治療終了後の患者支援に活かす．

治療後に粘液が直腸から流出する患者もいる．対処ができない場合もあるが，長期的な骨盤底筋運動の実施により軽快した例もあるため，患者の苦痛を聴き，医師と協力し長期的な視点で根気強くかかわることも必要である．

■精神的支援

治療中〜治療直後は，この症状がいつまで続くのか，治るのかなどの症状の見通しについての不安が大きい．看護師は，その思いを聴き，患者に症状の見通しを伝える．その際，医師や診療放射線技師から治療の影響なども聴取し，アセスメントを行い，できるだけ正確に伝える．

治療中にガスが多く出るようであれば，その影響はどこかに出ている可能性がある．思ったより症状出現が早かった場合などは，既往歴による影響などについても考慮する．

また，症状によっては長期的な影響があるものの，根気強くケアを行うことで回復する可能性もあるため，苦痛の有無を確認しながら支援を続ける．長期的な支援が難

しい場合は，院内・院外のどこで対応や相談が可能であるかを伝え，個々の患者に合わせた支援を考え，実践する．

■肛門周囲のケア

本章3-「①下痢」p.122 を参照.

◉引用文献

1) 玉木義雄，北本佳住，村田真澄，ほか. がんの治療（放射線療法）に伴う緊急病態と対応―放射線による腸管障害（放射線腸炎）. 看護技術 2007；53（5）：479-484.

2) 千野晶子，菅沼孝紀，浦上尚之，ほか. 放射線性腸炎. 日本消化器内視鏡学会雑誌 2010；52（5）：1381-1392.

3) Schultheiss TE, Lee WR, Hunt MA, et al. Late GI and GU complications in the treatment of prostate cancer. Int J Radiat Oncol Biol Phys 1997；37（1）：3-11.

4) Chen SW, Liang JA, Yang SN, et al. Radiation injury to intestine following hysterectomy and adjuvant radiotherapy for cervical cancer. Gynecol Oncol 2004；95（1）：208-214.

5) Yamazaki H, Nakamura H, Nishimura T, et al. Transitioning from conventional radiotherapy to intensity-modulated radiotherapy for localized prostate cancer：Changing focus from rectal bleeding to detailed quality of life analysis. J Radiat Res 2014；55（6）：1033-1047.

6) Nakano T, Kato S, Ohno T, et al. Long-term results of high-dose rate intracavitary brachytherapy for squamous cell carcinoma of the uterine cervix. Cancer 2005；103（1）：92-101.

7) Yorozu A, Kuroiwa N, Takahashi A, et al. Permanent Prostate brachytherapy with or without supplemental external beam radiotherapy as practiced in Japan：Outcome of 1300 patients. Brachytherapy 2015；14（2）：111-117.

8) 萬　篤憲，公田龍一，高川佳明，ほか. 前立腺がんの治療 放射線治療の合併症とその対策. 日本臨牀 2016；74（増刊号3）：514-519.

9) Ohri N, Dicker AP, Showalter TN. Late toxicity rates following definitive radiotherapy for prostate cancer. Can J Urol 2012；19（4）：6373-6380.

◉参考文献

- 日本放射線腫瘍学会，編. 放射線治療計画ガイドライン 2016年版. 金原出版；2016.
- 大西　洋. 骨盤照射後の直腸炎・膀胱炎. 大西　洋，唐澤久美子，唐澤克之，編. がん・放射線療法2010. 篠原出版新社；2010. p.138-140.

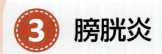

3 膀胱炎

定塚佳子

膀胱炎のケアマップ

		治療前	治療中 0〜20 Gy	治療中 20〜40 Gy	
照射部位	・膀胱 ・腟・外陰 ・子宮 ・前立腺 ・直腸		・膀胱刺激症状 ・排尿回数の増加 ・(尿閉) ・排尿時の違和感	Grade 1 ・夜間の排尿回数の増加 ・血尿 ・排尿時痛	
観察・アセスメント	ベースライン	・ベースラインの把握	・ベースラインからの変化を評価		
	・治療・既往歴 ・検査値	・手術歴(骨盤内の手術歴を含む) ・既往歴(糖尿病,骨盤内の炎症性疾患) ・ヘモグロビンなどの採血データ			
	排尿	・血尿			
			・排尿回数		
	身体的症状	・腫瘍の大きさ(治療開始直後の尿閉の可能性をアセスメント)	・外陰や尿道口から肛門にかけての皮膚症状(下痢などもあわせて出現していないか)		
	そのほか		・水分の摂取状況 ・QOL(頻尿は患者のQOLに影響を与えやすいため)		
膀胱炎のケア方法	排尿		・排尿を我慢しない ・トイレの場所を把握しておく		
	薬剤		・抗コリン薬の服薬 ・止血薬の服薬		
	水分摂取・食事		・水分摂取を促す ・膀胱上皮を刺激するおそれのある食品の摂取を避ける		
	精神的支援		・精神的な変化や日常生活上の変化について相談を受ける ・症状による仕事や日常生活への影響とつらさなどを評価する		
	そのほか		・治療に伴う精神的な変化や日常生活の変化やそれらへの対処,苦痛などが相談できるような環境を提供する		
セルフケア支援		・排尿回数や尿の性状の観察などのセルフモニタリング力の獲得			
			・症状を訴えることができる ・パッド使用時の感染予防		

	40〜60 Gy	終了時	治療後
	Grade 1（まれに Grade 2） • 尿意切迫の増強 • 尿失禁 • 頻尿，尿失禁による尿道口周囲の皮膚炎 • 尿の混濁		• 1〜3 か月が目安で症状が回復する • 治療方法によっては 1 年程度で治療前と同じ状態に戻ることがある
			• 頻尿 • 尿意切迫 • 尿閉
	• 血尿を認める場合やα₁受容体遮断薬を内服している場合：ふらつきの有無と程度		
	• 睡眠障害の有無と程度（夜間頻尿などで眠れていないことはないか）		
	• 治療に必要な膀胱内尿量の確保の徹底		• 膀胱の筋肉の線維化により膀胱尿量の減少による頻尿などが高度な場合，手術が必要なこともある
	• 鎮痛薬の服薬		
	• 頻尿により気分が落ち込んでいないか，落ち込んでいる場合は気分転換の方法などを患者と一緒に考える • 症状の見通しへの不安，患者の揺らぐ気持ちに寄り添う		
			• 症状の回復の目安や見通しの情報提供 • 治療後の症状の変化を誰に伝えたらよいのかを情報提供する
			• 定期診察時に症状の変化を伝えてもらう
	• 尿道口周囲のスキンケア • 禁酒・禁煙		

発生機序

非感染性膀胱炎は，下腹部への放射線治療で膀胱が照射されることにより出現する.

急性期有害事象は，放射線による血管内皮細胞の障害により血管炎が起こり，その結果，毛細血管の閉鎖・拡張，血管上皮の萎縮・変性・壊死・脱落が生じることにより出現する.

晩期有害事象では，血管内皮の重層化・線維化・硝子化などにより肥厚し，血管内腔を狭窄して慢性的な虚血状態となる. また，粘膜の萎縮や脱落，それに対する慢性炎症を生じた状態となり，粘膜の基底細胞自体が減少しているため，粘膜の修復機能も弱く，慢性的なびらんや潰瘍を形成する. 微小血管障害や組織修復反応の低下により遷延化しやすい[1].

高血圧，糖尿病，高齢，放射線治療前の骨盤内の手術歴，骨盤内の炎症性疾患は膀胱障害を誘発する因子といわれる. 特に糖尿病は膀胱炎を増強する因子[2]といわれる.

症状

急性期有害事象

頻尿，尿意切迫，残尿感，排尿困難，尿閉，排尿時痛（治療直後に多く，鎮痛薬を内服しても軽快しないことが多い），血尿（密封小線源治療直後に認めるが一時的なことが多い）などがみられる.

晩期有害事象

血尿，尿閉，尿失禁，尿閉などがみられる.

膀胱が線維化し萎縮して，膀胱容量の減少により頻尿，尿失禁が出現することがある[3]. 晩期有害事象の出血性膀胱炎の治療には，内視鏡的な止血術や血管新生効果がある高圧酸素療法がある[1, 4].

照射時のポイント

急性期有害事象の非感染性膀胱炎は粘膜の炎症のため出現が避けられない場合もあるが，晩期有害事象出現の可能性を低減するために，前立腺がんの外照時に尿をため膀胱を拡張しておくと，膀胱壁が照射体積から外れるというメリットがある. 膀胱壁全体が計画標的体積（planning target volume：PTV）となる場合は，膀胱内を空にする必要があり，治療直前に排尿を済ませるようにする. しかし，病気の進行や症状

で排尿後も膀胱内に尿が大量に残っていることもあるため，その場合は，間欠導尿や尿道留置カテーテル挿入などの対処が必要なこともあり，医師の指示に従う．

アセスメント，看護ケア，セルフケア支援

排尿回数（頻尿）

治療前・中・後で排尿回数の確認を行う．治療に伴い頻尿が現れた場合は，夜間の排尿回数の増加が患者の睡眠障害につながり，身体的，精神的に疲労を伴う場合が多い．頻尿は出現しやすい有害事象であり，排尿の回数とパターンを知り，水分摂取は控えずにできるだけ日中にしてもらう．

治療開始前の説明時，患者に旅行予定の有無を確認し，治療中・後には頻尿になる場合があること，長時間のバス旅行などはトイレの我慢が難しい可能性があることを伝える．事前に伝えておくと，患者・家族は対策をとりやすい．どうしてもトイレに行けない（仕事での会議など）場合は，尿パッドやパンツタイプのオムツが必要になることもあると伝え，羞恥心に配慮し，対策を一緒に考える．

夜間頻尿と禁酒

夜間頻尿を訴える患者のうち，ごくまれに眠れないからといってアルコールを摂取している場合がある．アルコールを止めることで夜間の排尿回数が減少する場合もある．アルコールは治療中に控える必要性を理解している患者も多いが，患者の訴えをよく聴き，対応を検討する．

皮膚炎

腟や外陰への放射線治療の場合，頻尿は皮膚炎の増強や患者の苦痛につながる場合がある．膀胱炎のみならず，皮膚炎などの症状に合わせて尿道留置カテーテル挿入を検討する．

膀胱がん

病変が膀胱にあるため，照射中の膀胱炎症状の軽快が難しい可能性があり，血尿などが持続することは多い．そのため治療中は尿道留置カテーテルの挿入が必要なことも多く，血尿から尿閉とならないよう尿の性状には特に注意を要する．高齢患者が多いため，治療開始前に抗血小板薬などの内服薬を確認する．

前立腺がんの小線源治療

頻尿，尿意切迫，排尿時痛，排尿困難感の排尿障害の頻度が多いといわれる一方で，小線源治療後では，尿閉が7%程度，1か月後頻尿・尿意切迫が33%に認められるものの，1年後にはベースラインに回復する[5]との報告もある．加えて，小線源治療単独よりも小線源治療と外照射によるコンビネーション治療のほうが晩期有害事象の

4章 主な有害事象とケア

頻度はわずかに高い[6].

薬剤

前立腺の治療直後の残尿感,夜間頻尿に対してはα_1受容体遮断薬が,尿意切迫,頻尿に対しては抗コリン薬が有効なことも多いが,尿閉に注意が必要である.

血尿に対しては止血薬や抗炎症薬,抗菌薬の投与を行う.輸血を必要とする場合もあり,採血データで貧血の状態を確認する.

水分摂取・食事

頻尿が持続すると水分摂取を控える患者がいるが,密封小線源治療後は,膀胱内の血塊や残尿により尿閉や感染性膀胱炎を併発する可能性があるため,水分を控えることは推奨できない.また,非感染性膀胱炎は感染性膀胱炎と異なり,水分摂取による症状の改善が少ないことを理解してもらう.

食事では,膀胱上皮を刺激するおそれのある食品(**表1**)の摂取を避けてもらう.加えて,膀胱粘膜への刺激を避けるため,禁煙を勧める.

精神的ケア

何かに集中していると排尿のことを忘れ

表1 膀胱炎に影響を与える食事[3]

酢の物,コーヒー,炭酸飲料,香辛料などの刺激物,アルコール,タバコ

ると話す患者もいる.1日の中で数時間そのような時間があるだけで,排尿を気にしている生活から解放された気持ちになることがある.しかし,それを患者に無理強いするのではなく,今までの患者の生活パターンやしてきたことを何気ない会話から引き出し,どのようにしたらできるのか,何が気分転換になるのかなどを一緒に考え,行動に移すまで見守りながら待つことで,患者自身が気づけるよう援助する.

子宮がんの術後照射の場合,手術の影響で排尿障害を放射線治療開始前から認めることや術後の排尿障害が改善したところで放射線治療が開始になることもある.その場合,患者はボディイメージの変調を抱えたまま,あるいは乗り越えた状況で治療が開始される.「また排尿障害になるのではないか」「排尿障害が治らないのではないか」という不安を抱くこともあるため,症状の見通しや患者の揺らぐ気持ちに寄り添いながらかかわる.

晩期有害事象では,医師と連携し患者の症状コントロールをしながら精神的・社会的なケアを行い,不安を取り除くことが重要である.

●引用文献
1) 大西 洋. 骨盤照射後の直腸炎・膀胱炎. 大西 洋, 唐澤久美子, 唐澤克之, 編. がん・放射線療法2010. 篠原出版新社:2010. p.138-140.
2) Schultheiss TE, Lee WR, Hunt MA, et al. Late GI and GU complications in the treatment of prostate cancer. Int J Radiat Oncol Biol 1997;37(1):3-11.
3) 折笠一彦. 危険SIGN 放射線療法中や直後に血尿が出たり,尿が近くなったり,排尿の終わりから終わった後にかけて痛みがある!放射線性膀胱炎の危険サイン. 泌尿器ケア 2007;夏季増刊:174-176.
4) 萬 篤憲, 公田龍一, 高川佳明, ほか. 前立腺がんの治療 放射線治療の合併症とその対策. 日本臨牀 2016;

74（増刊号3）：514-519.

5）呉　秀賢，東郷容和，鈴木　透，ほか．当院における限局性前立腺癌に対するI-125密封小線源療法の治療成績．泌尿器外科 2016；29（1）：63-67.

6）Yorozu A, Kuroiwa N, Takahashi A, et al. Permanent prostate brachytherapy with or without supplemental external beam radiotherapy as practiced in Japan：Outcome of 1300 patients. Brachytherapy 2015；14（2）：111-117.

5章

全身管理とケア

骨髄抑制

藤本美生

　放射線療法は，単独の場合では骨髄抑制をきたすことは少ないが，近年は抗がん薬の併用療法が行われることも多く，高い治療効果が得られる反面，血液毒性が強く出る可能性がある．そのため，治療途中で骨髄抑制が起きた場合，感染予防などのケアに努めなければならない．

発生機序

　成人の骨髄は椎体や骨盤骨，胸骨など全身に存在している．がん治療により骨髄機能に障害を受けた場合，骨髄のはたらきが低下し，赤血球，白血球，血小板（**表1**）が減少する．骨髄は細胞分裂が活発で，造血幹細胞は放射線による影響を受けやすいが，末梢血液に多く存在する成熟細胞は放射線感受性が低く，局所治療である放射線療法単独では，骨髄抑制をきたすことは少ない．

　末梢血管中の白血球や血小板は寿命が短く（白血球は数時間～3日，血小板は7～

表1　血球の寿命と機能

血球の種類		寿命	機能
赤血球		90～120日	血液循環により体内をめぐり，肺から受け取った酸素を体のすみずみまで運び，二酸化酸素を排出する役割を担う
白血球	好中球（Nuet）	7～12時間	全白血球数の約60～70％を占める．外部から侵入した異物や病原菌を貪食する機能があり，感染防止に重要な役割を担っている
	好酸球（Eosino）	3～8時間	全白血球数の1～3％を占める．貪食・殺菌作用があり，身体の防御反応，アレルギーにもかかわっている
	好塩基球（Baso）	7～12時間	全白血球数の3％程度で少ないが，貪食作用がある．アレルギー物質が体内に入ると活発化し，炎症の引き金となる
	リンパ球（Lympho）	タイプにより異なる	全白血球の20～30％を占める．免疫機能の中心的な役割を担っており，自身が出す抗体を使って外敵を攻撃し，さらに記憶する能力をもっている
	単球（Mono）	3日	全白血球数の3～8％を占め，好中球と同様に貪食・殺菌作用がある
血小板		7～10日	止血作用がある

10日）で自然消滅し，造血幹細胞からの新しい細胞で補充されていく．骨髄が影響を受けた場合には，新しい細胞の補充がされないために白血球減少や血小板減少が出現する．また，例外的にリンパ球は成熟細胞のなかで末梢でも放射線の影響を受けやすいので，放射線療法単独の場合でも，照射野を流れているあいだに死滅する．そのため，白血球減少では顆粒球（好中球，好酸球，好塩基球）と単球は減少せず，リンパ球のみの減少がみられる．リンパ球は病原菌の侵入に対し抗体をつくったり，免疫機能にも関連していたりするため，減少した場合には易感染状態となる．

また，赤血球では造血幹細胞が影響を受けても成熟した赤血球の寿命は90〜120日のため，放射線療法単独中に貧血症状が出現することはほとんどない．

さらに血小板低下をきたすと，止血困難となるため出血傾向に注意を要する．

ほとんどの抗がん薬の副作用で骨髄抑制があるものと考えて，薬物療法を併用している場合には薬剤機序を把握したうえで全身管理を行わなければならない．

30 Gy以上照射された骨髄は，基本的には機能回復は難しいが，ほかの部位が代償するため放射線療法単独では身体機能への影響は少ない．

骨髄抑制がもたらす症状とケア

貧血

赤血球の寿命は90〜120日のため，抗がん薬により造血幹細胞が障害を受けても比較的遅れて症状が出現する．貧血症状は赤血球に含まれるヘモグロビン（Hb）量が減ると出現する．約11 g/dLを切ると倦怠感や集中力の低下が出現し，中等度（8〜10 g/dL以下）になるとさらに倦怠感が強くなり，労作時の動悸や息切れ，頻脈なども伴うようになる．重度（8 g/dL以下）になるとチアノーゼや呼吸困難も出現する．自覚症状はHb減少のスピードにも影響しており，高齢者やもともと貧血のある人は症状が出にくいことがある．呼吸器や心疾患のある患者は軽度のHb減少でも自覚症状が強く現れることがある．Hbが7 g/dL以下になると輸血を検討する．

併用薬物療法中には血液データの推移をモニタリングしておき，徴候はないか注意を払う．

■ セルフケア支援

以下を適宜行う．

- 症状が治療開始から遅れて出現するため，立位になる際のふらつきや転倒に注意を促す．
- 動悸や息切れなど呼吸器・循環器症状には，労作をゆっくり行うなどの説明を行う．
- 疲労の蓄積を避けるため，体調に合わせて休息時間をどう確保するか相談する．

感染

白血球，特に好中球が減少すると感染の

5章 全身管理とケア

表2 好中球減少時に感染を起こしやすい部位

部位	症状
口腔	口腔内の発赤・腫脹・痛み，舌苔，白斑，歯痛
上気道	鼻水，咽頭の発赤や痛み
肺・気管支	咳嗽，咳，息苦しさ
消化器	消化管でもあらゆる部位での粘膜炎，胃痛，腹痛，悪心，下痢など
肛門周囲	発赤，腫脹，痛み
尿道，膀胱，肛門，腟	排尿時痛，頻尿，残尿感，尿混濁，肛門痛，腟炎，痔
皮膚，カテーテル挿入部	発赤，皮疹，腫脹，疼痛
全身	悪寒，戦慄，38℃以上の発熱，ショック
その他	頭痛，関節痛，副鼻腔の痛み，耳痛，目の充血など

（日本がん看護学会教育・研究活動委員会コアカリキュラムワーキンググループ，編．がん看護コアカリキュラム日本版―手術療法・薬物療法・放射線療法・緩和ケア．医学書院；2017．p.160より）

リスクが高くなる．

骨髄抑制の時期であっても白血球数が2,000/μL以上であれば照射を継続するが，1,500/μL以下になると放射線療法の継続は慎重に判断し，治療回数によっては休止や中止することもある．さらに白血球が1,000/μL，または好中球が500/μLでは重症感染症の危険があり，発熱などの症状を伴う．そのため，G-CSF（granulocyte-colony stimulating factor；顆粒球コロニー刺激因子）の投与について検討する．看護師は，血液検査結果の推移や抗がん薬による骨髄抑制のnadir（最底値となる時期）を把握したうえでセルフケア支援を行う．

併用薬物療法中の患者では，骨髄抑制により放射線療法が休止される場合がある．検査データに注視し，再開について医師と調整を行う．また，休止期間中の患者の心理にも配慮し，不安などに対応をしながら，血液データが回復すれば，すみやかに治療を再開できるよう感染予防に努める．

表2に，好中球減少時に感染を起こしやすい部位を示す．

■ セルフケア支援

セルフケアについて，下記の注意点を説明する．

- 併用薬物療法中の患者には，いずれかの時期で易感染状態になることを想定し，日頃から感染予防の意識を促し，手洗いや含嗽を励行する．
- 白血球が3,000/μL近くに減少すると易感染状態になるため，意識しながらさまざまな感染予防に努める．
- 毎日，シャワーや入浴を行い，**表2**に示す部位は特に清潔に保つよう心がける．
- 皮膚に傷をつくらないようにする．
- 排泄時には，温水洗浄などを用いて陰部の清潔に努める．排便時はペーパーの摩擦による肛門の裂傷に注意する．
- 食後には，歯磨きを励行する．歯ブラシで歯肉や頬粘膜を傷つけないように留意する．
- 感染の疑いのある人との接触を避ける．
- 生ものの摂取を避け，病院食以外の差し入れの摂取を控える．
- 生野菜や果物は十分に洗って摂取する．

- ペットボトルなどの飲み物は，開封後時間が経過したものは飲用を避ける．

出血

血小板は，10万/μL を切ると出血傾向となり，5万/μL を切ると弱い刺激でも皮下出血や歯肉出血，鼻出血をきたす．1万/μL では致命的な出血をきたす場合がある．血小板減少の時期は薬剤によって違いはあるが，一般的に抗がん薬投与後1週間目から出現し，2〜3週間で nadir となるため，その時期には出血予防のセルフケア支援が重要となる．

■セルフケア支援

血小板が，5万/μL 以下の場合には出血リスクが高まっているため，下記のようなセルフケア上の注意点を伝えておく．また，出血時には必ず受診をするよう促す．

- 活動の自制：けがの危険のある激しい運動や，外傷のリスクのある場所を避ける．また生活動作を見直し，安全に生活する（料理時の包丁の扱いに注意する，打撲につながる行為を避ける，など）．
- 皮膚・粘膜の保護：髭・顔そり時には，皮膚を傷つけるおそれがあるため剃刀を避ける．歯磨き時には，硬い歯ブラシを避け傷つけないように磨く．口腔粘膜を傷つける硬い食べ物を避ける．排便時の肛門出血を避けるために，便秘にならないよう習慣づけておく．また痔がある場合には特に注意が必要である．
- 出血の誘因となる状況を避ける：侵襲を伴う処置などは，血液データの推移をみてタイミングを見計らって行う．採血後の止血は確実に行う．

●参考文献
- 日本がん看護学会教育・研究活動委員会コアカリキュラムワーキンググループ，編. がん看護コアカリキュラム日本版—手術療法・薬物療法・放射線療法・緩和ケア. 医学書院；2017. p.158-163.
- 池田久乃. 骨髄抑制. 浅野美知恵, 奥野滋子, 編. 根拠がわかるがん看護ベストプラクティス. がん看護 2012；17（2）：258-261.

2 倦怠感・宿酔

藤本美生

放射線宿酔

メカニズム

　放射線療法開始後の数日間に，二日酔いに似た吐き気，食欲不振，悪心・嘔吐などの消化器症状や，眩暈などの症状が出現することがあり，放射線宿酔といわれている．宿酔は，全身照射や上腹部の治療および頭頸部の治療で出現しやすく，不安の強い患者にも出現しやすいといわれているが，宿酔そのもののメカニズムは詳細にはわかっていない．1週間程度で自然に改善してくるが，長期化したり，症状が強い場合には脱水や不安，倦怠感，体重減少などの二次的な症状をもたらしたりすることがあるため，症状緩和に努めなければならない．

セルフケア支援

■ セルフケアのための情報提供

　宿酔は，必ず出現する症状ではないため，事前の情報提供により不安を惹起する患者もいる．そこで患者への事前の説明や対処方法の説明については，患者の状況に応じて実施する．症状があれば我慢せず伝えてもらうこととし，対処方法があることを伝え，症状緩和に努める．また，同様の症状があったとしても，1週間以上経過してからの症状出現や，治療中盤以降の症状は別の原因のこともあるため，時期を含めたアセスメントが重要である．

■ アセスメント

- 症状の出現時期・程度・強さ，生活への影響などを観察する．
- 症状が多重に出現していることもあるため，訴えを詳細に聞き取る．

■ 症状緩和

　治療開始1週間以内の症状で，器質的な原因がほかにない場合には宿酔として，以下のように対応する．

- 吐気・嘔吐：脂っこい食品，刺激物を避け，さっぱりした口当たりのよいものをこまめに摂取する．脱水予防のため，水分補給に努める．食事は無理をせず回数を分けて摂取するなど患者の好みに合わせる．制吐薬を効果的に使用し，少しでも食事が摂れるよう工夫をする．同時に，口腔ケアも励行し口腔内の清潔を維持する．全身照射や腹部の照射では消化管症状が強く出る可能性があるため，$5\text{-}HT_3$受容体遮断薬を使用することもある．
- 不安の軽減：緊張感が高い場合，不安を

強く感じる患者は不安が増強しやすい傾向にあるためリラックスを促し，不安の軽減を図る．

- 頭痛・不眠：安静を促し，リラックスで

きる環境を提供する．鎮痛薬や抗不安薬，精神安定薬を効果的に使用することもある．

倦怠感

メカニズム

　倦怠感はがん患者にとって，とてもやっかいで対処しがたい症状の一つであり，治療中の患者の多くが体験する症状である．体がだるいという身体的側面だけでなく，精神的側面や認知的側面にも影響する多面的な構造をもつ症状である[1]．メカニズムは解明されていないが，腫瘍そのものや薬物，不安や抑うつ，嘔吐，下痢，栄養低下なども関連する多次元の症状でもある[2]．

　治療ごとに倦怠感の出現などには特徴がある．放射線療法では治療の中盤から強くなり，後半に最も強くなる傾向にある．治療のあるウィークデイには持続し，週末には軽減する．併用薬物療法中の患者，貧血や栄養障害のある患者はリスクが高い．治療の副作用である貧血や感染，栄養低下が倦怠感の原因となっていることもあるため，病態の改善に努めることが重要である．

　医療者にとって倦怠感は，主観的症状のため患者の訴えがない限り対処の必要な症状であるととらえにくい．吐き気や発熱といった急激な進行を呈する症状とは違い，放射線療法に伴う倦怠感は，治療の進行に伴い徐々に強くなっていく．患者自身も自覚しづらく，体がだるいと認識できる頃に

は，かなり強い症状になっていることもある．患者の行動・言動・日常生活の状況を日々観察することにより，倦怠感と推測できることもあるため，主観的・客観的症状を合わせて観察していく必要がある．

倦怠感症状の観察と評価

　患者の主観の把握のためには，visual analogue scale（VAS）や numeric rating scale（NRS）などを用いることがある．これらは疼痛評価で日常的に用いられており，患者にとっても毎日測定できる簡便でかつ変化をとらえやすい評価法である．また，Cancer Fatigue Scale（CFS）は，多次元で症状を把握するためには有用である（表1）．

治療中の生活への影響

　倦怠感は QOL に影響を及ぼす症状であるため，生活への影響を知っておかなければならない．患者は倦怠感から臥床傾向となるが，夜間の不眠も伴い活動と休息のバランスが崩れる．通院患者は，公共の交通機関の利用や自動車の運転による通院に苦痛を伴うようになる．気力の低下もみられ，家事や普段できていた活動ができなくなるだけでなく，治療においても薬の管理など

5章 全身管理とケア

表1 Cancer Fatigue Scale ―マニュアル

氏名 ＿＿＿＿＿＿ 様		記入日＿＿年＿＿月＿＿日＿＿時				
この質問票では<u>だるさ</u>についておたずねします．各々の質問について， 現在のあなたの状態に最も当てはまる番号に，ひとつだけ○をつけて下さい． あまり深く考えずに，第一印象でお答え下さい．						
いま現在…		**いいえ**	**すこし**	**まあまあ**	**かなり**	**とても**
1	疲れやすいですか？	1	2	3	4	5
2	横になっていたいと感じますか？	1	2	3	4	5
3	ぐったりと感じますか？	1	2	3	4	5
4	不注意になったと感じますか？	1	2	3	4	5
5	活気はありますか？	1	2	3	4	5
6	身体がだるいと感じますか？	1	2	3	4	5
7	言い間違いが増えたように感じますか？	1	2	3	4	5
8	物事に興味をもてますか？	1	2	3	4	5
9	うんざりと感じますか？	1	2	3	4	5
10	忘れやすくなったと感じますか？	1	2	3	4	5
11	物事に集中することはできますか？	1	2	3	4	5
12	おっくうに感じますか？	1	2	3	4	5
13	考える早さは落ちたと感じますか？	1	2	3	4	5
14	がんばろうと思うことができますか？	1	2	3	4	5
15	身の置き所のないようなだるさを感じますか？	1	2	3	4	5

【点数計算方法】Cancer Fatigue Scale は，身体的倦怠感・精神的倦怠感・認知的倦怠感という3つの下位尺度から構成されています．各下位尺度とも倦怠感が全くない状態が0点となるように補正するために，各質問項目の得点を加算後，引き算が必要となります．また，精神的倦怠感の項目が全て逆転項目となっていますので，この部分のみは，20から項目の合計点数を引いて下さい（下記参照）．高得点ほど強い倦怠感を表します．最高得点は，身体的倦怠感：28点，精神的倦怠感：16点，認知的倦怠感：16点，総合的倦怠感：60点です

各下位尺度ごとに，回答された得点を加算：
- 身体的倦怠感＝（項目1＋項目2＋項目3＋項目6＋項目9＋項目12＋項目15）−7＝□点
- 精神的倦怠感＝20−（項目5＋項目8＋項目11＋項目14）＝□点
- 認知的倦怠感＝（項目4＋項目7＋項目10＋項目13）−4＝□点

各下位尺度の得点を加算：
- 総合的倦怠感＝□点

(Okuyama T, Akechi T, Kugaya A, Okamura H, Shima Y, Maruguchi M, Hosaka T, Uchitomi Y. Development and validation of the Cancer Fatigue Scale: a brief, three-dimensional, self-ratingscale for assessment of fatigue in cancer patients. Journal of Pain and Symptom Management 2000；19：5-14 より)

がおっくうとなり誤薬や怠薬につながることもある．また，倦怠感が強い時期にはふらついたり転倒したりする患者もいる．症状が強くなり二次的な症状をも抱えると長期化し，抑うつなどの引き金となることがあるため，対処が必要である．

倦怠感への介入

■活動と休息のバランス

倦怠感を自覚すると，患者は安静第一と考えがちだが，適度な運動を行うことによ

り効果的な休息が可能となる．強い疲労が伴わないウォーキングやガーデニング，休憩をとりながら行う家事は有効な場合がある．

■良質な睡眠の確保

睡眠は時間だけでなく，質も重要である．夜間睡眠不足となると昼寝で補おうとするが，長時間の昼寝は昼夜逆転の原因となることがある．日中，休息をとる場合には短時間にしておくようにする．落ち着いた環境で睡眠がとれるよう患者と話し合い，また場合により軽い精神安定薬や睡眠薬を利用することも相談する．

■緊張緩和

患者にとって治療は緊張感を伴う．治療時間には気持ちを整え，治療台でも放射線技師の指示により体位の保持をしなければならず，前処置の実施などで毎回緊張感を伴う患者も少なくない．音楽の活用やリラクセーションなどで緊張緩和に努める．

■生活のエネルギー配分の工夫

倦怠感の強さや出現時期を知っておき，リスクの高い患者には，事前の情報提供とエネルギー配分の相談を行っておくのがよいだろう．エネルギーの消費を伴う気がかりなことは，治療の前半にすませ，治療の後半はできるだけエネルギーの消費を最小限にする．通院患者は，送迎などの家族の

協力を得ておく．倦怠感を感じている患者は，徐々に活動低下もみられ，不安を口にすることもあるため，家族からは怠けているように見えたり，活力のなさから治療に対して不安を抱いたりする場合もある．患者は倦怠感を感じている時期であることを家族に伝え，理解と協力を得る．

■貧血，感染，脱水，栄養障害などの病態の改善

これらの症状が持続すると倦怠感が長期化する可能性がある．がん治療に伴う有害事象の場合には，症状コントロールを行い，二次的に倦怠感が出現することを予防する．

また，脱水状態の改善だけでなく，水分摂取は乳酸などの疲労物質の排出にもつながるため励行する．

■症状についての話し合い

倦怠感からくる生活への影響はさまざまであり，症状の程度と生活への影響を確認する．何ができなくなっているのか，苦痛と感じているのか，対処できているのか，などを随時話し合うことが重要である．患者が自ら対処行動をとっている場合もあるため，患者なりの工夫を認めることは重要である．回復には，治療後数か月を要する場合もあるため，治療後の生活についても予定を確認し相談する．

●引用文献

1) Okuyama T, Akechi T, Kugaya A, et al. Development and validation of the cancer fatigue scale：A brief, three-dimensional, self-rating scale for assessment of fatigue in cancer patients. J Pain Symptom Manage 2000；19（1）：5-14.

2) Winningham ML, Nail LM, Burke MB, et al. Fatigue and cancer experience；The status of the knowledge. Oncol Nurs Forum 1994；21（1）：23-26.

●参考文献

● 日本がん看護学会教育・研究活動委員会コアカリキュラムワーキンググループ，編．がん看護コアカリキュラム日本版―手術療法・薬物療法・放射線療法・緩和ケア．医学書院；2017．p.166-168.

● 山本知美．倦怠感のアセスメントとケア．荒尾晴惠，森田達也，編．緩和・サポーティブケア最前線．がん看護 2015；20（2）：155-159.

栄養サポート

遠藤貴子

「食」とは

　「食」とは，人間の基本的欲求の一つである．単に生きていくために必要な栄養を摂取するだけでなく，「食」を通して家族や友人とコミュニケーションを図り，信頼関係を構築したり，食の楽しみを分かち合ったりすることで人生を豊かなものにする．逆に，「食べられない」という状況は生命維持に直結するため，危機感を抱く．多くの患者は，「食べられる」ことを自分の体調のバロメーターとしてとらえており，治療の副作用により食べられなくなる可能性を説明されると不安を抱き，治療に前向きに取り組めなくなってしまう患者もいる．体力を維持し闘病意欲を保つためにも，「口から食べること」はとても大切なことである．

「食」に影響を及ぼす放射線療法の有害事象

　放射線療法による有害事象は，全身性のものと照射された部位に生じる局所性のものがある．照射された部位によりさまざまな症状が生じるが，そのなかでも「食」に影響を及ぼす症状は多く含まれる（表1）．治療計画画像から，「食」に影響を及ぼす有害事象とその程度，出現時期を予測し，早期に栄養サポートを開始することが重要

表1　「食」に影響を及ぼす放射線療法による有害事象

	照射部位	症状
全身性反応		全身倦怠感，宿酔（二日酔い，つわりのような症状）　など
局所性反応	頭部	嘔気，めまい，頭痛，頭重感，食欲不振　など
	頭頸部	口内炎，口唇炎，咽頭喉頭粘膜炎，口腔咽頭痛，嚥下時痛，唾液分泌低下，口腔内乾燥，味覚障害，嗅覚障害，粘膜の萎縮・潰瘍，開口障害，嚥下障害，下顎骨壊死　など
	胸部	嚥下時痛，胸やけ，食道通過障害，食道狭窄・線維化　など
	腹部・骨盤部	嘔気・嘔吐，食欲不振，腹痛，腹部膨満感，下痢，便秘，頻尿，腸閉塞・潰瘍　など

である.

欧州静脈経腸栄養学会（European Society for Clinical Nutrition and Metabolism：ESPEN）のガイドライン[1]においても，放射線療法（特に頭頸部，胸部，消化管）において，栄養状態の悪化防止，摂取量維持，放射線療法の中断回避のために，個別に栄養カウンセリングを行うことを強く推奨している.

栄養サポートの流れ

日本においては，2016年4月の診療報酬改定により，個別栄養食事指導料の算定対象に「がん患者」などが新たに追加された．今後さらに，がん患者に対する栄養管理の重要性が増していくと考えられる.

栄養サポートのプロセスを図1に示す.

栄養スクリーニング

栄養学的リスクのある患者を抽出するために行う[2]．全ての患者に対して，入院時および入院後定期的に実施することが推奨されている[2]．最も一般的に用いられているツールとして，主観的包括的評価（subjective global assessment：SGA）がある.

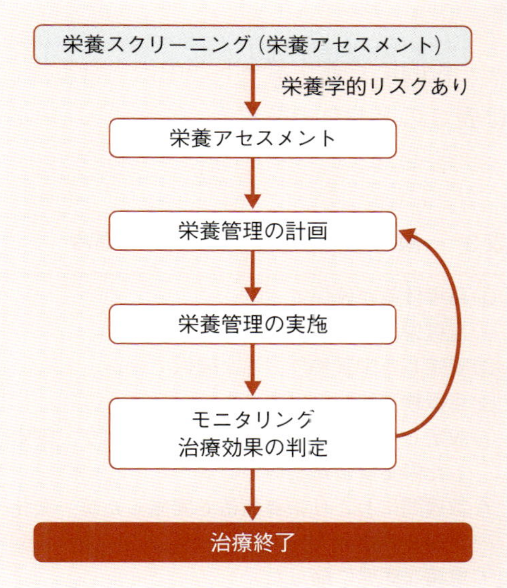

SGAは，血液生化学的検査値などを用いないため，急性期の入院患者から介護施設入所患者，外来患者，在宅患者まで使用可能である[3]．SGAで用いられる情報は表2に示すような項目であり，総合評価として「栄養状態良好」「中等度の栄養不良あるいは栄養不良の可能性」「重度の栄養不良」の3段階に分類される.

栄養アセスメント

栄養スクリーニングで抽出された患者に対して，栄養障害の種類と程度を詳細に診断し，栄養療法の適応を判断して，その内容を決定・修正する[4].

栄養管理の計画

栄養アセスメントに基づいて，必要栄養量の設定，栄養投与方法の決定，栄養剤の選択，栄養管理における注意点の確認や調整などを行い，個々に適した栄養管理計画を立案する.

図1　栄養管理のプロセス
（日本静脈経腸栄養学会，編. 静脈経腸栄養ガイドライン 第3版. 照林社；2013. p.48 より）

表2　主観的包括的評価（SGA）

Ⅰ. 問診項目	Ⅱ. 身体所見（4段階評価　0：正常，1＋：軽度，2＋：中等度，3＋：高度）	Ⅲ. 主観的包括的評価判定（問診と身体所見により主観的に判定）
1.　体重変化 2.　食物摂取状況の変化 3.　消化器症状 4.　日常生活における活動状況 5.　原疾患および代謝状態との関連（代謝亢進の有無と程度）	1.　皮下脂肪の損失 2.　筋肉の損失 3.　浮腫（くるぶし，仙骨部） 4.　腹水	A：栄養状態良好 B：中等度栄養不良あるいは栄養不良の可能性 C：重度の栄養不良

（小山　諭. 栄養障害のスクリーニング. 日本静脈経腸栄養学会，編. 日本静脈経腸栄養学会 静脈経腸栄養テキストブック. 南江堂；2017．p.129 より）

栄養管理の実施

　立てられた栄養管理計画に沿って食事を患者に提供する．入院中は，患者の一番近くにいる看護師が，実際に食事ができているか，食事内容は患者に合っているかなど，患者の思いを確認しながら一緒に取り組む．どのようなものならば食べることができるのか，逆に食べられないのかなどを患者とともに探し，その情報を栄養士に伝え，食事内容を考えてもらうなどして連携を図る．

　食に影響を与える症状（嘔気，粘膜炎など）を把握し，適切な薬剤が使用できるよう整えたり，精神面のフォローが必要であれば専門家と連携したりするなど多職種チームでの支援を調整することも看護師の役割であると考える．

　経腸栄養や経静脈栄養の場合は，処方された量が正しく投与されているか確認する．入院中は看護師が管理するが，退院後は患者および家族が自ら管理できるように，手技獲得や有害事象の管理について入院中から支援を行う．

モニタリング・治療効果の判定

　実施された栄養療法によって，栄養状態が改善してきているのか，合併症が生じていないかなど，栄養アセスメントを定期的に行い，栄養サポートの内容の修正・変更を行う．

治療終了

　一般的に栄養サポートが中止される場合は**表3**のとおりである．

表3　一般的に栄養療法が中止される場合

①目標体重が確保できた
②目標栄養量が確保できた
③安定した栄養投与方法が確保できた
④目標検査値が確保できた
⑤設定した目標までは達成していないが，安定した栄養療法が続いている
⑥数週間にわたり栄養療法を実施したが，変化がみられない
⑦重篤な病態に陥った

（吉田祥子. 栄養療法の開始，効果，中止の判定基準. 東口髙志，編. NST 完全ガイド改訂版 経腸栄養・静脈栄養の基礎と実践. 照林社；2009．p.40 より）

多職種チームでの栄養サポート

　栄養サポートは，放射線療法，特に併用薬物療法の治療完遂のためには欠かせない．栄養の問題が生じる可能性がある，あるいは生じている場合は，栄養サポートチーム（nutrition support team：NST）に適切な栄養管理を依頼する．NSTとは，医師，看護師，栄養士，薬剤師などの専門職や事務職が一つになって，患者に適切な栄養サポートを行うチームのことである[5]．

　当院（静岡県立静岡がんセンター）でのNSTの活動の流れを図2に示す．実際には患者の心理面への支援や家族への支援など，NSTだけでなく，病棟看護師，外来看護師，臨床心理士などもかかわっている．

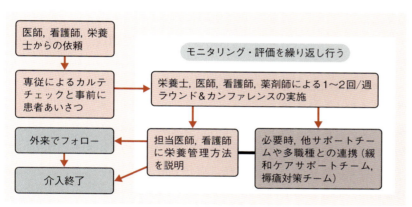

図2　当院のNSTの活動の流れ
（提供：静岡県立静岡がんセンター　妻木浩美〈摂食・嚥下看護認定看護師〉）

具体的な栄養サポート

経口摂取できる場合

　「食」に影響を及ぼす放射線療法の主な有害事象別に，食事摂取時の工夫について述べる．

■食欲不振

　頭部や腹部の照射や，照射範囲が広いときに生じやすい．患者の嗜好に合わせ，患者が食べたいと思うときに，食べられるものを摂取してもらう．食べられる量だけ盛り付け，完食できたという達成感をもてるようにする．十分に量を摂取できない場合は，少量で高カロリーが摂取できる栄養補助食品を取り入れる．

■粘膜炎―口内炎，咽頭粘膜炎，食道炎

　粘膜に刺激のある食べ物（辛いもの，酸っぱいもの，熱いもの，アルコールなど）を避ける．また，よく噛んでから飲み込み，一度に飲み込む量を少なくする．粘膜が傷つきやすくなっているため，硬いものをそのまま提供せず，よく煮込む，刻むなどの工夫をする．粘膜への刺激を避けるため禁煙する．また，症状に合わせて食前に粘膜

保護薬や鎮痛薬を使用する．

■唾液分泌低下，口腔内乾燥

唾液腺が照射されると，唾液分泌の低下を起こす．唾液分泌低下は，口腔内乾燥が生じるだけでなく，咀嚼・嚥下に支障をきたし，味覚障害も引き起こす．食事前に水分を摂取したり，うがいをし，食事中も水分とともに摂取したりすることで飲み込みやすくなる．水分の多い食品を選ぶ，やわらかい形態にする，とろみを付けるなどの工夫もよい．粘膜が傷つきやすくなっているため，硬いものは控える．

■味覚障害

口腔内にある味蕾が照射されることにより味覚障害が生じる．これは薬物療法でも発生する．全く味を感じなくなるだけでなく，一つの味だけを強く感じたり，砂を噛むような味となったりと，症状の出方はさまざまある．一人一人の症状に応じて，味付けの調整や素材の味を生かすなどの工夫を行う．

■嚥下障害

嚥下障害があると飲み込みにくいだけでなく，誤嚥してむせやすくなるため，食事時の体位を整え，個人に合った食事の形態や一口量を検討する．嚥下しやすい栄養補助食品を取り入れたり，指定された嚥下訓練食を利用したりして，専門家のもとで嚥下状態に合わせて食事内容をステップアップしていく．

■嘔気・嘔吐

放射線による嘔吐中枢への刺激や消化管表面の刺激により，嘔気や嘔吐が生じることがある．薬物療法でも出現頻度の高い症状である．嘔気・嘔吐の出現パターンを把握し，嘔気が落ち着いているときに摂取する．口当たりのよいものや，胃の停滞時間が短い食品を選び，一度にたくさん摂取せず分食にする．においで嘔気が誘発されることもあるため，強いにおいがするものは避け，冷やしたり常温にしたりすると食べやすい．嘔気の出現パターンに応じて放射線療法前や食事前に制吐薬を使用する．

■下痢

放射線療法や薬物療法により消化管壁が刺激を受けることによって生じる．脱水予防のために水分摂取を心がける．吸収率がよく電解質の補充もできるイオン飲料がよい．消化のよい食材を選び，調理法を工夫する．刺激の強い香辛料や炭酸飲料，アルコールなどは控える．

＊　＊　＊

症状別の具体的な調理方法やレシピについては，患者・家族の声をもとに作成した書籍『症状で選ぶ！ がん患者さんと家族のための抗がん剤・放射線治療と食事のくふう』[6]やWeb「SURVIVOR SHIP ―がんと向きあってともに生きること．」[7]で紹介されている（図3）．

経口摂取できない場合

栄養投与法の選択の考え方を図4に示す．

■経腸栄養

消化管が機能している場合は，経腸栄養を検討する．経腸栄養には，① 経鼻経腸，② 胃瘻，③ 腸瘻，がある．

頭頸部がんや食道がんの併用薬物療法で，経口摂取が困難となり栄養状態が悪化することが予測される場合，治療開始前にあらかじめ胃瘻を造設することがある．なお胃瘻とは，腹壁を介して胃内に直接カテーテ

3. 栄養サポート

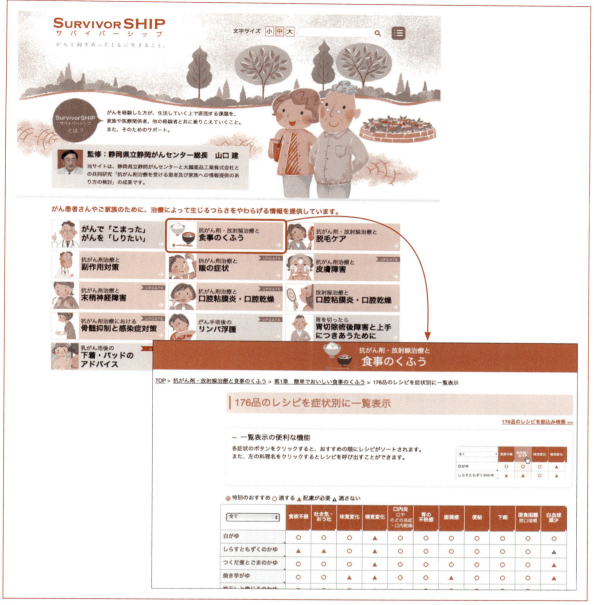

図3 SURVIVOR SHIP ホームページ
上：ホームページのトップページ，下：「食事のくふう」の一例
（SURVIVOR SHIP ―がんと向きあってともに生きること．https://survivorship.jp/〈2019年5月アクセス〉より）

ルを留置する方法である[8]．造設方法としては，開腹手術と内視鏡による方法がある．より侵襲が少ない方法として，経皮内視鏡的胃瘻造設術（percutaneous endoscopic gastrostomy：PEG）がよく用いられる．

PEGのメリット，デメリットについて**表4**にまとめる．胃瘻を造設すると，粘膜炎の増強時にも胃瘻から栄養摂取ができ，鎮痛薬を胃瘻から注入することで疼痛コントロールも可能である．胃瘻は治療完遂に大

155

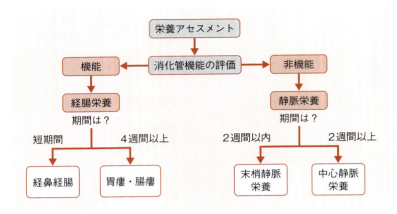

図4 栄養投与の選択
(信岡隆幸. 栄養療法の選択基準. 日本静脈経腸栄養学会, 編. 日本静脈経腸栄養学会 静脈経腸栄養テキストブック. 南江堂；2017. p.194-196 を参考に作成)

表4 PEGのメリット, デメリット

メリット	・必要な栄養を補い, 体力低下を防ぐことができる (治療完遂に大きな影響を及ぼす) ・消化管を使うことから生理的な投与方法である ・消化管粘膜の萎縮を防ぐことができ, 消化管の免疫機能を維持できる ・開腹しないため, 手術が容易であり, 身体への侵襲も少ない ・カテーテル留置による鼻腔・咽頭の不快感や違和感がない ・鼻部のびらんや壊死が生じない ・管理がしやすく在宅療養に適している
デメリット	・合併症が生じる可能性がある 　　造設に関連した合併症：出血, 誤穿刺, 感染など 　　カテーテルに関連した合併症：創感染, カテーテルの逸脱, 事故抜去など 　　経腸栄養剤に関連した合併症：誤嚥性肺炎, 下痢, 腹痛, 腹部膨満感, 胃食道逆流など ・開腹せず侵襲性が低いとはいえ, 造設に伴う身体的負担がある ・管理していくための知識・技術を身につけなければならない

PEG：percutaneous endoscopic gastrostomy (経皮内視鏡的胃瘻造設術)

きな役割を果たし, 患者にとってのメリットが大きい. また, 粘膜炎が改善し経口摂取が可能となれば抜去もできる.

しかし, 前述したとおり, 「口から食べられる」ことを自分の体調のバロメーターとしている患者は多い. 胃瘻を造設してもなかなか使用したがらない患者もいる. また, 患者が胃瘻に対し「こんなものがついてしまって」と話すなど, 胃瘻は, その人のボディイメージに非常に大きなダメージを与えるものである. 医療者は, 治療完遂という目標のために胃瘻のメリットを強調して患者に説明しがちであるが, 必要性やメリットだけでなく, そういった患者の心情を理解する必要がある. そして, 患者がメリットやデメリットをよく理解したうえで, 納得して胃瘻の造設を決めることができるように支援する.

胃瘻は留置したら終わりではなく, 十分な栄養効果を得るには, 経腸栄養剤の選択, 投与方法, 投与量の設定が重要である[9]. そのためには, NST など専門家の積極的介入が必要である. 経腸栄養剤の種類について表5にまとめる.

3. 栄養サポート ◆

表5 経腸栄養剤の種類

	窒素源	特徴
半消化態 栄養剤	蛋白質 そのもの	● 自然食品を人工的に処理して高エネルギーに調整した栄養剤である* ● 最終段階まで分解されていないので，利用にあたっては，消化管が正常に機能している必要がある 　　ラコール®NF，エンシュア・リキッド®，エンシュア®・H，エネーボ®，アミノレバン®EN
消化態 栄養剤	ペプチド	● 消化態の栄養剤なので消化が不要で，消化機能が低下している症例にも適応できる ● 脂質含量の少ないものもあるので，長期使用では必須脂肪酸の欠乏に注意する 　　ツインライン®NF，ペプチーノ®（栄養補助食品）
成分 栄養剤	アミノ酸	● ほとんど消化を必要とせず，上部消化管でそのまま吸収される** ● 脂質はほとんど含まれていないため，長期使用では必須脂肪酸の欠乏に注意する** 　　エレンタール®，エレンタール®P（乳幼児用），ヘパン®ED（肝不全用）

（＊：足立佳代子．半消化態栄養剤〈食品〉の特徴と適応．東口髙志，編．NST完全ガイド改訂版 経腸栄養・静脈栄養の基礎と実践．照林社；2009．p.157．＊＊：田島睦美．消化態栄養剤の特徴と適応．前掲書．p.152，154 より一部改変）

■静脈栄養

　経腸栄養が不可能な場合や，経腸栄養のみでは必要な栄養量を投与できない場合には，静脈栄養の適応となる[13]．2週間以内の栄養サポートであれば末梢静脈栄養（peripheral parenteral nutrition：PPN）が選択されるが，2週間以上の長期にわたり栄養サポートが必要な場合や，PPNでは十分な栄養が補給できないときは，血流の多い血管を利用した中心静脈栄養（total parenteral nutrition：TPN）が行われる．

　TPNに使用されるカテーテルの挿入部位としては，鎖骨下静脈，内頸静脈，尺側皮静脈または肘正中皮静脈，大腿静脈がある．挿入時に気胸や動脈穿刺などの偶発症はあるが，感染を起こしにくく，血栓症のリスクも低いことなどから，鎖骨下静脈が選択されることが多い．

　しかし，頭頸部や胸部への照射の場合，カテーテル固定のためのテープが照射野内に貼られることがある．鎖骨周辺など凹凸がある部位への照射は皮膚炎の悪化をまねきやすいうえに，テープの剝離による物理的刺激は皮膚炎をさらに増悪させる因子となる．TPN管理の場合，テープの扱いには注意が必要である．

放射線療法中の栄養管理に関する研究

　放射線療法中に栄養製剤を摂取することにより有害事象が軽減できるとする研究がいくつか発表されている．

　鈴木らの研究[11]では，進行頭頸部がんに対する併用薬物療法時に，通常の病院食による栄養サポートに加えて経腸栄養剤（主にラコール®NF）を用い，治療中の平均総投与量の中央値未満（A群）と中央値以上（B群）を比較した．その結果，B群において有意に体重減少を抑制する効果が得られ，治療完遂率も高かった．

　また，飛田らの研究[12]では，口腔がんに対する放射線療法を受ける患者にGFO®

を投与した群は，口腔粘膜炎の症状が軽度で照射終了時まで経口摂取が可能であり，食事摂取量の減少が抑えられ，体重低下も抑制される傾向が示された．

南らは，食道がん患者を対象に併用薬物療法時にラコール®投与群と非投与群を比較した．Grade 2以上の悪心・嘔吐，体重減少に関して有意差はなかったが，ラコール®投与群において Grade 2以上の下痢はみられず，下痢症状の軽減がみられた．また Grade 2以上の口内炎・咽頭炎の発生も低下する傾向がみられた[13]．

隈部らは，頭頸部がんに対する薬物療法併用時に微量栄養素の投与群と非投与群を比較した結果，粘膜炎の重症度，経口摂取可能期間，疼痛の程度の各項目で微量栄養素投与群が有意に良好であり，粘膜炎の予防策として有効であると示唆している[14]．

当院での取り組み

当院では，患者のベッドサイドにあるコンピュータ画面から自分が食べたいと思うものを注文できるようになっており，一人一人の要望に可能な限り対応している．また，患者の状態を把握し，変化する症状に適時対応するため，各病棟に2人担当の管理栄養士が配置されている．

新たな取り組みとして，頭頸部領域の術後食メニュー「頭頸食」を開始している．頭頸部領域の手術後は，手術内容により嚥下状態がかなり異なる．その嚥下状態に応じて栄養士が既存の食種に加えて個別対応していた食事内容を，術式ごとにまとめたものである．現在運用しているものは「舌亜全摘術後食」「下顎区域術後食」「喉頭亜全摘食」である．

また，2013年4月から食道がん患者への栄養サポート強化を目的に，食道外科初診患者を対象とした NST 外来を開設している．専従の栄養士が対応し，治療開始前に ① 血液検査および InBody*測定と結果の説明，② 経口摂取状況に合わせた食事指導（食べ方の工夫や調理方法），③ 禁酒・禁煙指導，④ 栄養補助食品の紹介，⑤ 医療品経腸栄養剤の処方依頼，を行っている．

＊InBody：BIA 法（bioelectrical impedance analysis）を利用して体内の水分や筋肉量，体脂肪量などの体成分を測定する装置.

家族への支援

家族の一員ががんに罹患することは，家族にとって衝撃的な出来事である．さまざまな不安を抱えながら患者をサポートしている家族にとって，患者が「食べられない」状況は，より大きな不安をもたらす．患者を心配するあまり，「もっと食べないと」「頑張って食べないと」と患者を励まし，一口でも多く美味しく摂取できるようにと食事を準備するが，手間をかければかけるほど患者が食べられなかったときの落胆は

大きくなる.

一方患者は，家族の「もっと食べないと」という言葉や態度を負担に感じるようになったり，自分のことを心配している家族のために，無理をしてでも食べようとするが食べられず，さらにつらい状況に追い込まれてしまう．このように，患者・家族の両者にとって食事が苦痛なものになってしまうことがある．

看護師は，家族の患者を心配する気持ちを十分に受け止めたうえで，治療内容から予測できる有害事象の症状，食事への影響，それらの出現時期や持続期間などを説明する．そして「食べたいときに，食べられるものを，食べられる量だけ食べる」ことが大切であり，患者が食べられない苦痛をもちながらも頑張っていることを家族が理解できるよう支援する．

▶ 高齢者の栄養サポート

超高齢社会を迎え，高齢のがん患者も増えている．放射線療法は，手術療法や薬物療法と比べて身体的負担が少ないことから，放射線療法を受ける高齢がん患者はさらに増えると予測される．高齢がん患者のなかには，独居や日中独居，家族が遠方にいる，近くにいても支援が得にくい関係であるなど，治療完遂のためのサポート体制が乏しい患者もいる．

加えて高齢者は，がん以外の疾患を抱えていることが多く，生理機能や身体予備能力が低下しているため，容易に体調を崩しやすい．一方で，症状が顕在化しにくく自覚症状に乏しいこともあり．潜在的に脱水や低栄養が進行していることもある．このような高齢者の特徴を踏まえて，早い段階から支援する必要がある．

当院では，初診時に治療完遂が妨げられる可能性が高い患者をスクリーニングし，① 高齢，② 照射部位から食事摂取に影響を及ぼす可能性が高いことが予測される，③ 独居・サポート体制が乏しい，といった項目に該当する患者の場合は，特に注意

して対応している．治療開始前の食事内容や摂取状況，水分摂取量，飲酒や喫煙状況，食事の準備は誰がしているのか，スーパーやコンビニで惣菜を購入しているのか，など詳しく確認する．また，家族のサポート体制がどれだけ得られるか，家族がいない，あるいは協力が難しい場合は，家族以外の支援者の有無，介護保険の申請の有無，活用できる資源の有無，緊急時の連絡先などについて確認し，本人の許可を得て在宅支援に携わる看護師に情報提供し，支援体制の準備に取りかかるようにしている．

高齢者は，長年培ってきた自分の生活様式や価値観などから，今までの習慣を変えることが難しいことが多い．そのため有害事象を増強させないための指導や，前述のような在宅支援サポートのための介入が受け入れられにくい場合がある．しかし，対話を続けることで信頼関係を築きながら，ライフスタイルに合ったセルフケア方法や在宅支援を患者とともに模索し，治療完遂できるよう支援することが看護師の務めである．

◉引用文献

1) Arends J, Bachmann P, Baracos V, et al. ESPEN guidelines on nutrition in cancer patients. Clin Nutr 2017；36（1）：11-48.
2) 日本静脈経腸栄養学会，編. 静脈経腸栄養ガイドライン 第3版. 照林社；2013. p.6.
3) 小山 諭. 栄養障害のスクリーニング. 日本静脈経腸栄養学会，編. 日本静脈経腸栄養学会 静脈経腸栄養テキストブック. 南江堂；2017. p.129-130.
4) 前掲書2）p.7.
5) 清水健一郎. 栄養療法で病院を変える!?―NSTという新しい文化. 治療に活かす！ 栄養療法はじめの一歩. 羊土社；2011. p.24.
6) 山口 建, 監. 静岡県立静岡がんセンター，日本大学短期大学部食物栄養学会，編. 症状で選ぶ！ がん患者さんと家族のための抗がん剤・放射線治療と食事のくふう. 女子栄養大学出版部；2007.
7) SURVIVOR SHIP―がんと向きあってともに生きること. ホームページ. https://survivorship.jp/（2019年5月アクセス）
8) 信岡隆幸. 栄養療法の選択基準. 日本静脈経腸栄養学会，編. 日本静脈経腸栄養学会 静脈経腸栄養テキストブック. 南江堂；2017. p.195.
9) 佐々木雅也. PEG. 日本病態栄養学会，編. 認定NSTガイドブック2011改訂版3版. メディカルレビュー社；2011. p.75.
10) 前掲書2）p.15.
11) 鈴木基之，中原 晋，藤井 隆，ほか. 頭頸部癌化学放射線療法に対する栄養支持療法とその効果に関する検討. 頭頸部癌 2015；41（4）：464-468.
12) 飛田尚慶，吉冨 泉，朝比奈泉ほか. 頭頸部がん放射線治療時に発生する口腔粘膜炎による有害事象に対するグルタミンの栄養剤―GFO®の有用性についての検討. 静脈経腸栄養 2010；25（4）：951-956.
13) 南有紀子，宮田博志，土雄一郎，ほか. 栄養製剤（ラコール®）による食道癌に対する化学放射線療法施行時の副作用の軽減効果. 癌と化学療法 2008；35（3）：437-440.
14) 隈部洋平，田中信三，平塚康之ほか. 微量栄養素による化学放射線療法の粘膜炎予防効果の検討. 頭頸部癌 2013；39（1）：104-108.

◉参考文献

- 田中芳明. 経腸栄養剤の種類と特徴. 日本静脈経腸栄養学会，編. 日本静脈経腸栄養学会 静脈経腸栄養ハンドブック. 南江堂；2011. p.190-211.
- 清水健一郎. 半消化態ってどんなもの？ 治療に活かす！ 栄養療法はじめの一歩. 羊土社；2011. p.168-173.
- 日本静脈経腸栄養学会，編. 日本静脈経腸栄養学会 静脈経腸栄養テキストブック. 南江堂；2017.

6章

照射部位・対象に
応じたケア

1 脳

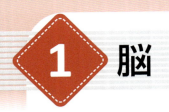

北川善子

脳への照射ケアマップ

		治療前	0〜20 Gy
主な有害事象	【巣症状】 【頭蓋内圧亢進症状】 悪心・嘔吐，頭痛，意識レベルの低下など 【神経症状】 神経障害（三叉神経障害など），不全失語症，記憶障害，痙攣発作など		
	【放射線宿酔症状】 悪心・嘔吐，食欲不振，倦怠感		
	放射線性皮膚炎，脱毛症 （照射範囲に一致するもの）		Grade 0
	中耳炎，外耳炎（照射範囲に耳介・耳道が含まれる場合〈6章-2参照〉）		
	【眼障害（照射範囲に含まれる場合）】 結膜炎，角膜炎		
アセスメント	身体的	・原疾患による障害の有無と程度を確認する ・病状や体調，身体機能などを把握し，治療中の症状の変化や異常などに気づけるようにする ・治療に関する情報を確認し，放射線療法中〜後に起こりうる症状や変化を予測する ・治療計画を確認し，治療時の工夫や有害事象の予測・対応方法などを判断する	
	精神的	・患者や家族の疾患に対する認識と受け止めを把握する	
	社会的	・社会的役割に関する情報（就業の有無，職業，余暇活動，近所づき合いなど）を把握する	
看護ケア	身体的	・巣症状や頭蓋内圧亢進症状の出現・増悪がないか観察する	
	精神的	・安心感と安楽を提供する（傾聴，共感的理解，疑問や気持ちを表出しやすい環境・関係づくり，症状緩和，環境整備など）	
	社会的	・医療ソーシャルワーカーなどと連携し，活用できる社会資源を手配して，患者・家族の療養生活サポート体制を整える	

治療中（放射線量）			治療後
20〜40 Gy	40〜60 Gy	60 Gy〜	
・治療開始直後から症状出現・増悪の可能性がある（病変の性質，手術既往の有無，治療部位，照射線量，患者個人の体質などによって有害事象の出現時期・程度は異なる）			・脳へ照射することにより，下記を生じる場合がある ・内分泌障害 ・白質脳症，高次脳機能障害 ・視機能障害 ・耳障害 ・脳壊死 ・二次がん
・治療開始後数日から症状出現の可能性がある（治療開始後 2〜3 日で症状は軽快することが多いが，併用療法の有無，治療部位，照射線量などによって出現時期・程度は異なる）			
・皮膚炎：Grade 1〜2 ・脱毛症：Grade 1	・皮膚炎：Grade 1〜2 ・脱毛症：Grade 2	（通常，60 Gy 以上の照射はしない）	
Grade 1〜2			
・結膜炎：Grade 1〜2 ・角膜炎：Grade 1〜2			
・起こりうる有害事象を観察・評価し，適切なケア方法を判断する ・症状が出現した場合，原疾患による症状との鑑別を行う ・症状が重症・難治性の場合，画像診断・評価を実施する			・晩期有害事象に影響する要因（年齢，総線量，腫瘍の大きさ，放射線療法以外の治療の有無と内容，併用療法の有無と内容など）を確認する
・患者や家族の精神状態（言動，表情，食事摂取状況，睡眠状況などを把握する）			
・生活環境，家族に関する情報を確認し，家族への支援の必要性を把握する			
・放射線療法を安全・安楽に受けられるように環境整備や工夫を行う（転倒・転落防止，前投薬など）			
・照射前の制吐薬・浸透圧利尿薬・ステロイド薬の投与，環境整備，食事の工夫 ・悪心・嘔吐，全身倦怠感，食欲不振などの出現時，原疾患による症状との鑑別を行う ・症状に合わせて適宜投薬を行い，効果を評価する			

		治療前	0〜20 Gy
セルフケア支援	意思決定支援	• 治療や療養場所の検討・選択について，患者の状態や希望を確認し，意思決定するプロセスを支援する • 意識障害が認められるなど，患者が意思決定能力を有していないと判断された場合，家族や後見人が代理意思決定の役割（代諾者）を担う必要がある	
	病状・治療説明	• 治療前オリエンテーションは家族とともに行うことが望ましい．家族にも説明を行いながら，協力を得られるよう調整する • 症状の早期発見と対処が重要であることを伝え，体調に変化があったときにはすみやかに医療者に知らせるよう説明する	
	スキンケア		
	身体機能の維持・改善：リハビリテーション		

照射部位の特徴（解剖学的知識）

　頭蓋骨内は，脳実質，髄膜，脳神経，下垂体などで構成されており，これらの部位からさまざまな種類の腫瘍が発生する．

　脳腫瘍は頭蓋骨内にできる腫瘍の総称で良性と悪性とに分けられ，原発性脳腫瘍と別の臓器で生じた腫瘍が転移する転移性脳腫瘍がある．さらに分類すると，原発性脳腫瘍のなかには，脳実質内に発生する腫瘍と，脳実質外に発生する腫瘍とがある．

　脳腫瘍にはほかのがんのように TNM 分類やステージ分類はなく，腫瘍の成長速度と悪性度に応じて，WHO 分類で Grade Ⅰ〜Ⅳに分類される．Grade Ⅱ〜Ⅳは悪性脳腫瘍となり，神経機能を温存し手術でできるだけ摘出して放射線療法や薬物療法を行うことが多い．

　日本の原発性脳腫瘍発生頻度は年間におよそ2万人と考えられており，組織分類別の発生頻度は ① 髄膜腫（24.4％），② 神経膠腫（24.3％，うち膠芽腫11.1％），③ 下垂体腺腫（18.6％），④ 神経鞘腫（10.1％，Grade Ⅰ），⑤ 中枢神経系悪性リンパ腫（3.5％）などである[1]．転移性脳腫瘍はがん患者の約10％に発生すると報告があり，日本の罹患者数は年間数万人以上で原発性中枢神経系腫瘍よりもはるかに多いと見積もられている．

　脳腫瘍による症状は，腫瘍によって頭蓋骨内部の圧力が高まるために起こる頭蓋内圧亢進症状と，腫瘍が発生した部位の脳が障害されて起こる局所症状（巣症状）に分けられる．巣症状は腫瘍が発生する場所によってさまざまな症状を呈するが，多くは脳の大切な機能を担う部分を障害することによる局所機能の脱落症状として現れる．脳は機能局在がはっきりしているため，腫瘍の存在部位を知ることは，患者の症状を理解するための大切な手がかりとなる（図1）．

　本稿では脳腫瘍のなかで悪性で，放射線療法が集学的治療の重要な役割を担っている代表的なものを取り上げる．

治療中（放射線量）			治療後
20〜40 Gy	40〜60 Gy	60 Gy〜	
・医学的適応，患者の意向，QOL，周囲の状況などについて情報整理し十分に検討したうえで，患者の希望を反映した意思決定につなげる援助を行う			・治療後は晩期有害事象として起こりうる症状を患者と一緒に確認する ・定期受診の必要性を理解しているか確認し，緊急時の連絡・受診方法などを説明する
・脳腫瘍による症状・異常が出現する可能性があるため，患者一人で移動・行動する場合は医療者に相談するよう説明する ・頭痛や気分不良を助長する可能性があるため，眼精疲労を避けるよう説明する ・努責による頭蓋内圧亢進を避けるため，排便コントロールの必要性と方法を説明する			
・患者・家族が行うスキンケアのサポートを行う ・患者の体調を観察・確認しながら進める ・患者の体調管理や環境整備を行う			

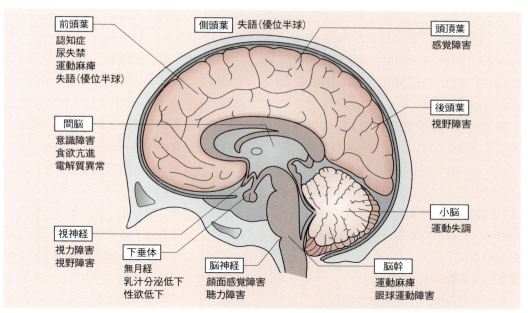

図1 脳腫瘍による神経症状
（渋井壮一郎，編. がん看護 実践シリーズ1 脳腫瘍. メヂカルフレンド社；2007. p.23 より）

照射法および適応となる疾患と治療法

　悪性脳腫瘍の治療は，手術療法（腫瘍摘出術），放射線療法，薬物療法を組み合わせた集学的治療である．

　脳への照射を受ける患者は小児から高齢者までと幅広く，治療目的も根治や症状緩和，緊急照射など多岐にわたる．高齢者に

6章 照射部位・対象に応じたケア

対しては，合併症をきたさない範囲で迅速に放射線療法を終了し，早期に自宅復帰をめざす方向で研究が取り組まれている．

小児の脳腫瘍に対する放射線療法については，6章8-「① 治療」p.263を参照されたい．

照射法

通常外部照射

脳・脊髄に対する放射線療法は直線加速器（ライナック，リニアック）からの高エネルギーX線を用いた分割照射が多い．近年はCT画像を用いた三次元治療計画が原則，推奨され，腫瘍の部位や周囲組織との関係に応じて局所照射，拡大局所照射，全脳室系照射，全脳照射，全脳脊髄照射などが行われている．

腫瘍部への総線量は低Gradeの腫瘍に対しては50～55 Gy，高Gradeの腫瘍，特に膠芽腫に対しては60 Gyあるいはそれ以上を照射することが多い．脊髄腫瘍の場合は，放射線脊髄炎が起こるとQOLの低下が著しいため，総線量は46～50 Gyまでにとどめることが多い．

定位放射線照射（STI）

転移性脳腫瘍，悪性原発性脳腫瘍，良性脳腫瘍のうち，比較的サイズが小さく病変数が少ないものに対して行われる．用いる放射線はガンマ（γ）線，X線，粒子線などがあり，一般的な定位放射線治療専用装置としてガンマナイフ，サイバーナイフ，ノバリス，トモセラピーなどが知られている．STI（stereotactic irradiation）は定位手術的照射（stereotactic radiationsurgery：SRS，単回照射）と定位放射線治療（ste-

reotactic radiationtherapy：SRT，分割照射）に分けられ，病変の種類・位置・大きさなどによって照射方法が選択される．

適応となる疾患と治療法

神経膠腫（glioma）

脳を構成する細胞のうちの神経膠細胞（グリア）から発生する原発性脳腫瘍である．神経膠細胞はさらに星状膠細胞，乏突起膠細胞，上衣細胞などに分類されることから，神経膠腫も星細胞腫，乏突起膠腫，上衣腫などがあり，それぞれの腫瘍で病理組織学的な悪性度分類（WHO分類のGrade Ⅰ～Ⅳ）が行われる．

星細胞腫，乏突起膠腫，上衣腫はGrade Ⅱに属し，退形成星細胞腫，退形成乏突起膠腫，退形成上衣腫はGrade Ⅲに属する．悪性度が最も高いGrade Ⅳには，浸潤性・播種性に発育する傾向がある膠芽腫（グリオブラストーマ）がある．

治療

主体は手術であるが，浸潤性に増殖する性質上，術後残存する頻度は高く，悪性度に応じて放射線療法や薬物療法が追加される．また，術後支持療法のみを行う場合と比較して，放射線療法は有意に予後を改善することが明らかとなっている．

膠芽腫に対しては薬物療法併用拡大局所照射が標準とされ，60 Gy/30回/6週（2 Gy/回）が推奨されている．

悪性脳腫瘍では脳の血液脳関門の存在によって長らく薬物療法の有効性は立証されていなかったが，現在では経口投与，静脈注射，局所投与などの方法でさまざまな薬剤の組み合わせや投与方法が開発されてい

る．神経膠腫に対する薬物療法は，テモゾロミドを用いたレジメンが標準とされている．テモゾロミドは初発の悪性神経膠腫に対して初めて生存期間の延長効果が証明されたアルキル化薬である．内服（カプセル）と点滴薬があり，内服可能な場合は通院で薬物療法ができる．投与方法は，放射線療法中は1日1回75 mg/m^{2}を42日間（6週間）服用，放射線療法後は維持療法として150〜200 mg/m^{2}を5日間服用し23日間の休薬を4週間ごとに繰り返す．何コースを続けるかは病状や効果などから判断する．

2013年には悪性神経膠腫に対して分子標的治療薬のベバシズマブが保険適用となった．ベバシズマブはVEGF（vascular endothelial growth factor：血管内皮細胞増殖因子）に対する抗体で，腫瘍の血管新生を阻害し抗腫瘍効果を示す．臨床試験では再発までの期間を延長することが示され，近年では治療後の悪性神経膠腫の放射線壊死における症候性浮腫の軽減作用を示すことが注目され，適用拡大が期待されている．

70歳以上の高齢者で薬物療法併用の放射線療法が困難な場合には，いずれかの単独療法も選択肢とされている．

■ 中枢神経系リンパ腫（PCNSL）

PCNSL（primary central nervous system lymphoma）は診断時に中枢神経系外にほかの病巣を認めない中枢神経系に限局した節外性リンパ腫を指し，他臓器リンパ腫由来の二次性中枢神経系リンパ腫は含まない，と定義されている[2]．PCNSLは近年増加傾向にあり，50〜70歳代に高頻度でみられる．PCNSLの95%以上は非ホジキンリンパ腫（non-Hodgkin lymphoma：NHL）でB細胞由来（ほとんどが，びまん性大細胞型B細胞リンパ腫〈diffuse large B-cell lymphoma：DLBCL〉）である．

治療

生検術による腫瘍組織からの病理診断確定後に大量メトトレキサート（high dose methotrexate：HD-MTX）療法を基盤とする薬物療法，それに続く全脳照射を主体とする放射線療法が原則とされている．

初期治療における奏効率は比較的良好であるが再発率は高く，遅発性中枢神経障害を余儀なくされることも多い．

■ 転移性脳腫瘍（brain metastasis）

がん医療の進歩により生存期間が延長し，遅発性合併症としての転移性脳腫瘍の罹患率は増大している．転移性脳腫瘍の半数は肺がんから，次いで乳がんから発生するとされる．転移性脳腫瘍に対する放射線療法の目的は，脳神経症状や頭蓋内圧亢進症状を改善し，突然の死亡を避け，可能であれば長期生存すること，患者の生活レベルを維持ないし改善すること，などとされている．

治療

単発性に対する放射線療法では全脳照射とSTI，局所照射（術後腔を含む）がある．少数個（2〜4個）では全脳照射，STI（予後良好の場合，3 cm以下）が勧められている．多数個（5個以上）では全脳照射が推奨されるが，5個以上に対しても，全身状態良好で転移病巣が小さい場合などではSTIのみが行われる施設もある．現在10個までの脳転移をSRSで治療する試験が終わり，さらに多数個の試験が進められている．

全脳照射では30 Gy/10回/2週（3 Gy/日）が標準とされ，STIでは病巣の大きさや部位，治療装置の種類などによって照射量や回数は異なる．

主な有害事象

脳腫瘍によって引き起こされる症状（図2）

脳への照射を受ける患者の場合，脳腫瘍により生じる症状にも留意する必要がある．

放射線療法中に食欲不振，悪心・嘔吐，全身倦怠感が起こることがあるが，個人差が大きい．照射野や1回線量が大きいほど起こりやすいと考えられている．

照射開始初期は神経症状や脳浮腫による頭蓋内圧亢進症状（頭痛，意識障害，悪心など）が起こるとして，浸透圧利尿薬やステロイド薬の投与が行われる場合がある．これらの予防投与や投与量・期間などは患者によって異なる．症状出現の場合，照射中は投薬を継続し，症状の増悪がなければ漸減していく．

放射線療法とは関係なく，脳腫瘍によるヘルニアや出血によって病状が急変することもあるため，治療期間中の観察や異常の早期発見・対処には十分注意する．

放射線療法によって引き起こされる症状

■急性有害事象

脳への照射では，放射線療法初期に神経症状の増悪やけいれん発作などが起こる可能性がある．放射線療法に伴う急性症状には，放射線照射部位に起こる皮膚炎，中耳炎・外耳炎などや，照射部位とは関係なく起こる全身倦怠感，頭痛，悪心・嘔吐，食欲不振などがある．

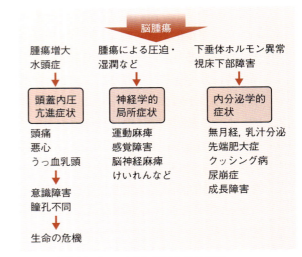

図2 脳腫瘍によって引き起こされる症状
（廣瀬雄一．脳腫瘍．BRAIN NURSING 2010；26〈4〉：28 より）

■晩期有害事象

- 内分泌障害：視床下部-下垂体系に照射した場合に起こりうる．放射線照射以外の要因も考えられる．薬物によるホルモン補充療法が行われる．
- 白質脳症，高次脳機能障害：治療後に記銘力や認知力の低下がみられることがあるが，発症率は明確になっていない．これらの発症には，年齢や総線量，腫瘍の大きさ，放射線療法以外の治療の有無と内容，併用療法の有無と内容などが重複して関連していると考えられている．症状に応じた対応が行われる．
- 視機能障害：眼球や視交叉に照射される場合，視力・視野障害や白内障，網膜症などが生じる可能性がある．
- 脳壊死：治療後6か月〜2年で生じやすい晩期有害事象で，画像で早期発見される場合と症状が出現して診断される場合

がある．発生頻度は照射野・線量に依存する．脳浮腫や出血に注意を要し，ステロイド薬投与などが行われる．悪性脳腫瘍の場合は再発の可能性もあるため，画像上病変の拡大や新規病変がみられた場合には鑑別を要する．

- 二次がん：脳への放射線療法後の二次性腫瘍の発生については髄膜腫や肉腫，神経膠腫などが多いといわれているが，頻度などに関する十分なデータはない．

アセスメント

　脳への照射を受ける患者には，生命維持に直結する機能障害の出現に対する不安を抱えている場合や，治療開始前に運動や神経の機能障害をきたしている場合がある．いずれの場合も患者の生活に大きな影響を与える出来事であり，看護師は治療前から，身体症状の早期発見や対処，症状緩和，精神的サポートなどの役割を担うことが期待されている．

治療前

■看護に必要な情報を収集し，誰にどのような内容・方法でオリエンテーションするのが効果的かを判断する

- 対象者に関する情報：患者の病状（意識障害，頭痛，けいれんなどの有無と程度）や身体機能（身体機能障害の有無と程度；麻痺や関節可動域制限，知覚・聴覚・視覚障害，言語障害など），会話内容，心理状態，役割機能，セルフケア能力など．苦痛症状の有無と症状緩和の程度．家族の状況・サポート体制など．
- 治療に関する情報：病歴・治療歴．手術療法を受けている場合，腫瘍摘出の有無や術式に関する情報．放射線療法の目的．併用療法の有無．入院治療か通院治療か．

- 脳腫瘍患者の状態評価では，神経症状を加えたパフォーマンス・ステイタス（performance status：PS）の評価を行うために KPS（Karnofsky performance status）が用いられることがある（**表1**）．
- 脳腫瘍や放射線療法によって起こりうる高次脳機能障害についても発症の可能性を念頭において定期的に症状評価を行う必要がある．高次脳機能障害の評価には多くの種類の神経心理学的検査があり，記憶，注意，遂行機能などが評価されるが，スクリーニング検査として有用なものには MMSE（Mini-Mental State Examination)[3]などがある．

■治療計画を確認し，治療時の工夫や有害事象の予測・対応方法などを判断する

- 治療中の配慮・工夫（例：転倒・転落防止など）のための連絡調整を行う．
- 治療計画を確認し，有害事象や出現時期などを予測し，対応策を準備する．

治療中

■治療中に出現する有害事象を観察・評価し，適切なケア方法を判断する

- 食事摂取状況や睡眠状況など，患者の療養生活の様子を確認し，早期発見・対処

表1 performance status scales

Karnofsky scale		ECOG scale	
％スコア	**状態**	**スコア**	**状態**
100	正常．自他覚症状がない	0	無症状で社会的活動ができ，制限を受けることなく，発病前と同等にふるまえる
90	通常の活動ができる．軽度の自他覚症状がある	1	軽度の症状があり，肉体労働は制限を受けるが，歩行，軽労働や座業はできる
80	通常の活動に努力がいる．中等度の自他覚症状がある		
70	自分の身の回りのことはできる．通常の活動や活動的な作業はできない	2	歩行や身の回りのことはできるが，時に少し介助がいることもある．軽作業はできないが，日中50％以上は起居している
60	時に介助が必要だが，自分でやりたいことの大部分はできる		
50	かなりの介助と頻回の医療ケアが必要	3	身の回りのことはある程度できるが，しばしば介助がいり，日中の50％以上は就床している
40	活動にかなりの障害があり，特別なケアや介助が必要		
30	高度に活動が障害され，入院が必要．死が迫った状態ではない	4	身の回りのこともできず，常に介助がいり，終日就床を必要としている
20	非常に重篤で入院が必要．死が迫った状態ではない		
10	死が迫っており，死に至る経過が急速に進行している		
0	死亡		

ECOG：Eastern Cooperative Oncology Group
（Yarbro CH, Frogge MH, Goodman M. CANCER NURSING 6th edition. Jones & Bartlett Publishers；2005. p.177 より一部改変）

につなげる．
- 症状観察の際には脳腫瘍や併用療法による症状との鑑別をし，適切な対応を行う．

■ **治療中のセルフケア能力の変化を観察・評価し，セルフケア支援方法の変更・修正を判断する**

- 脳への照射を受ける患者の場合，治療開始後出現した身体症状によってセルフケア能力が低下することがある．
- 苦痛症状の程度と症状緩和状況を確認し，患者・家族の状況に応じたセルフケア支援を行う．

治療後

■ **出現の可能性のある晩期有害事象を確認し，早期発見・対処に効果的な方法を判断する**

- 脳への照射の場合，照射範囲に一致する内分泌障害や視機能障害，耳障害の晩期有害事象に加えて高次脳機能障害を起こす可能性があるため，早期発見・診断が必要となる．

▶ 看護ケア

病状や治療によって起こりうる症状をいかに予防し，早期発見するかという点が最優先となる．そして，症状が出現した場合には，重篤な状態となる前にすみやかな対

処を行い，その程度を最小限に抑えることも重要である．

脳浮腫・頭蓋内圧亢進症状

治療開始後早期から生じることが多いとされ，頭痛や悪心・嘔吐，神経症状の増悪などの症状を呈する．患者・家族には治療前に，症状が出現する可能性があることと対処方法を伝え，症状があれば必ず医療者に伝えるように説明する．

■頭蓋内圧亢進症状の予防

- 姿勢・体位の工夫：頭部を伸張・屈曲させるような体位を避ける．
- 排便コントロール：排便時の怒責による腹腔内圧の上昇は脳血流を妨げるため，緩下薬などを用いて調整する．
- 環境整備：照明・音・室温などの環境を快適に保ち，心身の安定を図る．

■苦痛症状を緩和する

- 頭痛などの症状の出現時間などを観察し，投薬時間を検討・工夫する．
- 体調・症状に応じて放射線治療室に出向く時間などを調整する．
- 浸透圧利尿薬やステロイド薬を投与する場合，排尿状態などを観察し，正しく安全な薬剤管理を行う．
- ステロイド薬投与中の場合，薬剤の副作用（易感染，高血糖，高血圧，精神症状，眼圧亢進，胃腸障害など）にも注意する．

■患者の安全を守る

- 異常の早期発見・対処：治療前の患者の病状や身体機能を把握し，治療期間中の症状・体調の変化や新たな症状出現などの異常を早期に発見し，すみやかな対処・ケアで重症化や苦痛を防ぐ．
- 放射線療法中の安全確保：意識レベルの低下などによって治療中の体位保持が難しい場合，患者が危険にさらされることを回避するために体位固定をすることがある．体位固定に際しては，その必要性（切迫性が高い，代替方法がない，一時的であるなど）について関係者で十分検討するとともに，患者・家族に事前に説明し，同意を得たうえで実施する．治療時の患者の安全確保の前提には，症状改善や不安軽減に対する適切な治療・ケアの提供があることは当然である．

皮膚・粘膜

照射による脱毛は放射線療法が始まってから2〜4週間頃から徐々に出現し，照射範囲に一致して起こる．看護師は，どの部位に皮膚炎や脱毛が出現する可能性があるかを照射方法や線量分布から確認し，患者や家族に説明する．

毛髪の再生まで3〜6か月を要するが，総線量55 Gy以上照射される場合は永久脱毛になる可能性がある．患者は，事前に説明を受けていた場合でも，脱毛が始まったときには衝撃を受けることが多いため，治療開始前の説明に加え，脱毛出現時期に合わせた声かけや心理的ケアを行う．患者の希望を聞きながら，頭皮を保護する方法（スカーフやウィッグなど）を紹介する．

脳への照射の場合，皮膚炎の徴候は頭皮の紅斑と乾性落屑が主として現れる．程度に応じたスキンケアを行い，適宜，皮膚科専門医などにケア方法を相談する．また，こすらない，掻かないように爪を短く切るなどの対応をしておくことが望ましい．

ほかに，照射範囲内に耳や耳介が含まれている場合は耳道や耳介後面の皮膚症状にも注意する．

栄養

治療開始後，悪心・嘔吐，全身倦怠感，食欲不振などの苦痛症状が出現した場合，原疾患による症状との鑑別を行いながら，適宜，薬物療法やケアを提供する．

患者の体調・症状を観察し，栄養不足や脱水が生じていないか評価する．症状に合わせて，照射前・後の制吐薬投与や，食事内容の工夫や環境整備などを行う．

セルフケア支援

看護師には病状・症状に対応した適切な看護と，脳への照射を受ける患者が安全・安楽に療養生活を送るための支援や教育的かかわりを担うことが求められている．

治療前

■病状・治療説明時
- 病状や治療の不安だけでなく，入院の長期化により心身の疲労を体験している場合もある．看護師は病状説明の際はできる限り同席し，患者と家族の反応を確認する．不安や疑問がある場合は，説明の補足を行い，いつでも疑問に答えることを伝え，不安・ストレスの軽減を図る．

■治療開始前オリエンテーション
- 脳腫瘍の場合は特に，患者・家族に「医療者に報告すべき身体症状」を伝え，早期発見・対処につなげる（意識レベル〈覚醒状態〉，頭蓋内圧亢進症状〈頭痛，悪心・嘔吐〉，局所症状〈痙攣，感覚異常，麻痺など〉）．
- 脳腫瘍に伴う身体症状などでセルフケア能力が低下している患者や高齢者，小児に対しては，理解しやすいように個別的な方法でオリエンテーションを行う．
- パンフレットやクリニカルパスを活用したり，文書やイラスト，写真を使用したりして，検査，治療スケジュール，日常生活上の注意点などについて説明する．
- 家族とともに行うことが望ましい．この場合，家族にも説明しながら，家族の状況やサポート体制を確認し，協力を得られるように調整する．
- 患者の症状として麻痺や失調などが現れている場合，患者・家族の動揺・不安は大きい．病状に応じた適切な対応と異常の早期発見に努めるとともに，療養生活を送る際の工夫や対処をともに考えるなどのケアを行う．
- 得られた情報は治療に携わる看護師・他職種と共有し，治療・看護につなげる．

治療中

■治療中に出現する有害事象の観察とケア
- 脳腫瘍や放射線療法で現れる症状は生命維持にかかわる中枢機能の障害と，認知機能や情緒面の変化など，多様である．看護師は患者の身体状況に変化がないか

観察を続け，医療的介入の必要性などを判断する．また，体調観察やADL遂行，内服管理などのセルフケア技術を継続できるように，医療者や家族が適宜，補助・代償する．

■身体機能の維持・改善—リハビリテーション

- 悪性脳腫瘍患者の機能障害（高次脳機能障害，片麻痺，嚥下障害など）に対するリハビリテーションが治療と並行して行われる．治療中は体調変化や症状が生じやすい状態にあるため，リハビリテーション前後のバイタルサインや体調の確認，衣類や環境などの整備を行う．また，リハビリテーション室での訓練を自宅や病棟でも継続できるように，リハビリテーション担当者と連携をとる．
- 患者・家族は，コミュニケーションや日常生活動作が思いどおりにできず，不安や動揺を抱く場合もある．看護師は患者の状態を把握し，患者・家族への精神的サポートを行う．
- 担当医療チームで，患者・家族の状況やリハビリテーション計画を共有する．また，注意する症状や相談先・連絡先を文章やパンフレットを用いて，わかりやすく伝え，理解を促すとともにサポート体制があることを示す．

治療後

- 脳への照射の場合，治療後数年にわたって出現の可能性がある晩期有害事象について慎重な観察を続ける必要がある．看護師は症状出現に関連する照射範囲を確認し，出現の可能性のある症状や徴候の具体的内容，それがあったときの連絡法や受診方法などを伝える．

◉引用文献

1) 国立がん研究センター希少がんセンター．さまざまな希少がんの解説 脳腫瘍．https://www.ncc.go.jp/jp/rcc/about/brain_tumors/index.html（2019年3月アクセス）
2) 日本脳神経外科学会，監．脳腫瘍診療ガイドライン1 2016年版 成人膠芽腫・成人転移性脳腫瘍・中枢神経系原発悪性リンパ腫．金原出版；2016.
3) 日本リハビリテーション医学会，がんのリハビリテーションガイドライン策定委員会，編．がんのリハビリテーションガイドライン．金原出版；2013. p.98.

◉参考文献

- 日本脳神経外科学会，日本病理学会，編．臨床・病理 脳腫瘍取扱い規約 第3版．金原出版；2010.
- Committee of the Brain Tumor Registry of Japan. Brain Tumor Registry of Japan（2001-2004）. Neurol Med Chir（Tokyo）2014；54（suppl）：1-102.
- Louis DN, Perry A, Reifenberger G, et al. The 2016 World Health Organization Classification of Tumors of the Central Nervous System：A summary. Acta Neuropathologica 2016；131（6）：803-820.
- 日本放射線腫瘍学会，編．放射線治療計画ガイドライン2016年版．金原出版；2016. p.57-81, 355-358.
- 川西 裕．教えて！おもな脳神経疾患と治療：脳腫瘍②神経膠腫．BRAIN NURSING 2016；32（4）：366-367.
- 大西 洋，唐澤久美子，唐澤克之，編．がん・放射線療法2017 改訂第7版．学研メディカル秀潤社；2017.
- Li J, Brown PD. The Diminishing Role of Whole-Brain Radiation Therapy in the Treatment of Brain Metastases. JAMA Oncol 2017；3（8）：1023-1024.
- Hancock CM, Burrow MA. The role of radiation therapy in the treatment of central nervous system tumors. Semin Oncol Nurs 2004；20（4）：253-259.
- 渋井壮一郎，ほか．脳腫瘍—最新の治療と看護．がん看護 2007；12（4）：395-438.
- Bohan EM. Cognitive changes associated with central nervous system malignancies and treatment. Semin Oncol Nurs 2013；29（4）：238-247.

2 頭頸部

祖父江由紀子

頭頸部への照射ケアマップ

<table>
<tr><th colspan="2" rowspan="2"></th><th rowspan="2">治療前</th><th colspan="2">治療中（放射線量）</th><th></th></tr>
<tr><th>0〜20 Gy</th><th>20〜40 Gy</th><th></th></tr>
<tr><td rowspan="7">主な有害事象</td><td>放射線性皮膚炎</td><td></td><td>Grade 0</td><td>Grade 1</td><td></td></tr>
<tr><td>• 粘膜炎（口腔，咽頭，喉頭）
• 口唇炎
• 口腔内痛
• 咽喉頭疼痛
• 口腔咽頭痛
• 歯肉痛</td><td></td><td>Grade 0</td><td>Grade 1</td><td></td></tr>
<tr><td>口内乾燥</td><td></td><td>Grade 1</td><td>Grade 1</td><td></td></tr>
<tr><td>【眼の症状】
• 結膜炎
• 角膜炎</td><td></td><td>Grade 0</td><td>Grade 1</td><td></td></tr>
<tr><td>【鼻の症状】
• 副鼻腔痛
• 鼻閉
• 副鼻腔障害</td><td></td><td>Grade 0</td><td>Grade 1</td><td></td></tr>
<tr><td>【耳の症状】
• 外耳炎
• 中耳炎</td><td></td><td>Grade 0</td><td>Grade 0</td><td></td></tr>
<tr><td colspan="5"></td></tr>
<tr><td rowspan="3">アセスメント</td><td>身体的</td><td>• 原疾患による症状の有無と程度（疼痛，開口障害など）
• 予測される有害事象と治療前の状態
• 原疾患の症状による食事摂取への影響
• 食生活の状況（食事の嗜好，早食いなどの習慣など），栄養状態
• う歯など，処置が必要な問題がないか，歯科の専門的チェック
• 義歯がある場合は，装着状況，セルフケアの実施状況</td><td colspan="2">• 口腔〜咽喉頭の粘膜の状況（変化）：有害事象の程度
• 口内乾燥，痛みや嚥下時の違和感，味覚の変化などの自覚症状の有無と程度

• 食事摂取状況と栄養状態（食事形態の変更の必要性）</td><td></td></tr>
<tr><td>精神的</td><td>• 疾患や治療に対する理解，疑問や不安の内容</td><td>• 有害事象への不安（どれだけ強くなるのか，いつ治るのかなど）の内容と程度</td><td>• 有害事象の苦痛を起因とする気持ちの落ち込みの状態（程度）</td><td></td></tr>
<tr><td>社会的</td><td>• 治療中の仕事継続の有無と業務内容
• 衣類の好みや着衣の社会的制約（ワイシャツ・ネクタイの着用）など</td><td></td><td>• 通院の場合，有害事象出現による調理担当者の困り具合（家族の不安）</td><td></td></tr>
</table>

40～60 Gy	60 Gy～	治療後
Grade 2	Grade 3	• 4 章「1. 放射線性皮膚炎」p.104 を参照
Grade 1～2	Grade 2～3	• 治療後 2 週間程度で症状が改善してくることが多い • 粘膜炎に起因する疼痛が強かった場合，痛みが遷延して鎮痛薬（医療用麻薬を含む）の漸減に 1 か月程度要する場合がある
Grade 2	Grade 2	• 唾液腺は 40 Gy 以上で永久的な分泌障害を起こし，晩期有害事象として残存する • 症状軽減の実感には年単位の時間を要することが多い
Grade 1	Grade 2	
Grade 1	Grade 1	• 粘膜の炎症は，通常，2 週間程度を目途に改善傾向に向かう • 長期的に，乾燥，鼻出血などが持続することがある
Grade 1	Grade 1	• 治療後 2 週間程度を目途に改善に向かう．炎症による耳漏がある場合，細菌感染を合併すると症状が遷延する • 長期的に，耳垢が増加することがあるが，耳かきを頻回に行うことで外耳道を傷つけると，滲出液が出て耳垢（のようなもの）がさらに増える悪循環になる
• 粘膜炎に伴う疼痛とその対策 　　　　　　　• 感染徴候の有無 • 症状の悪化に伴う経口摂取不良などに合わせて，栄養摂取経路を変更し，その後を評価		• 有害事象の症状の改善状況（正常からの逸脱がないか） • 治療終了時点での有害事象の状況とその後のケア提供者に合わせたケア方法が実施されているか
• 気分転換活動の実施状況		• 身体症状の改善とともに，精神症状も改善傾向となるはずだが，精神症状の遷延がないか（うつなど，精神症状の有無と程度）
• 仕事の継続状況（時短勤務や休職など）		• 有害事象が遷延するなど，身体症状や精神症状によって社会生活（仕事）の継続が難しい状況にないか
• 粘膜炎による言語的コミュニケーションの困難感の有無		

		治療前	治療中（放射線量）		
			0〜20 Gy	20〜40 Gy	
看護ケア	身体的	・治療計画から予測される有害事象とその出現時期，対処方法などを具体的に説明する ・必要時，事前の歯科処置が受けられるよう調整			
	精神的	・不安な気持ちの傾聴，誤解の払拭，適切な情報提供 ・信頼関係の構築		・出現した有害事象に関連した不安の軽減	
	社会的	・仕事の継続に関連して，本人の希望と治療時間との調整			
セルフケア支援	禁酒・禁煙	・禁酒・禁煙の必要性の理解促進と行動変容に向けた支援			
	症状マネジメント	・頭頸部は日光にさらされる機会が多いので，遮光の実現可能で具体的な方法を提案する ・口腔ケアの必要性の理解（実際のケアは4章「2. 口腔粘膜炎」p.114 を参照） ・刺激物摂取の回避 ・ゆっくりよく噛んで食べることの理解促進 【照射範囲に含まれる部位】 ・治療計画時から皮膚炎が出現する可能性のある部位と着衣による機械的刺激を避ける具体的方法の提案（詳細は4章「1. 放射線性皮膚炎」p.104 を参照） ・声帯：大きな発声を避ける必要性を理解し，実行を支援する ・眼：睫毛の脱毛による刺激を最小限にするため，サングラスや伊達メガネの着用を推奨する ・鼻：乾燥や鼻毛の脱毛による刺激を避けるため，マスク着用を推奨する ・耳：治療中から有害事象が落ちつくまでの耳かきの禁止，装飾品を身につけないことを理解し，実行を支援する		・出現した症状に対するケアを患者自身で行う際には，手技を理解し実践できるよう支援を行う ・患者自身でケアが行えない場合は，医療者や家族からのケアを受け入れられるよう支援を行う	

	40〜60 Gy	60 Gy〜	治療後
	• 粘膜炎の程度に応じて処方された薬剤の適切な使用 • 治療開始当初にできていたことも，症状の悪化に伴って実行が難しくなった場合には，専門的なケアを提供する • 耳垢除去を含めた耳鼻科の専門的ケアの調整 • 粘膜炎症状の増悪による栄養摂取困難の場合，症状に適した食事形態へ変更		
	• セルフケアの実行状況のアセスメントに基づいて，治療継続の意欲を維持できるようなポジティブなフィードバック		• 治療完遂ができたことへの本人の努力をねぎらう
	• 嗄声や粘膜炎症状の増悪による言語的コミュニケーション困難時に苦痛症状による苛立ちから周囲との関係悪化を回避する介入：発声困難時のストレスの少ないコミュニケーション方法の模索		• 本人と家族の関係性の向上を意図して，治療完遂に向けた家族の努力をねぎらう • 長期的に続く症状に対応しながら，仕事や家庭生活に戻るための支援をする
			• 一連の粘膜炎症状が落ちつくまで，継続する • 禁煙は，ほかの健康への影響も勘案して生涯継続を推奨
			【皮膚】 • 治療終了から1週間程度で皮膚炎がピークとなるので表皮破たんがなくても，しばらくセルフケアを継続する • 長期的に，照射範囲の皮膚が乾燥し発汗低下による熱感を伴うので保湿ケアや濡れタオルの使用などを継続する 【口腔〜咽喉頭の粘膜炎】 • 長期的に，唾液分泌障害のためう歯になりやすいので，口腔ケアを継続する • 口内乾燥に対して，人口唾液の使用や頻回の飲水と含嗽などを行い，自覚症状を緩和させる 【眼】 • 睫毛は，薬物療法の継続がなければ数か月後に発毛する．それまでは，サングラスなどでの刺激回避を継続する • 晩期有害事象である涙腺の障害は涙の分泌量低下をまねき，乾性角結膜炎（ドライアイ）を発症させる．涙腺への線量が30 Gy未満ではシビアなドライアイはないが，線量が多くなると必発する．シビアなドライアイの発生時期は9〜10か月後，45 Gy以下では4〜9年後となる • 眼の乾きに対しては，点眼薬などで対応する • 晩期有害事象として白内障が生じる可能性を患者自身が理解し，必要に応じて眼科を受診する 【鼻】 • 急性粘膜炎症状が落ちついた後も，鼻毛の発毛には数か月を要する．刺激を避けるため，マスク着用を継続する • 長期的に，軽度の刺激でも鼻出血をすることがあるため，適宜，対処する 【耳】 • 急性の炎症が落ちつくまでは，耳かきによる刺激を避ける．長期的にも，耳鼻科での耳垢除去を推奨する

6章 照射部位・対象に応じたケア

▶ 照射部位の特徴（解剖学的知識）

　頭頸部には，眼窩・眼球から下咽頭までの中枢神経を除いた臓器が含まれる．生理機能として，視覚，聴覚，嗅覚，味覚といった感覚器があり，咀嚼，嚥下，発声，呼吸といった役割をもつ．顔から首という外見に影響する部位なので，社会的な影響が大きいことも特徴である．

　頭頸部がんは，手術では機能喪失や外見への影響が大きいため，放射線治療を選択する場合がある．放射線感受性が比較的良好ながんが多いため，根治目的では高線量照射が行われる．さらに，治療効果を高めるために薬物療法を併用することもあり，皮膚や粘膜の急性有害事象による苦痛症状を強く実感する患者も多い．

　疫学的には，頭頸部がんの発生要因には喫煙と飲酒が深く関与している．放射線治療の観点からは，急性有害事象の低減のために禁酒・禁煙の実行は必須である．また，口腔ケアなど患者自身が行うケアが重要なため，事前の看護オリエンテーションが果たす役割は大きい．さらに，急性有害事象としての粘膜炎は経口摂取量低下をきたす．粘膜や皮膚の炎症の有害事象の創傷治癒を促進するためには，栄養状態を良好に維持することが重要となるなど，症状が複雑に交錯する特徴もある．

▶ 適応となる疾患と治療法

眼および眼窩腫瘍

■ 網膜芽細胞腫

　最も一般的な小児の眼球腫瘍である．両眼性に発生するものは遺伝性であることが多く，網膜芽細胞腫の40％は遺伝性である．放射線感受性は高いものの，特に遺伝性に対しては，二次がんのリスクを避けるためにX線による外照射を避ける傾向になってきた．陽子線や小線源での治療は，線質の特性から腫瘍への集中性が良く，二次がんや骨の成長阻害の低減が期待される．一般的な照射線量は，外照射では40〜50 Gy/20〜25回，小線源治療では腫瘍先端部を評価点として40〜50 Gyである．

■ 脈絡膜悪性黒色腫

　白人に比べて，日本人の発生頻度はきわめて低い．脈絡膜悪性黒色腫の放射線感受性は比較的低く，周囲の正常組織は放射線感受性が高い．そのため，線量集中性の高いヨウ素（^{125}I），パラジウム（^{103}Pd），ルテニウム（^{106}Ru）などのプラークを腫瘍が存在する強膜に縫い付ける小線源治療が用いられることがある．小線源治療では，腫瘍先端部を評価点として70〜100 Gyが照射される．しかし，プラークの縫着が難しい視神経乳頭部に近い腫瘍や，線量分布の広い大きな腫瘍は，小線源治療の適応からはずれる．粒子線治療は，腫瘍サイズや位置

の制限を比較的受けないので，適応範囲が小線源治療よりも広い．重粒子線照射を行う場合は，寡分割照射で 50〜85 Gy/5 回/1 週が行われる．

■脈絡膜転移

原発は乳がんまたは肺がんが多い．視力低下，視野欠損，疼痛などの症状緩和，または出現予防目的で放射線治療が行われる．線量は 30〜40 Gy/10〜20 回/2〜4 週が推奨される．

■眼窩内に発生する悪性リンパ腫

低悪性度であることが多い．悪性リンパ腫は放射線感受性が高いので，放射線治療単独で行うこともある．眼球結膜または眼瞼結膜の腫瘍で電子線照射を行う際は，鉛コンタクトを使用して水晶体への線量低下を工夫する．低悪性度の MALT（mucosa associated lymphoid tissue）リンパ腫への線量は 24〜30 Gy/12〜20 回/1.5〜4 週が標準的だが，24 Gy で十分という報告が増えているとガイドラインには記載されている[1]．

中悪性度に分類されるびまん性大細胞型 B 細胞リンパ腫（diffuse large B-cell lymphoma：DLBCL）への線量に，薬物療法後に完全寛解（complete remissioin：CR）ならば 30 Gy/15〜17 回/3〜3.5 週，CR に至らなければ 40 Gy/20〜22 回/4〜4.5 週が一般的である．

上顎がん

鼻腔は鼻中隔によって左右に分かれ，上・中・下の鼻甲介により縦に隔てられている．副鼻腔は鼻腔の周囲にある空洞で，上顎洞，篩骨洞，前頭洞，蝶形骨洞の 4 つ

の総称であり，それぞれ細い孔で鼻腔に通じている．このうち上顎洞に発生した悪性腫瘍を上顎がんとよぶ．

頸部リンパ節転移の頻度は低く，予防的頸部照射は必須ではない．周囲に視神経や網膜など放射線感受性の高いリスク臓器が存在するので，線量集中性の良い粒子線による治療効果が期待されている．X 線で照射を行う場合は，リスク臓器近傍の線量を下げ，計画標的体積（planning target volumn：PTV）内の線量均一性を向上させるため，強度変調放射線治療（intenstity-modulated radiation therapy：IMRT）が推奨される．治療は，整容性を重視した局所手術とシスプラチンなどを用いた薬物療法を併用して行われる．照射線量は 1 回 2 Gy の通常分割が標準で，原発巣や術後断端陽性部などのハイリスク領域には 66〜70 Gy，予防的リンパ節領域には 50〜54 Gy 程度である．

口腔がん

舌，頬粘膜，口腔底，上顎歯肉，下顎歯肉，硬口蓋など解剖学的に異なった部位に発生する．

口腔がんのほとんどが扁平上皮がんである．多くは片側性なので，健側口腔内の線量を低減した照射野設定が推奨される．この範囲への放射線治療は，外照射だけでなく小線源治療が適応となることがある．舌などの軟部組織にはイリジウム（^{192}Ir）やゴールドグレイン（^{198}Au）を用いた組織内照射が行われ，口蓋や頬粘膜の表在性腫瘍にはモールド照射（アプリケータに封入して装着する小線源治療の方法の一つ）が行

われる．小線源治療に先行して外照射が行われることもある．外照射では有害事象の低減のために X 線では IMRT が推奨される．

口腔がんは手術が標準治療であるが，断端陽性や複数のリンパ節転移を認めた症例には術後照射が推奨される．放射線治療単独より薬物療法併用のほうが，局所制御率の向上や生存率の改善が認められている．舌がんも根治治療の主体は手術であるが，T1〜2 症例と表在性の T3 症例では小線源治療が適応となる．顕微鏡的断端陽性や転移リンパ節に節外浸潤を認めた場合には，術後補助療法として薬物療法併用が推奨される．また，口腔がん全体に対しても，粒子線治療の線質特性による有害事象低減と治療効果が期待されている．口唇粘膜あるいは口唇に近い頬粘膜がんでは，電子線での照射も行われる．外照射単独の場合，1 回 2 Gy 照射で 40 Gy 前後に照射野を縮小し，総線量 66〜70 Gy/33〜35 回/6.5〜7 週前後で行われる．

上咽頭がん

頭蓋底，脳神経，頸動脈に近接しているため，手術が困難である．上咽頭がんの放射線感受性は高いので，遠隔転移がない場合は局所再発に対しても放射線治療が選択される．周囲には脳幹部や唾液腺などのリスク臓器があるので，晩期有害事象への配慮から IMRT が推奨されている．歯科治療として金冠やインプラントが装着されている場合，CT 画像が正しく撮像されず線量計算に影響したり，金属物からの散乱線で口腔粘膜炎が増強したりすることなどが懸念される．そのため，治療計画画像撮影前に，金属物の除去やスペーサーの挿入などが検討される．

PTV は，前方は上顎洞後壁，後鼻孔領域，側方は傍咽頭間隙，下方は軟口蓋の延長を目安とする比較的広い範囲である．設定範囲は疾患が骨などに浸潤していれば，さらに広げられる．線量は，原発巣および浸潤リンパ節に対して 66〜70 Gy/33〜35 回/6.5〜7 週が標準とされる．

中咽頭がん

組織型は約 90％ が扁平上皮がんで，そのうち約 70％ にリンパ節転移が認められる．Ⅰ〜Ⅱ期の早期例の場合は，小線源治療を含む放射線治療が単独で施行される．局所進行例と非切除症例では薬物療法併用が標準治療とされる．ヒトパピローマウイルス（human papilloma virus：HPV）関連の中咽頭がんは放射線治療の感受性が高く，予後は良好とされる．

脊髄，脳幹，唾液腺などのリスク臓器の線量を低減するために，可能であれば IMRT が考慮される．全頸部照射で 40〜50 Gy まで行い，原発巣と腫大リンパ節に限定して総線量 70 Gy 前後の照射が行われる．

下咽頭がん

下咽頭はリンパ流が豊富なため，発見時にはリンパ節転移を伴った進行がんであることが多い．早期がんに対しては放射線治療や内視鏡的切除，進行がんに対しては手術が主体となり，患者が喉頭温存を希望する場合には薬物療法を併用した放射線治療

が検討される.

照射範囲は, 原発巣とリンパ節領域および予防的領域を十分に含み, 両頸部照射で40〜46 Gy まで行う. さらに原発巣とリンパ節領域に対して追加照射を行い, 総線量70 Gy を 35 回/7 週の通常分割で実施する. 進行例に対しては薬物療法併用が標準治療である. 薬剤はシスプラチンが最も推奨され, 最近では分子標的治療薬のセツキシマブとの併用も治療効果が期待されている.

喉頭がん

ほとんどが扁平上皮がんであり, 発生部位により, 声門部がん, 声門上部がん, 声門下部がんに分類される. 嗄声が続くことで受診をして, 早期に発見されることが多い.

早期がん (T1〜2, N0) には, 根治照射あるいは喉頭温存術による発声機能の温存が推奨される. 進行がんに対しても, 薬物療法併用や喉頭温存術による, 喉頭温存を図ることが多い. 声門部がん T1〜2 では, 声帯病変のみを 5×5〜6×6 cm 程度の矩形照射野として左右対向 2 門照射が用いられる. 声門上部がんあるいは下部浸潤を伴う T2 症例では浸潤方向に照射範囲が拡大される. 線量分割は, T1 では 60〜66 Gy/30〜33 回/6〜7 週, T2 以上では 70 Gy/35 回/7 週が標準である.

唾液腺腫瘍

唾液腺は耳下腺, 顎下腺, 舌下腺の大唾液腺と口腔粘膜に広く存在する小唾液腺からなる.

切除可能な患者では治療の第一選択は手術で, 術後放射線治療を加える場合がある. 早期 (T1〜2) の低悪性度患者で完全摘出した場合には術後照射は行われない.

根治照射は, 切除不能な患者で適応となる. 頸部リンパ節を郭清し, 転移陽性の場合には予防的頸部照射が行われる. 照射法は, 3D-CRT (3D conformal radiotherapy; 三次元原体照射) あるいは IMRT が推奨される. 術後照射では, 腫瘍床に50 Gy/25 回/5 週, 断端陽性などの場合には 60 Gy/30 回/6 週程度が照射される. 予防的リンパ節領域へは 46〜50 Gy/23〜25 回/4〜5 週が照射される.

甲状腺のがん

甲状腺に発生する悪性腫瘍には, 濾胞上皮由来の乳頭がん, 濾胞がん, 未分化がん, 傍濾胞細胞由来の髄様がん, 悪性リンパ腫などがある. 乳頭がんや濾胞がんといった分化型がんの放射線感受性は低いので, 治療の第一選択は手術である. 放射性ヨウ素 (^{131}I) を取り込む場合は, 術後残存甲状腺組織破壊治療 (アブレーション) のほか, 肺, 骨, リンパ節などの転移に対しても RI 内用療法が適応となる. 未分化がんは進行が速く予後不良で, ^{131}I が集積しないので RI 内用療法は適応とならない.

MALT リンパ腫の場合, 限局期であれば放射線治療単独で良好な局所制御と長期的な生命予後が期待できる. この場合は, 24〜30 Gy/12〜20 回/1.5〜4 週が標準である.

DLBCL の場合には薬物療法を先行し, 放射線治療を行わないことも多い. 薬物療

法後，治療効果が CR ならば 30 Gy/15〜17 回/3〜3.5 週，非 CR ならば 40 Gy/20〜22 回/4〜4.5 週が一般的である．

主な有害事象

皮膚炎

頭頸部領域においても，外照射の際には必ず皮膚を透過するので皮膚炎が出現する．放射線性皮膚炎は，照射線量が 20〜30 Gy に達する頃より発赤が観察され始め，乾性落屑から湿性落屑へと進行する．

頭頸部領域では，比較的高線量を薬物療法と併用して照射するので，強い皮膚炎症状を経験する患者は多い．近年，放射線治療との併用が増えているセツキシマブは，ざ瘡様皮膚炎の副作用があり，症状出現前からのスキンケアがたいへん重要である．加えて，頭頸部領域の皮膚は，日常的に日光に曝露しやすい部位なので，遮光しないと悪化しやすい．特に耳介，眼窩，鼻などは機械的刺激の低減を考慮しながら遮光を工夫する必要がある．

頭頸部領域の急性皮膚炎は，照射終了から 1 週間後頃に症状のピークを迎え，びらんとなり滲出液が出ることもある．その後は徐々に回復し，通常は照射終了から 1 か月程度で必ず上皮化する．

口から咽頭の症状

口腔粘膜炎，口唇炎，口腔内痛，歯肉痛，口内乾燥，咽頭粘膜炎，喉頭粘膜炎，咽喉頭疼痛，咽頭痛などがある．

口腔内の粘膜炎は，20 Gy 程度が照射された後より徐々に出現する．頭頸部がんは薬物療法を併用することが多い．併用する薬剤はシスプラチンなどの白金製剤が中心で，分子標的治療薬であるセツキシマブの効果についても期待が寄せられている．これらの抗がん薬は粘膜へ直接作用し，さらに，血液毒性による免疫機能低下に伴う感染などが起これば粘膜炎を悪化させる．粘膜炎が増強すると疼痛が出現し，苦痛が強ければ医療用麻薬が選択される場合もある．

口内乾燥は，照射野に含まれる大小の唾液腺の範囲によって症状の強さが異なる．症状は照射開始から比較的早い時期に自覚することが多い．口腔内の粘膜炎と口内乾燥は，味覚の変化をきたす．粘膜炎による疼痛や味覚の変化は，経口摂取量の減少につながる．栄養状態の悪化は，創傷としての粘膜炎の治癒を遅延させる．

口腔から咽喉頭の粘膜炎は，話すことへも支障をきたす．口内乾燥は長時間話すことが困難となり，粘膜炎による痛みは話す刺激で強く感じるので，結果として発語が少なくなり，患者はイライラするので意思疎通が難しくなる．また，粘膜炎による痛みの持続は，心理的な負担となり不眠になる患者もいる．

眼の症状

眼球・眼窩への照射による急性有害事象として，結膜炎および角膜炎がある．患者の自覚症状には，涙の変化（常に涙が出る，涙の粘稠が増す，目やにが増える，眼が乾く），眼の異物感や痛み，充血などがある．また，CTCAEv5.0には頭髪の脱毛しか記述がないが，睫毛の脱毛も頭髪と同様に30 Gy以上の照射で起こる．睫毛がないことにより，塵が混入したり，眩しさに困ったりする患者もいる．睫毛は，脱毛の副作用のある薬物療法を併用しなくなれば，頭髪と同様に照射終了から数か月で発毛する．

鼻の症状

副鼻腔痛，鼻閉，副鼻腔障害などがある．
照射線量が20〜30 Gy程度になると，鼻腔の粘膜も炎症を起こす．自覚症状には，鼻汁が増える，鼻の中が乾く，易鼻出血，鼻垢が増えるなどがある．鼻毛が脱毛するので，不十分な外気温の調整による不快感や，鼻汁がそのまま流出するなどの生活上の困りごともある．

耳の症状

急性有害事象として，外耳炎，中耳炎（滲出性）がある．
日本人は欧米人に比べて乾性耳垢の割合が高い．そのため，耳かきが一般的に行われ，好んで習慣化している患者もいる．しかし，外耳道は軟骨と骨の上に薄い皮膚が乗っている状態なので，照射によって皮膚炎が起こる際に耳かきを行うことは機械的刺激となり症状を悪化させる．
滲出性中耳炎の発症率は15〜50％との報告がある．また，外耳道の外側1/3の軟骨部の皮膚には毛，皮脂腺，耳垢腺がある．耳毛の脱毛は，医療者はあまり注目しないが，患者にとっては，洗髪時などにシャワーの湯が入りやすくなるといった生活上の不都合がある．

▶ アセスメント

治療前

放射線治療開始前には，原疾患による症状の有無と程度の確認を行う．頭頸部領域のがんでは嗄声や疼痛，嚥下障害など，放射線治療の有害事象と似た症状を呈することがあるからである．治療開始前に確認しておくことで，有害事象によって出現した症状との区別がつく．また，嗄声や嚥下障害などがある場合，患者自身が「なるべく声を出さないようにしている」「この体勢（体位）だと飲み込みやすい」などの生活上の工夫をしていることがあり，その工夫が有害事象の増悪を避け，負担になっていないことを確認したうえで，継続を検討する．
治療計画時から，照射範囲に含まれるリスク臓器を把握して，出現する可能性のあ

る有害事象を予測することは，ほかの部位への放射線治療と同様に重要である．たとえば，上顎や鼻への照射の場合，口腔粘膜炎に注目することが多いが，眼窩も照射範囲に含まれる場合には眼の有害事象の出現にも注意する．口腔内が照射範囲に含まれる場合は，う歯や金冠の有無と事前処置の必要性を放射線治療医に確認する．また，義歯の装着状況，口腔内の衛生状況などを確認して，歯科医などからの専門的アセスメントの必要性を検討する．

頭頸部領域への放射線治療による有害事象は，食事摂取量の低下をきたすことが多い．そのため，治療開始前の食事摂取状況，食品や調理方法の好みを確認する．早食い，辛味や熱いものを好む場合には，後述する看護オリエンテーションで食習慣の変更を提案する必要がある．

放射線治療の有害事象は，放射線が当たった側（射入口）だけでなく，放射線が抜ける側（射出口）にも出現する．頭頸部領域では特に，リスク臓器への線量低減のため，照射方向を工夫することが多く，治療計画画像を確認して，照射範囲から皮膚炎症状出現部位を，線量から症状の程度を予測する．

放射線治療を通院または入院のどちらで行うかは，治療完遂に向けた支援を行ううえで重要な情報である．薬物療法を併用する場合には入院での治療を勧めるが，入院生活を好まない患者もいる．治療完遂までの意欲を維持できるよう，薬物療法併用の有無を含めた放射線治療計画から予測される有害事象の症状およびその程度と，患者の要望を確認する．

頭頸部がん患者は飲酒・喫煙の習慣のあ

ることが多い．治療期間中の飲酒・喫煙は有害事象を悪化させ，治療効果を低下させる可能性があるため，禁酒・禁煙の意思についてのアセスメントは大切である．さらに，治療期間中には，口腔ケアなどを患者自身が行う必要があり，治療中のセルフケアが遂行できるか，提案した内容を継続して実行可能かを患者自身と検討することが重要である．

治療中

放射線治療開始後は，照射線量および回数に応じて有害事象の出現を予測しながら身体状況をアセスメントする．また有害事象の出現状況と併せて，治療開始前に提案したセルフケアの実行状況を確認する．提案したセルフケアができていない場合，実行できない理由について患者の見解を聴き，対策を一緒に考えることが，セルフケア支援につながる．

皮膚は照射時の脱衣の際に，照射範囲全体を観察することができる．皮膚炎が進行し，びらんとなっている場合，シェル装着による苦痛の状態もアセスメントし，対応策へつなげる．口腔内や口唇に炎症があるときは，広く開口することが困難となる．粘膜の状況を写真に残すと短時間でも観察することができ，症状の変化を患者自身と共有することができる．

皮膚炎や口腔粘膜炎は肉眼でも観察可能だが，鼻腔内や咽喉頭の粘膜炎は直接観察できない．医師の診察時のファイバー所見と併せて患者の自覚症状を確認する．

症状により有害事象の出現時期は異なるが，分子標的治療薬を含む薬物療法を併用

2. 頭頸部 ◆

している場合は，早めに出現することもあるので注意する．出現時は，症状の増強および軽減因子，処方された薬剤の使用状況と効果についてもアセスメントし，ケア方法を本人および担当医と相談しながら修正する．粘膜炎のアセスメントと並行して，経口摂取状況を確認し，現在の食事内容や形態が症状の増悪防止に適しているかアセスメントして，調整する．

治療後

頭頸部がんへの根治照射を行った場合には，強い皮膚炎が出現することは珍しくない．皮膚炎では，治療終了時点では Grade 2（乾性落屑）でも，その後に Grade 3（湿性落屑）へ悪化することがある．粘膜炎でも，照射終了後1週間程度は症状が悪化することがある．しかし，術後などで，40 Gy 程度の照射であれば，シビアな皮膚炎や粘膜炎の出現は予想しがたい．このように，治療終了時点の有害事象とその後の経過を総線量などの治療計画からアセスメ

ントする．

粘膜炎症状の強い患者は経口摂取が困難になるので食事摂取状況の確認も必須となる．経口摂取を困難にしている粘膜炎症状の改善には，栄養状態をより良い状況にすることが必要だからである．治療終了後の有害事象の増悪防止には，治療期間中に実施していたセルフケアを継続することが重要なので，治療終了時点での患者のセルフケアへの認識を確認する．放射線治療期間中は毎日通院していた患者も，治療終了後の診療は通常，1〜4週間程度の期間が空くことがある．セルフケアの継続が困難な患者には，頻回の受診を設定してケアを提供するなどの対応を検討する．

日々の放射線治療が精神的負担となっている患者は，治療終了とともに精神症状も改善傾向となる．しかし，うつなどの精神症状の遷延がある場合には，専門家による対応が必要なこともあり，アセスメントを行う．アセスメントに基づいて，放射線治療医，担当医と相談しながら，精神科などの適切な科を受診できるよう調整する．

看護ケア

治療前

治療開始前のオリエンテーションでは，安心して治療に臨むために，治療計画から予測される有害事象と出現時期，対処方法などを具体的に説明する．頭頸部領域のがんでは，再現性の維持のためにシェルを使用することが多く，患者の身体にマーキン

グが残らないので，患者は自身が受けている放射線治療の部位を理解しがたい．したがって，言葉だけでなく図示するなど，患者が自身の受けている治療を理解するための工夫が大切である．

急性有害事象の症状低減のためには，出現前から皮膚も粘膜も物理的および化学的刺激を可能な限り回避することが重要となる．患者に刺激回避の必要性を理解しても

らうための説明は，照射部位に合わせて，「紫外線を避ける」「皮膚を刺激しない衣類を選択する」「耳かき・目やに除去・鼻をほじる行為の回避」「香辛料や温度刺激の少ない食品の推奨」「咀嚼の励行」「1回の嚥下量を少なくする」など患者の生活に即した実行しやすい方法を提案することが，効果的である．

歯科医による専門的アセスメントによって，処置が必要と判断された場合は，治療計画画像取得の数日前に処置が終了できるような日程調整も重要となる．

通院患者が仕事を継続する場合には，必要に応じて治療時間の調整を行うことが，社会的支援の一端になる．たとえば，Yシャツにネクタイなど，衣類の制約について確認する．照射範囲の皮膚の機会的刺激を避ける提案を行うために重要となるからである．このような根拠に基づいた現実的で実現可能な方策は，患者との双方向性のコミュニケーションがなければ提案できない．またコミュニケーションが患者との信頼関係の構築につながり，治療中に出現した有害事象を適時，伝えてもらうことで早期の対処が可能になる効果も期待できる．

治療中

治療前から実施しているケアを継続しつつ，出現した有害事象の苦痛症状に，適宜，適切に対応することが重要である．皮膚炎や粘膜炎の症状については，アセスメント内容に応じて処方された薬剤（保湿薬，ステロイド外用薬，粘膜保護薬，鎮痛薬，点眼薬，点鼻薬，点耳薬，吸入薬など）を適切に使用する．また，治療開始当初にセル

フケアできていたことも，症状の悪化に伴って難しくなったとアセスメントした際には，必要に応じ，専門家の支援を要請する．

たとえば，耳の症状に対する耳垢除去を含めた耳鼻科の専門的ケアや，口腔粘膜炎出現に伴う疼痛に対する歯科衛生士の口腔ケアなどである．

粘膜炎症状の増悪による経口摂取困難の場合，症状に適した調味や食形態の変更を患者や調理担当者（入院中であれば管理栄養士，自宅からの通院であれば家族など）と相談する．特に通院患者の場合，家族と同じものを摂取する必要はないこと，レトルトなどの市販品を活用してもよいことなどを具体的に伝えると，調理を担当している家族のストレス軽減につながる．また，唾液分泌が低下して，口腔内の粘度が高まっている場合にキザミ食にすると，嚥下が困難になり口腔内に残渣が生じることになる．このような場合には，とろみをつけるなどして飲み込みやすい形態にする，栄養補助食品を添加する，栄養摂取経路を変更するなど患者の要望を確認しながらフレキシブルに考える視点が必要になる．

スキンケア，口腔粘膜炎症状，栄養に関するさらなる看護ケアについての詳細は，4章，5章「3．栄養サポート」p.150 を参照していただきたい．

治療中の看護ケアは，出現した有害事象の苦痛症状への適宜・適切な対応（身体的ケア）に加えて，症状に関連した不安の軽減がポイントとなる．誰でも身体の苦痛があると，心理的に不安や落ち込みを感じる．放射線治療中のがん患者であれば，苦痛からそのような心理状態になることは容易に予想できる．そのような状況で，患者自身

のセルフケア継続などの努力を，アセスメントに基づいてポジティブにフィードバックすることは，治療を完遂するための心理面への重要な看護ケアとなる．

また，頭頸部領域の放射線治療は，嗄声や粘膜炎症状の増悪により，言語的コミュニケーションが困難となることは多い．このようなときは，苦痛による苛立ちから周囲との関係悪化をきたす事例もあり，看護介入は重要となる．たとえば，発声困難時のストレスが少なくなるよう，「"Yes or No" のクローズドクエスチョンで尋ねる」「筆談を用いる」「よく使う言葉をカードにしておく」などが考えられる．

治療後

放射線による皮膚炎も粘膜炎も，広い意味では創傷であり，適切な環境を整えることで治癒が促進する．どちらも清潔を保ち保湿をすること，栄養状態を改善すること，刺激回避を継続することは共通して重要である．そのため，治療終了時には皮膚炎や粘膜炎による苦痛への対応と，食事摂取状況の確認が必須である．

アセスメントに基づき，経口摂取に不安が残る患者に対しては，入手可能な栄養補助食品の紹介など具体的な対策を提案し，必要な情報を提供する．粘膜炎による強い痛みがあった患者は，粘膜炎の改善とともに鎮痛薬を漸減する．しかし，オピオイド

を必要とするほどの痛みを経験した患者は，痛みが遷延することもあり，鎮痛薬を使用しなくなるまで時間を要することもある．疼痛の増強因子を避け，粘膜炎治癒を促進しながら，適切に薬剤の減量を図る．また粘膜炎による疼痛や，唾液分泌低下以外の急性有害事象は，必ず改善することを患者に伝えて安心を促す．唾液分泌低下に関しては，人口唾液や頻回の含嗽などで折り合いをつけながら生活をするなかで，年単位で改善を実感するようである．近年，特に頭頸部領域では IMRT などの技術を用いることで，それ以前の照射に比べて口内乾燥の改善を実感する患者も増えている．

放射線治療終了時に，治療完遂ができたことへの本人の努力のねぎらいが心理面へのケアとなる．さらに，治療完遂に向けた家族の努力をねぎらうことは，本人と家族の関係性の向上につながる．治療が終了した患者・家族から治療期間中の心身のつらさやそれを乗り越えた工夫を聴くことは，患者と家族の努力の承認となるだけでなく，具体的な看護ケアの示唆を得ることにもなる．他者の役に立つことは患者と家族の自尊感情を高めることにもなる．

照射終了後，患者は長期的に続く急性有害事象に対応しながら，仕事や家庭生活に戻っていく．そのため，照射終了後も，急性・晩期有害事象のフォローのための定期受診が必要であることを説明し，理解してもらう．

セルフケア支援

治療開始前に，照射範囲に応じて，機械的・化学的刺激を避ける具体的な工夫を提案する．たとえば，照射範囲に声帯が含まれる場合には大きな声での発声を避ける，頭頸部は日光にさらされる機会が多いので，照射部位にスカーフを巻いて遮光するなど具体的に実現可能な方法を提案する．経口摂取については，刺激物摂取の回避，ゆっくりよく噛んで食べることの理解促進などが挙げられる．口腔のセルフケアについては4章「2. 口腔粘膜炎」p.114を参照していただきたい．

治療中に，出現した症状に対するケアを患者または家族が行う際には，手技を簡素化するなど，容易に実施できるような工夫を提案する．また，患者自身が実施困難なケアは，医療者や家族からのケアが受け入れられるように提案することも重要である．

放射線性皮膚炎は，治療終了から1週間後ぐらいに症状がピークとなるので，照射後も刺激を避けるなど，表皮破たんをしていない状況でもセルフケアを継続する．次回の受診前に表皮が破たんするようなことがあれば，予定を早めて受診してもらうことも重要である．長期的には，照射範囲の皮膚が乾燥し，発汗の低下による熱感を実感するので，保湿ケアや濡れたタオルで拭くなどの対処を継続する．口腔～咽喉頭の粘膜炎は，長期的に唾液分泌障害が継続して，う歯になりやすいので，口腔ケアの継続が必須となる．

口内乾燥には，人口唾液の使用や頻回の飲水と含嗽などの対応が自覚症状を緩和する．睫毛は，薬物療法の継続がなければ数か月後に発毛する．それまでは，サングラスなどでの刺激回避を継続する．

晩期有害事象である涙腺の障害は，涙分泌量低下をまねき，乾性角結膜炎（ドライアイ）を発症させる．涙腺への線量が30 Gy未満ではシビアなドライアイはないが，線量が多くなると必発する．シビアドライアイの発生時期は9～10か月後で，線量が45 Gy以下では4～9年後に生じることもある．涙の分泌量低下は，角膜障害にも影響する．眼の乾きに対しては，点眼薬などで対応する．

さらに，晩期有害事象として白内障の可能性があるため，必要に応じて眼科受診をする．鼻毛は，急性粘膜炎症状が落ちついた後も，発毛までに数か月の時間を要する．刺激を避けるためのマスクを着用し，長期的には，軽度の刺激でも鼻出血をすることがあるため，適宜，対処する．耳は，急性の炎症が落ちつくまでは，自分で耳かきをせず耳鼻科での耳垢除去を推奨する．外耳が照射範囲に含まれる場合には，感染予防などでマスクを着用する際，機械的刺激になっているようであれば，より刺激の少ないタイプにするなど具体的方策を提案する．唾液分泌障害や粘膜炎症状および薬物療法により味覚の変化は長く持続することがある．味覚障害のある患者は，料理から思い描く味と，実際に自身が感じる味覚との差に落胆して食欲が低下することが多い．そのため，過去に食べた経験の少ない食材や外国の料理などにすると，落胆することが

少なく，必要栄養素を楽しんで摂取することができる．また甘味や辛味を苦く感じる患者でも，旨味は感じることがあり，その場合は出汁の味を活かした料理を提供することで，食事を楽しむことができる．

一連の粘膜炎の症状が落ちつくまで，禁酒・禁煙を継続する．禁煙については，ほかの健康への影響も勘案して，その後も生涯継続することを推奨する．

● **引用文献**

1）日本放射線腫瘍学会，編. 放射線治療計画ガイドライン 2016年版. 金原出版；2016.

● **参考文献**

・大西　洋，唐澤久美子，唐澤克之，編. がん・放射線療法2017 改訂第7版. 学研メディカル秀潤社；2017.

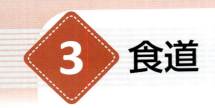

3 食道

久保 知

食道への照射ケアマップ

		治療前	治療中（放射線量）	
			0～20 Gy	20～40 Gy
主な有害事象	放射線性皮膚炎		Grade 0	Grade 1 ・発赤, 乾燥
	食道炎*		Grade 0～1 ・乾燥感	Grade 1～2 ・粘膜発赤 ・味覚障害 ・嚥下困難
	肺臓炎		・多くは治療直後～3か月のあいだに出現する．薬物療法の併用や肺機能によっては治療中に発症する可能性が高まる	
アセスメント	身体的	・照射範囲を把握し, 有害事象を予測する ・薬物療法併用の場合, 抗がん薬の副作用に対するマネジメントも考える ・口腔内の衛生状態を評価する	・栄養状態を評価する	・内服に関するコンプライアンスがあるか評価する ・疼痛コントロールが図れているか評価する
	精神的	・放射線療法に対する不安を把握する	・有害事象に対する思いを把握する ・家族のサポート状況を把握する	
	社会的	・治療が家庭や社会的役割に及ぼす影響を把握する		
看護ケア	身体的	・口腔衛生習慣を把握し, 正しい口腔ケアが行えるよう指導する ・禁煙・禁酒を指導する（禁煙外来の活用など）	・食道炎の出現時期や症状の経過について情報を伝える ・食事摂取時の注意事項や工夫について伝える	・食事形態の変更や栄養補助食品を提案する ・食事摂取量, 飲水量の低下がないか確認する
	精神的	・放射線療法に関する情報提供を行う	・患者のつらい状況を理解し, 精神的ケアをする	
	社会的	・社会的役割を理解する ・経済的な問題がある場合は高額療養費制度などの社会資源を活かす		
セルフケア支援		・禁煙・禁酒の必要性の説明 ・不安の表出	・正しい口腔ケア ・照射野皮膚の観察（背部を見落とさない） ・最低限の栄養・水分状態が維持できるように患者とともに考えていく ・処方された薬剤の効果的な服用	

＊：摂食・嚥下機能の低下の有無で評価するため，症状と一致しないことがある

40〜60 Gy	治療後
Grade 1（中等度〜高度な紅斑, 湿性落屑がある場合は Grade 2） • 発赤の増強, 乾燥の増強, 瘙痒感, 熱感など • 摩擦などの刺激で表皮剥離する可能性がある	• 治療後 1 か月ぐらいは皮膚状態が脆弱
Grade 1〜2 • 粘膜炎の増強とそれに伴う痛みの増強 • 粘膜からの出血	• 治療終了時の症状が 1〜2 週間続き, その後回復していく
• 多くは照射野に一致して出現するが, 時として照射野外に広がる場合もある	• 咳, 発熱などが出現する場合がある（その際は肺臓炎を疑って受診する）
• 治療完遂の妨げとならないよう, 食事摂取量, 飲水量の低下がないか確認し, 補液の必要がないか評価する	• 食道炎に伴う疼痛によって経口摂取不良がないか, 疼痛コントロールができているかをアセスメントし, 治療後のフォローがどのくらいの間隔で必要かを評価する
	• 治療後の生活に対する不安を把握する
	• 治療後の社会生活に対する思いを把握する
• 状態の把握をし, 医師に伝える	• 症状が改善するまでの症状マネジメント, およびセルフケアの状況を確認する
	• 患者が不安に感じることを支持的に傾聴し, 患者の生活に合った対処法を患者とともに考える
	• 社会復帰時期の相談
• 自覚症状を医療者に伝える • 禁煙・禁酒の継続	• セルフケアの継続 • 定期的な受診 • 禁煙・禁酒の継続

照射部位の特徴（解剖学的知識）

食道とは食道入口部から食道胃接合部までをいう．太さ2～3cm，厚さ4mm，長さ25mmの管状の臓器である．食道は，口から食べた食物を胃に送るはたらきをしている．

浸潤

食道は漿膜をもたないため，筋層の血管・リンパ管に浸潤（脈管浸潤）したがん細胞は容易に周囲の臓器にも浸潤する（図1）．食道の周囲には気管・気管支や肺，大動脈，心臓など重要な臓器が近接しているので，進行するとこれらの周囲臓器へがんが広がる．

転移

リンパ節転移を起こしやすい．胸部上部（Ut）症例では，上縦隔および頸部への転移が多く，胸部下部（Lt）症例では腹部への転移が多い．胸部中部（Mt）症例では，どちらの方向へも起こりうる．また，肝臓，肺，骨などに転移しやすい．

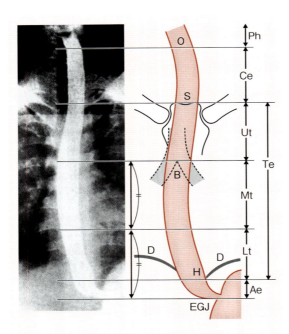

O：食道入口部 esophageal orifice
S：胸骨上縁 superior margin of the sternum
B：気管分岐下縁 tracheal bifurcation
D：横隔膜 diaphragm
EJG：食道胃接合部 esophagogastric junction
H：食道裂孔 esophageal hiatus

食道を頸部食道 Ce，胸部食道 Te，腹部食道 Ae に分ける．食道には下咽頭 Ph と食道胃接合部領域 zone of the esophagogastric junction が隣接する．食道胃接合部領域をさらに食道側 E と胃側 G に分ける[註]．
頸部食道（Ce）cervical esophagus：食道入口部より胸骨上縁まで
胸部食道（Te）thoracic esophagus：胸骨上縁から食道裂孔上縁まで
- 胸部上部食道（Ut）upper thoracic esophagus：胸骨上縁より気管分岐部下縁まで
- 胸部中部食道（Mt）middle thoracic esophagus：気管分岐部下縁より食道胃接合部までを2分した上半分
- 胸部下部食道（Lt）lower thoracic esophagus：気管分岐部下縁より食道胃接合部までを2等分した下半分の中の胸腔内食道

腹部食道（Ae）abdominal esophagus：腹腔内食道（食道裂孔上縁から食道胃接合部まで）
註）食道胃接合部の上下2cmの部位を食道胃接合部領域 zone of the esophagogastric junction とする．腹部食道 Ae はこれに含まれる

図1　食道がんの占居部位
（日本食道学会，編．食道癌診療ガイドライン2017年4月版　第4版．金原出版；2017. p.109-110より）

適応となる疾患

- 扁平上皮がん：日本での食道がんの90%を占める．薬物療法併用の効果が得られやすい．
- 腺がん：逆流性食道炎（バレット食道）や肥満がリスク因子として知られており，徐々に数が増えてきている．放射線感受性が低いため，原則は手術が優先される．

治療法（図2）

薬物療法併用

根治目的の薬物療法併用で用いられている抗がん薬はフルオロウラシル（5-FU）＋シスプラチンが標準である．日本での5-FU＋シスプラチンの投与法は一定していないが，5-FUを4～5日間持続静注，シスプラチンを初日に1回投与で行われているものが多い．放射線療法50～60 Gy/

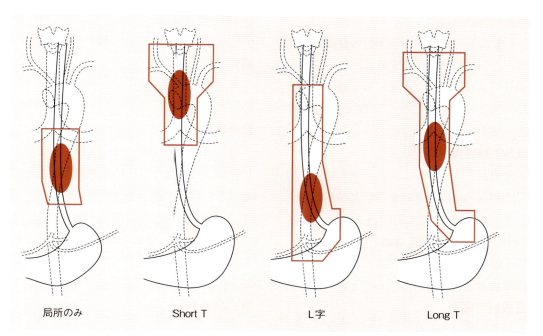

局所のみ　　Short T　　L字　　Long T

図2　がんの局在別照射野の例
(根本建二．食道癌 胸腹部．大西 洋 唐澤久美子，唐澤克之，編．がん・放射線療法2010．篠原出版新社；2010．p.863より)

「局所のみ」は，原発巣から上下2～5 cm程度の距離をとって局所照射する．「Short T」は頸部食道（Ce）に原発，「L字」は胸部下部食道（Lt）や腹部食道（Ae）に原発，「Long T」は頸部食道（Ce）や胸部上部（Ut），胸部中部（Mt）に原発の場合，行われる．

25〜30 回/5〜6 週との同時併用薬物療法は2 コース行われている.

放射線単独療法

高齢者や合併症で抗がん薬が使用できない患者で選択される．60〜70 Gy/30〜35 回/6〜7 週が必要である．照射期間の延長は局所制御率を低下させるので，休止期間をおかないよう勧められている.

緩和的放射線療法

腫瘍による食道通過障害の改善，リンパ節転移による神経症状の改善，周囲臓器への浸潤拡大を防ぐ目的など，症状緩和のための放射線療法が行われる．放射線療法が患者の体に与える負担などを考慮し，30〜40 Gy 程度の照射線量で短い治療期間で終えることが多い.

主な有害事象

急性有害事象

■放射線性食道炎

粘膜のすぐ下層にある多数の食道腺が粘膜の表面に粘液を分泌することで，食物の通りをよくするはたらきがあるものの，照射によって分泌が低下するため，嚥下困難感が早期に出現する.

■放射線性皮膚炎

食道がんは大きいエネルギーの線質かつ多門照射の治療計画になることが多く，正しい皮膚のセルフケアが行われていれば（4 章「1. 放射線性皮膚炎」p.104 を参照）Grade 1 の皮膚炎にとどまることが多いが，頸部食道がんでは強く出ることがある.

■放射線宿酔

治療開始日から数日以内に出現する可能性がある．広範囲な照射野であると起こりやすいといわれている．一般的に 1 週間以内に改善する．精神的不安が関与しているともいわれており，不安を強く訴える患者

は治療開始時の精神的なサポートが大切である.

晩期有害事象

■食道障害

食道潰瘍，食道穿孔，食道狭窄などがある.

■肺障害

放射線肺臓炎は治療終了後，1〜6 か月に発症することが多い．治療中に起きることは少ないが，薬物療法併用中や全身状態不良な患者の場合は，治療期間中にも起きることがあるため注意が必要である．また，胸水貯留や肺線維症などが生じることもある.

■心臓障害

胸部食道がんの治療後に心膜炎，心外膜液貯留をきたすことがある．状態により対処法として心嚢ドレナージが行われる.

■甲状腺機能低下

頸部・胸部上部食道がんのように甲状腺

が照射野に含まれている場合，甲状腺機能低下が生じることがある．易疲労性，全身倦怠感，耐寒性低下などの症状があれば，甲状腺機能検査によって診断し，甲状腺ホルモン薬の投与をする．

そのほかの症状

■悪心・嘔吐

照射野に胃が含まれる場合，照射による胃粘膜炎に伴う悪心・嘔吐の症状が生じることがある．また，食道がんに対する抗がん薬は催吐リスクの高いシスプラチンを使用することが多く，「制吐薬適正使用ガイドライン」[1]に沿った薬剤を使用する．

■口腔粘膜炎

粘膜障害の副作用をもつ5-FUが使用されるため，発症のリスクがある．

■倦怠感

放射線療法を受ける患者の多くが体験する症状である．倦怠感は精神的側面に影響を及ぼし，治療意欲にもかかわってくるため，軽視せずに対応する．

アセスメント

治療前

■病状と治療前の症状を把握する

表在性の初期のがんは無症状であることが多いが，進行がんに至ると嚥下困難や食道狭窄をきたす．また，リンパ節の腫脹または神経浸潤による反回神経麻痺に伴う嗄声や嚥下障害など，腫瘍の位置や進行度によって症状は異なる．そして，胸膜・気管への浸潤による食道気管支瘻，腫瘍増大による気管支狭窄，大動脈への穿孔による大量吐血など致死的状態に陥ることもあるため，緊急時の対応を確認して，医療者は情報を共有し，急変リスクを念頭においておく．

■治療計画から予測される有害事象を把握し，看護ケアを立案する

食道がんでは腫瘍の位置や進行度によって照射野が大きく異なる．また，治療が根治目的か緩和目的かによっても，総線量に違いが出る．そのため，照射野や治療目的の把握は有害事象の予測に必要不可欠となる．これらに加えて患者側の要因を考慮し，有害事象のリスクアセスメントをする．看護問題を明確にして看護ケアを立案する．

治療中

■セルフケア能力を査定する

治療初期に得られた情報から患者のセルフケア能力を査定し，セルフケア支援の方向性を判断する．ただし，治療が進み有害事象の悪化とともにセルフケア能力は変動するものである．身体的苦痛があると不安が増すため，苦痛を最小限に抑えて精神的サポートをしながら，看護師は患者の状態に合わせて介入度を変化させ対応していく．

■経過を予測して対応をする

治療が進むと身体的・精神的に疲労して

いくため，余裕のある治療初期のうちに患者にとって必要な知識や技術の習得を進めておく．見通しをもって看護にあたるためには，治療スケジュールと治療に伴う有害事象による患者の身体的・精神的・社会的苦痛の変化を知っておくことが重要である．特に，食道炎に伴う痛みがあると，経口摂取量の維持が困難となり，栄養状態の低下に陥りやすい．そのため，栄養状態の評価を定期的に行い，早くから対策をとることが大切である．そして，苦痛を最小限にして，スケジュールどおりの治療完遂に向けて必要な看護介入をする．

治療後

■継続される急性有害事象への対処法について確認する

医療者のいない自宅で患者と家族が生活をしながら対処していかなければならないため，患者の生活スタイルに合わせた対策を患者とともに考える．セルフケア能力や周囲からの支援状況などから，治療後のフォローがどのくらいの間隔で必要なのかをアセスメントする．

■晩期有害事象について復習する

治療の説明時に晩期有害事象について話していても忘れている患者が多いため，再度説明をして記憶にとどめておいてもらう．患者が定期診察を受ける行動がとれるか判断する．行動を妨げるものは何かを考え，妨げるものを排除もしくは改善するようにする．

▶ 看護ケア

皮膚・粘膜

- 射入口（放射線が入る側）と射出口（出ていく側）の皮膚の観察が必要である．
- 特に背面は，臥床している時間が長い患者ほど悪化しやすいので注意を払う．
- 頸部や鎖骨部が照射範囲に含まれる場合は，衣服の摩擦により皮膚炎が悪化しやすいので，注意が必要である．照射野皮膚に刺激を与えない衣服を選択する．
- 食道粘膜炎に対して胃酸分泌を抑制するヒスタミン H_2 受容体拮抗薬やプロトンポンプ阻害薬，粘膜保護薬などが使われている．施設によって治療開始時より予防的に使用していることもある．
- 食道炎による疼痛対策は WHO の三段階除痛ラダーに沿って，非オピオイド→弱オピオイド→強オピオイドと段階的に上げ，レスキュー薬の使用を工夫する．
- 抗がん薬の副作用により悪心・嘔吐が生じることがある．食道炎が生じている状態で嘔吐すると胃液で粘膜を刺激し，痛みが増強することがあるため，嘔吐しないですむような症状コントロールが必要である．

3. 食道 ◆

栄養

- 患者の嗜好に合ったもので，高カロリー・高蛋白質のものを，食事の時間にこだわらず，少量ずつ頻回に摂取するようにする.
- 食道粘膜を傷つけないようによく咀嚼してから1回の飲み込み量を少なくし嚥下する.
- 荒れた粘膜にとって刺激となる硬い食べ物，香辛料がきいた食べ物，柑橘系果物，炭酸飲料，熱すぎるものや冷たすぎるものは避ける.
- 栄養補助食品を利用し効率よく栄養を補う.
- 経口摂取が困難な場合は，医師の指示によって輸液を行い，適切な量の水分補給を維持する. 経口からの栄養摂取が困難な場合は栄養の投与経路の変更を考える.

そのほか――照射部位ごとの特徴

- 治療計画用 CT 撮影時に衰在性のため病変を描出できない場合は，内視鏡的に病変の近位・遠位端に金属クリッピングを行う. クリップは脱落するため，クリッピング後，すみやかに CT 撮影ができるように関係部署と連携をとる必要がある. 当院（愛知県がんセンター）ではクリッピングの処置終了後，内視鏡室から治療部へ移動してもらうようになっている.
- 口腔内の衛生状態を良好にし，真菌感染やリンパ節転移による反回神経麻痺のある患者の誤嚥性肺炎を予防する必要がある. 歯科医，歯科衛生士と情報を共有し，歯科介入を調整する.
- 薬物療法を併用していると食道カンジダ症が起こることがある. 疼痛の増強はこれが原因の場合もあり，抗真菌薬が使用される. また，骨髄抑制時には粘膜炎の悪化するリスクが増すため，抗がん薬の投与スケジュールや血液データの把握をすることも必要である.
- 放射線肺臓炎の早期発見・早期対応のため，定期的な血液検査，画像検査を受けてもらう. また，呼吸状態，咳嗽，喀痰，発熱の有無をセルフチェックし，肺臓炎の徴候を示す症状の出現時はすみやかに受診するよう指導する. 治療を受けた病院以外を受診する場合は「放射線療法後である」ことを申告するよう指導する.

▶ セルフケア支援

精神面

　有害事象によるつかえ感や嚥下時痛などの症状が出現すると，病状が悪化したのではないかと不安を感じる患者もいる. 急性有害事象は治療により一時的に起こっていることであり，治療後は回復するものであることを理解してもらえるよう説明をする. セルフケアがうまくいかないと患者は自己コントロール感を失い，精神的なダメージがいっそう増すため，うまく対処してい

197

ることは小さいことでも意図的にフィードバックすることが大切である．患者は不安や孤独感を抱えていることもあり，"ともに乗り越えていきましょう"という支援者としての意思を表現し，看護師はいつでも相談してよい存在であることを認識してもらう．

栄養・水分維持

食べることは患者のQOLに影響する．患者の体験している苦痛に理解を示しながら，最低限の栄養・水分摂取が維持できるように患者とともに考えていく．調理する人にも可能な範囲で同席してもらい，調理法の工夫や適した食品などの情報提供をする．実際に食べているものなどを挙げても

らい，具体的な管理栄養士の協力を得ることも時には有効である．

禁煙・禁酒

食道がんのリスク因子として喫煙・飲酒があるが，喫煙習慣，飲酒習慣をもっている患者は多い．がん治療前までの習慣を把握し，これらが与える患者の不利益ややめた場合の利益を話し合い，治療開始までにやめることができるよう支援する．

禁煙に取り組み始めた患者には逆戻りして再喫煙しないように，そのリスクを予測し，対策を取りながら誉めて自信を強化する声かけで，禁煙が継続できるよう支援する．

●引用文献
1) 日本癌治療学会, 編. 制吐薬適正使用ガイドライン2015年10月［第2版］. 金原出版；2015.
●参考文献
- 大西　洋, 唐澤久美子, 唐澤克之, 編. がん・放射線療法 2017 改訂第7版. 学研メディカル秀潤社；2017.
- 日本食道学会, 編. 食道癌診断ガイドライン 2017年4月版 第4版. 金原出版；2017.
- 日本放射線腫瘍学会, 編. 放射線治療計画ガイドライン2016年版. 金原出版；2016.
- 福本陽平, 松村讓兒, 樫田博史, ほか, 監. 病気がみえる1　消化器 第5版. メディックメディア；2016.
- 峰岸秀子, 千崎美登子, 近藤まゆみ, 編著. がん看護の実践3　放射線治療を受けるがんサバイバーへの看護ケア. 医歯薬出版；2009.

Column IGRTと金属マーカ

塚本信宏

　放射線は，照射された部分にだけ影響を与える．病変部をはずさないことと不要な部位に照射しないことが大切である．しかし，一般的に外から見えない病変部を精度よく狙わなければならず，はずさないことが優先されるので，狙いを定めることが難しければ，余裕をとって広めに照射することになる．しかし，範囲を広めにすればするほど，余計な照射は増える．

　狙いのつけ方を歴史的にみると，はじめは，解剖学的知識から病変を想定して，皮膚に赤鉛筆で範囲を描いて，そこに照射していた．その後，X線写真による骨格との位置関係から病変部を推定して，照射範囲をX線写真上に描出するようになり，さらに，治療計画用CTが登場すると照射範囲を立体的に指定できるようになった．治療装置でも，治療直前にCT撮影ができる装置が増えてきて，立体的な照射体積をCTで設定し，照射前に確認して治療できるようになった．照射直前に，治療装置で位置確認・位置合わせを行って照射する方法をIGRT (image-guided radiation therapy；画像誘導放射線治療) とよんでいる．

　臓器は，同じ位置に静止しておらず，呼吸性移動や心拍動，蠕動運動などで動いており，また腸管や膀胱などでは内容物の量によって大きさが変化する．治療計画用CTの利用は，照射精度にとって画期的な進歩となったが，静止状態しか撮影できないために，照射中の臓器の動きを考えるうえでは，治療計画用CTの役割には限界があった．

　臓器の生理的な動きや変形を簡便に，正確にとらえるために，金属マーカが用いられるようになった．2010年に肺のための金属マーカが，次に肝臓や膵臓，前立腺などに用いることができる金属マーカが保険収載され，一般臨床でも用いることができるようになった．骨格との位置関係が変化する臓器の動きを正確に把握できるようになり，病変をはずさないで照射することができるようになった．また，はずさないように設定する"念のための領域"も狭められるようになった．金属マーカを用いることで，効果を確実に上げながら，合併症を減らすこともできる．

　金属マーカは，気管支鏡で経気道的に挿入する肺用のもの (図-a) と，経皮的に刺入する肺・肝・膵・前立腺・乳腺用のもの (図-b) がある．金属製であり，ほとんどが純金製であるが，わずかに鉄を含む製品もある．金属マーカは，いったん留置したら，取り出すことはない．しかし，CT撮影やMRI撮像に配慮されており，留置されたままで，これらの検査を実施することは問題ない．

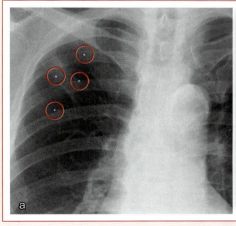
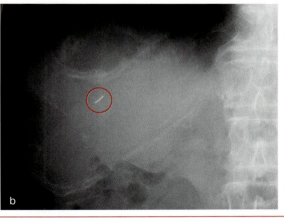

図　右肺上葉に留置された金属マーカ (ゴールドマーカー，a) と肝右葉に留置された金属マーカ (ビジコイル，b)

4 肺・縦隔

橋口周子

肺・縦隔への照射ケアマップ

		治療前	治療中（放射線量）	
			0〜20 Gy	20〜40 Gy
主な有害事象	放射線性皮膚炎		Grade 0	Grade 1
	食道炎		Grade 0	Grade 0〜1
	肺臓炎	・多くは治療直後〜3か月のあいだに出現する．薬物療法の併用や肺機能によっては治療中に発症する可能性が高まる		
アセスメント	身体的	・原疾患に伴う症状の有無や程度 ・治療の支障になりそうな呼吸器症状の有無や程度（特に咳嗽） ・照射範囲・線量分布図，各種パラメーターより，有害事象の発症範囲や程度を予測 ・有害事象を増幅させる可能性のある糖尿病などの既往疾患の有無 ・薬物療法併用時は，併用レジメンの確認 【症状のベースライン】 ・照射範囲となる皮膚の状態 ・呼吸状態，肺機能 ・栄養状態，食べ方の習慣，嗜好品	・皮膚変化の有無と程度 ・薬物療法併用時は，消化器症状の有無や程度 ・倦怠感の有無や程度 ・禁煙ができているか	・皮膚炎の有無と程度 ・食道炎症状（つかえ感など）の有無と程度 ・栄養状態の評価（体重変化，検査データなどによる） ・食事摂取状況の変化
	精神的	・治療に向かう心理的準備（病気や治療の受け入れ状況，不安の有無や程度）	・治療環境や治療に対する適応状況，不安の有無や程度	・有害事象の発症や増悪に伴う心理状態の変化の有無 ・つらさの有無や程度
	社会的	・患者の生活や社会活動の状況 ・患者がもつ社会的サポートの有無や内容 ・治療後の生活調整の必要性の有無 ・社会的問題（治療継続の支障になりそうな経済的問題など）の有無		
看護ケア	身体的	・有害事象の程度，症状経過がイメージしやすいように説明する ・皮膚炎・食道炎のケアに必要な知識や技術について説明する ・上記の実施に難しさを感じていないかを確認し，必要時は患者と相談しながら実施可能なものにアレンジする	・有害事象の評価	・食道炎は，軽度であれば，粘膜保護薬の使用を検討，ならびに食事内容の調整，栄養補助食品の使用
	精神的	・患者がもつ治療や病気に対する気がかりに理解を示しながら，治療に関するオリエンテーションを実施 ・専門家介入の必要性の有無を検討	・環境や治療に関する不安や気がかりがないかを確認する ・気がかりにはいつでも対処するという保証を伝える	

40〜60 Gy	終了時	治療後
Grade 2		・治療後も 1 週間から 10 日程度は症状が悪化する場合がある．その後，1 か月くらいかけて治癒する
Grade 1〜2	Grade 2	・症状ピークは治療後 2 週間以内に迎える．その後 1 か月程度かけ治癒する
・多くは照射野に一致して出現するが，時として照射野外に広がる場合もある		・治療後 6 か月以内は，症状が出現する可能性がある ・肺線維症に移行する場合がある
・有害事象の程度，苦痛度 ・薬物療法併用時は効果の評価 ・胸部 X 線写真あるいは CT の所見，検査データによる肺炎症状出現の有無 ・酸素飽和度の変化，バイタルサイン		・有害事象の治癒の程度 ・症状，検査データから肺炎所見の有無 ・薬物療法を継続する場合は，リコール現象の有無（4 章「1. 放射線性皮膚炎」p.104 を参照）
・検査データによる易感染状態の有無		
・そのほか（心理状態，精神症状の有無や程度）		・治療後の状況についての不安や気がかりの有無や程度
		・治療後の生活や社会活動への復帰に向けた患者の意向やタイムスケジュールに無理がないか，支援を要する部分がないかの確認
・食道炎対策に合わせた食べ方ができているか，皮膚炎対策に合わせたケアが実施できているかの確認		
・嚥下時痛が増悪した場合には，鎮痛薬投与の開始 ・皮膚炎の程度により，薬物療法を開始 ・肺炎症状の有無を画像検査や採血，自覚症状も踏まえて確認 ・患者の有害事象や全身状態の程度に合わせ，安楽に治療が受けられるように治療時間や移送などの調整		・治療後の有害事象の経過と受診が必要な状況を説明する ・有害事象が残存していれば，治療中と同様のケアを継続することを説明する．治療後の肺臓炎の出現が多いため，「治療前」の説明事項に沿って再度説明する ・肺炎治療でステロイド療法が開始になった場合は，服薬が確実にできているか確認する．また，減量時には，症状再燃時の対処方法について説明する
・患者がもつ不安や気がかり，つらさに理解を示しながら，それらの軽減に努める	・治療が完遂できたことをねぎらう	・治療後の生活で調整が必要なことを一緒に検討する ・治療後の不安や気がかりへのケア

		治療前	治療中（放射線量）		
			0〜20 Gy	20〜40 Gy	
看護ケア	社会的	• 治療のスケジュールなどの情報提供を行い，仕事や生活上の調整が治療までにスムーズに進むように配慮する	• 必要時に，家族などの支援が受けられるように支援体制を確認，構築しておく		
	そのほか	• 治療に支障が出る咳嗽がある場合は鎮咳薬の使用など咳嗽のコントロールを行う • 薬物療法併用に伴う治療時間の調整が必要かどうかの確認	• 指示事項の遵守が難しくないか確認，必要時は調整		
セルフケア支援	身体的	【以下の内容の説明】 • 照射野 • 症状経過，症状観察の方法 • 症状出現時の対処方法 • 禁煙・禁酒 • 適した食べ方・食べ物 • うがい・手洗いの方法	• 治療ノートなどを活用しながら，症状観察が適切にできているかの確認 • 皮膚炎や食道炎に対するセルフケアができているかの確認 • セルフケアの実施が困難な状況であれば，患者が実施しやすい方法を一緒に考える • セルフケアが実施できていれば，その方法でよいことをフィードバックする		
	精神的	• セルフケアの実施に支障をきたすような心理的問題について，適宜，介入する • セルフケアが実施できていることには，積極的にフィードバックを行い，セルフケア継続の動機づけを行う			
	社会的	• セルフケアを代償できる人員の有無や協力体制の確認	• セルフケアの状況に合わせて，ケアの代行を依頼		

▶ 照射部位の特徴（解剖学的知識）

胸部は，体幹の上部にあり，頸と腹のあいだに位置している．肺は，左右の胸部に位置し，周りを肋骨で囲まれている．縦隔は，左右の肺と胸椎・胸骨に囲まれた部分で，心臓・大血管・気管・食道などの臓器や器官が存在する．これらは，呼吸・循環・摂食を行う重要臓器で，不具合が起きると生命の危機に直結する．また，肺は換気活動に伴い可動する特徴をもつ．

したがって，胸部の放射線療法では，急性・晩期有害事象を適切に管理し，生命の安全を守ること，可動部位への照射という点で再現性維持のための介入や工夫が必要である．

▶ 適応となる疾患

肺がん

肺がんは，肺の気管，気管支，肺胞の一部の細胞が何らかの原因でがん化したものである[1]．男性では，喫煙と非常に関連があるがんといわれており，男女比をみても3：1で男性に多い．近年，日本人のがん

	40〜60 Gy	終了時	治療後
			• 治療後の生活や社会活動への復帰に必要な注意事項，症状の見通しなどの情報を提供する
	• 抗がん薬投与日は，放射線療法もスムーズに実施できるよう関連部署と調整する		
	• 左欄に加え，有害事象の増悪や全身状態の変化に合わせたセルフケアの内容を再検討し，必要時は調整する		• 治療後の急性有害事象の症状経過の目安について情報提供する • 治療後に必要な有害事象のケアの内容についての説明と実施状況の確認 • 肺炎の発症を想定して，受診が必要な状況について情報提供する
	• セルフケアにあたり，看護師がサポートすることを意図的に伝える		
			• 治療後の生活や社会活動への復帰に向けた支援

の死亡原因の第1位で，いまだ増加傾向にあるといわれている．

　肺がんは，大部分が組織学的に腺がん，扁平上皮がん，大細胞がん，小細胞がんに分類される．しかし，小細胞がんは，生物学的特性と治療戦略の違いから，ほかの3種とは区別して取り扱われる．非小細胞肺がんは，従来はひとまとめにして同一の治療がなされていたが，最近では，がんの種類によっては遺伝子変異の有無で治療選択をするなど，細やかな治療が可能となってきている．

■非小細胞肺がん

　小細胞がんではない肺がんの総称で，肺がんの約80〜85％を占めている．腺がん，扁平上皮がん，大細胞がんなど，多くの異なる組織型があり，発生しやすい部位，進行形式と速度，症状などはそれぞれ異なる．

いずれの場合も薬物療法や放射線療法で効果が得られにくく，手術を中心とした治療が行われる．

■小細胞肺がん

　肺がんの約15〜20％を占め，増殖が速く，脳・リンパ節・肝臓・副腎・骨などに転移しやすく悪性度の高いがんである．しかし，非小細胞肺がんよりも抗がん薬や放射線療法の効果が得られやすいといわれている．

悪性胸膜中皮腫

　アスベスト関連疾患として知られ，今後，日本での罹患・死亡者数は増加することが予測されている．年間死亡者数は，2014年には2,000人を超え，2030年頃にピークを迎えるとされている．

　病理学的分類として，上皮型，肉腫型お

およびび混合型，二相型があり，上皮型の頻度が，50〜60％で最も高いとされている．進行が非常に速く，強い浸潤傾向を示すため，きわめて予後不良の疾患であるが，いまだ標準治療として確立したものはない．

縦隔腫瘍

縦隔は，胸膜によって左右の肺に隔てられた部位を指し，さまざまな臓器が存在する．縦隔腫瘍とは，これらの縦隔内の臓器に発生するため，良性・悪性を含めてさまざまな種類がある．

発生頻度としては比較的まれであるが，

悪性度の高いものは，縦隔内の多臓器に浸潤し，完全切除は困難とされ，局所制御率の向上のために放射線療法が用いられる．比較的適応頻度が高いのは，胸腺腫で，縦隔腫瘍のなかで最も高い．比較的穏やかな経過をたどるとされているが，進行すると近接組織への浸潤や転移がみられる[2]．

また，縦隔腫瘍のなかでもまれな疾患である胸腺がんは，悪性度が高く，早期から局所浸潤し，リンパ節転移や遠隔転移を起こしやすいといわれる．外科療法のみでの根治は難しく，集学的治療が必要で，手術困難例では，放射線療法，薬物療法あるいは併用療法を行う[3]．

治療法（肺がんの治療）

非小細胞肺がんの治療方法は「肺癌診療ガイドライン2018年版」https://www.haigan.gr.jp/modules/guideline/index.php?content_id=3[4] を参照のこと（病期分類はUICC〈Union for International Cancer Contral；国際対がん連合〉を使用）．

小細胞肺がんの治療方法を**表1**に示す．

放射線療法

■非小細胞肺がん

適応

根治照射の適応となるのは，Ⅰ〜Ⅱ期では，合併症などの理由における切除不能例，または拒否例の症例である．原発性肺がんのうちⅠ〜ⅡA期は，体幹部定位放射線照射の適応となる．ただし，腫瘍が縦隔に近接している場合は，適応からはずれるこ

表1　小細胞肺がんの治療法

病期分類		治療方法
新TMN分類 (8[th]ed)	VA分類	
ⅠA1〜3	限局型（LD）	手術→化学療法＋予防的全脳照射
ⅠB		
ⅡA		化学療法＋胸部放射線療法＋予防的全脳照射（CR/near CR例）
ⅡB		
ⅢA		
ⅢB，ⅢC		
ⅢB（肺内転移）	進展型（ED）	化学療法
Ⅳ		

（辻野佳世子．非小細胞肺がん．大西　洋，唐澤久美子，唐澤克之，編．がん・放射線療法2017 改訂第7版．学研メディカル秀潤社；2017．p.789をもとに作成）
VA（veterans administration），LD：limited disease，ED：extensive disease

とがある．Ⅲ期では，耐術能のない，または切除不能のN0〜1症例，およびN2〜3症例が根治照射の適応である．また，N3

で体側肺門リンパ節転移を有するものやT4で同側他葉の肺内転移を有する症例は，適応外である．

照射方法・線量分割

- Ⅲ期症例：第Ⅲ世代レジメン（白金〈プラチナ〉製剤とビノレルビン，ゲムシタビン，パクリタキセル，ドセタキセル，イリノテカン）を用いた薬物療法併用が標準である．線量分割は，『放射線治療計画ガイドライン2016年版』（以下，ガイドライン）では，1日1回1.8～2Gyの通常分割法で，少なくとも60Gy/30回/6週を行うよう記載されている[5]．前後対向2門照射で開始し，40～44Gyで脊髄線量を考慮し，照射野を縮小して，斜入照射に変更する方法が多くとられる．線質は，6～10MV X線が推奨される．

- Ⅰ期症例の体幹部定位照射：体幹部の限局した小さな腫瘍に対し，通常分割よりも大線量を短期間に照射する治療で，ガイドラインでは，線量分割は，48Gy/4回，50～60Gy/5～6回，60Gy/8回，45Gy/3回などの異なった方法が行われている．日本高精度放射線外部照射研究会の調査より最も実施されているのは48Gy/4回であることが記載されている[6]．

■小細胞肺がん

適応

限局型小細胞肺がんでは，Ⅱ期以上の症例で薬物療法と胸部放射線療法の併用が標準治療となっている．また，脳再発予防のため，予防的全脳照射（prophylactic cranial irradiation：PCI）を行うが，これは，初期治療でCR（complete remission；完全寛解）またはnear CRが得られた症例で標準治療となっている．

照射方法・線量分割

- 胸部照射：薬物療法併用が標準である．併用レジメンは，シスプラチン＋エトポシドが推奨される．線量分割は，ガイドラインでは，加速過分割照射45Gy/30回/3週が推奨されている．加速過分割照射が不可能な場合は，1回1.8～2.0Gyの通常分割で50～60Gy/25～30回/5～6週を行うよう勧められている[7]．照射方法としては，前後対向2門で開始し，通常分割の場合は40Gy前後，加速過分割照射の場合は30Gy前後で，脊髄を照射野からはずした斜入照射に変更する方法が一般的である．線質は，6～10MV X線を用いる．

- PCI：照射線量は，25Gy/10回相当を用いることが勧められている．4～6MV X線を用い，左右対向2門で行うのが一般的である．

■悪性胸膜中皮腫

治療概要と放射線療法の適応

外科療法，薬物療法，放射線療法による三者併用療法が，長期生存を可能とする治療方法として期待されている．放射線療法は，術後（術式：胸膜肺全摘術後）に実施される．

線量分割・照射方法

総線量は54Gy/30回/6週で設定されることが多い．患側胸郭全体が照射野となる．

■縦隔腫瘍

治療概要と放射線療法の適応

- 胸腺腫：正岡分類のⅢ期の場合，肉眼的切除ができても集学的治療が必要といわれており，放射線療法は術後照射として実施されることが多い．

- 胸腺がん：手術のみの根治は困難である

6章 照射部位・対象に応じたケア

ため，術後に放射線療法，薬物療法を合わせた集学的治療が行われる．手術困難例では，放射線療法と薬物療法あるいは併用治療を行う．

線量分割・照射方法

ガイドライン では，通常分割法が標準

であること，R0（病理組織学的がん遺残なし）では，45〜50 Gy，R1 症例では 54 Gy 程度，非完全切除術後は 60 Gy 以上，が必要となっている．切除不能症例では，通常分割で 60〜70 Gy が必要となる[8]．

主な有害事象

放射線性食道炎

食道粘膜上皮の崩壊により起こる急性有害事象で，嚥下障害，嚥下時痛，胸骨裏の焼け付くような痛みという症状を含む．

Ⅲ期肺がんや胸腺腫，胸腺がんなどで縦隔が照射野に含まれる場合に起こる．

症状経過としては，20 Gy 前後から嚥下時の違和感やつかえ感が出現し，照射量が増加するに従い，症状は増悪する傾向で，嚥下時の疼痛なども出現し，食事摂取に支障をきたし，体重減少や栄養状態の低下をまねく．多くの患者で，治療後 2 週間で症状のピークを迎え，その後，回復に向かう．

放射線療法に関連するリスク因子として示されているのは，抗がん薬の同時併用である．患者側因子としては，既往歴として糖尿病，抗がん薬からの骨髄抑制による易感染状態が挙げられる．

放射線性皮膚炎

胸部のみの照射であれば，重症の皮膚炎が起こることはきわめてまれである．しかし，頸部リンパ節領域に照射野が及ぶ場合，

鎖骨に照射されることによる散乱線の影響や衣服の摩擦が起こりやすい部位であり，皮膚炎が強く出る．また，胸部の照射の場合は，照射方法として背部からもビームが入るが，背部は治療台の影響もあり，胸部と比較して若干皮膚炎が強く出る傾向がある．

放射線肺臓炎

放射線関連肺障害（radiation-induced lung injury：RILI）の一つで，急性期から亜急性期の肺障害を指す．発症時期としては，原則，治療後 4〜12 週で出現することが多く，80％ が照射後 10 か月以内に出現する[9]．40 Gy 以上の照射で必発するが，有症状（乾性咳嗽，発熱，呼吸困難）のものは，5〜30％ とされる．

リスク因子は，照射体積の大きさ，1 回線量，総線量，線量体積ヒストグラム（dose volume histogram：DVH）からの予測因子として V20，平均肺線量（mean lung dose：MLD），正常組織障害確率（normal tissue complication probability：NTCP）がある．そのほかの因子として，薬物療法の併用（併用のタイミングとして

は，同時併用はリスクが高い），喫煙歴，治療前からの低肺機能がある．

　時間の経過とともに晩期有害事象である肺線維症に移行する場合がある．

　治療方法は，画像上の変化のみであれば，経過観察されるが，有症状の肺臓炎の場合は，ステロイド療法が選択される．肺線維症に移行した場合には，根本治療はなく，対症療法となる．

そのほか

　中皮腫に対する照射では，消化器症状（嘔気，食欲不振），倦怠感が出現する．

アセスメント

放射線性食道炎

　アセスメントの視点を以下に示す．
① 嚥下困難の程度
② 痛みの部位と程度，マネジメントの効果
③ 嚥下機能の障害の程度
④ 栄養状態
⑤ カンジダなど感染症の有無
⑥ 累積線量
⑦ 血液データより易感染状態かどうか
　食道炎にかかわる有害事象は，付録「2. 主な有害事象」p.306 を参照．

放射線肺臓炎

　アセスメントの視点を以下に示す．
① 症状（呼吸困難感，乾性咳嗽，微熱，頻脈，胸痛）の有無
② 胸部単純 X 線写真の所見：照射野に一致して陰影がみられることが多い
③ 酸素飽和度の変化
④ 肺炎症状が発現した時期
⑤ 肺炎症状に伴う日常生活への支障の程度
⑥ 血液データ：放射線肺臓炎に特化したものではないが，KL-6（シアル化糖鎖抗原），WBC（白血球数），CRP（C 反応性蛋白），LDH（乳酸デヒドロゲナーゼ）など

看護ケア

皮膚

　スキンケアとしては，特に鎖骨付近が照射野に含まれる場合には，衣服などのこすれを防止するため，衣服の選択についての指導が必要である．また胸部の照射では，背部から放射線が照射されることが多いため，照射野を患者に説明し，注意喚起できるようにしておくことも必要である．薬物

6章 照射部位・対象に応じたケア

療法については，胸部の皮膚炎に特化して使用するものはないため，4章「1. 放射線性皮膚炎」p.104 を参照されたい.

食道粘膜炎（栄養対策含む）

粘膜炎症状によって食事摂取に支障が生じた際の対応と疼痛緩和が重要である.

重症化予防のための指導としては，以下のものが挙げられる.

- 禁酒・禁煙指導.
- 食べ方：よく噛んで食べる，1回に食べる量を少なくする.
- 食べ物：刺激物（熱すぎるもの，冷たすぎるもの，香辛料，酸味のあるもの，炭酸類）を避ける. また，硬いものについては，柔かく調理する，またはよく噛んで食べるなどの工夫が必要であることを伝えるが，歯が悪いなど咀嚼に問題がある場合などには，硬いものは避けるよう伝える.
- 食事内容の工夫：半流動の食事，栄養補助食品の使用.
- 薬物療法：アルギン酸ナトリウム（アルロイドG®）などの粘膜保護薬を使用.

また，痛みなどの症状が現れたら，WHO 疼痛ラダーに沿った鎮痛薬の投与などの対策をとる. ただし，栄養補助食品の詳細などは，5章「3. 栄養サポート」p.150 を参照されたい.

そのほか—照射部位ごとの特徴

■呼吸性移動対策が必要な患者への対応

肺がんの放射線療法においては，呼吸性移動が再現性の確保のうえで問題になる. 対策として，呼吸性移動自体を縮小する方法と呼吸性移動を照射中に相対的に縮小する方法がある. 前者には，① 酸素吸入，② 腹部圧迫，③ 規則性呼吸学習，④ 呼吸停止法があり，後者には，⑤ 呼吸同期法，⑥ 動態追跡照射法がある. ③，④ については，患者に呼吸法の習得が求められるため，看護師は，患者がスムーズに対処できるよう十分に説明を行うことが必要である. また，咳嗽など治療に支障をきたしそうな症状がある場合は，その程度を把握し，症状コントロールをすることが必要である.

■放射線肺臓炎に対する看護ケア

医療者に報告が必要な症状についての説明をし，ステロイド療法実施時には，服薬が正確にできているかを確認する. 混合感染を合併すれば重症化するため，含嗽・手洗いを指導する. また，ステロイド薬減量時には，症状が再燃しやすいため，受診が必要なときの状況について再度，患者の理解度を確認する. 禁煙を継続するよう指導する.

▶ セルフケア支援

肺がんなどの胸部疾患の治療では，前述したとおり，前後対向2門での照射が計画される場合が多い. そのため，背部の皮膚炎のセルフケアについては，患者・家族に背部から照射されることとその範囲について可視化できる形で示しておくこと，その

範囲のケアの仕方（たとえば，観察方法の場合は，合わせ鏡を使って背部をみるようにする，入浴の際に背部の皮膚をこすりやすいなど日常生活のなかでおろそかになりやすい場面での注意など）を伝えることで，患者のセルフケアの知識・技術を高めることにつながる．

軟膏などの処置が必要となった場合は，セルフケアへの介入が必要となる場合が多いが，患者の QOL の状況を見守りながら，どこまでを患者自身が実施し，どこから医療者が介入するのかを，その都度，明確にしておく必要がある．

●引用文献

1) ファイザー．がんを学ぶ 肺がんの基礎知識―肺がんとは．https://ganclass.jp/kind/lung/know/about.php
2) 三上隆二，徳植公一．縦隔腫瘍．大西 洋，唐澤久美子，唐澤克之，編．がん・放射線療法2017．学研メディカル秀潤社；2017．p.805.
3) 前掲書2)．p.812.
4) 日本肺癌学会，編．肺癌診療ガイドライン 2018 年版 第 5 版．金原出版；2018．https://www.haigan.gr.jp/modules/guideline/index.php?content_id=3
5) 加賀美芳和，章責者．胸部Ⅰ 非小細胞肺癌．日本放射線腫瘍学会，編．放射線治療計画ガイドライン 2016 年版．金原出版；2016．p.147.
6) 加賀美芳和，章責者．胸部Ⅲ 肺癌に対する定位放射線治療．前掲書4)．p.157.
7) 加賀美芳和，章責者．胸部Ⅱ 小細胞肺癌．前掲書4)．p.153.
8) 加賀美芳和，章責者．胸部Ⅴ．縦隔腫瘍．前掲書4)．p.167.
9) 早川沙羅，唐沢克之．有害事象の治療法―放射線性肺障害．前掲書2)．p.142.

●参考文献

- Moore KL, Agur AMR（坂井建雄，監訳）．ムーア臨床解剖学 第2版．メディカル・サイエンス・インターナショナル；2004．p.49.
- 日本胸部外科学会．肺・縦隔のしくみと働き．http://www.jpats.org/modules/general/index.php?content_id=18
- 国立がん研究センター がん情報サービス．それぞれのがんの解説 肺がん．https://ganjoho.jp/public/cancer/lung/index.html
- 国立がん研究センター がん情報サービス．それぞれのがんの解説 悪性中皮腫の分類．https://ganjoho.jp/public/cancer/mesothelioma/index.html
- 国際医学情報センター．IMIC ライブラリ がん Info 悪性中皮腫．https://www.imic.or.jp/library/cancer/008_malignant_mesothelioma.html
- 日本呼吸器学会．呼吸器の病気 縦隔腫瘍．http://www.jrs.or.jp/modules/citizen/index.php?content_id=28
- 西日本がん研究機構（WJOG）．患者さんのためのガイドブック よくわかる肺がん Q&A 第4版．金原出版；2014．http://www.wjog.jp/doc/guidebook/guidebook_v4.pdf
- 日本放射線腫瘍学会，編．放射線治療計画ガイドライン 2016年版．金原出版；2016.
- 末山博男．特集 放射線治療に伴う晩期有害事象 肺がん．癌の臨床 2017；53（5）：303-306.
- Hazard L, Minsky B. Esophagus Shrieve DS, Loeffler JS, ed. Human Radiation Injury. Lippincott Wiliams & Wilkins；2011. p.403-419.
- Guerroro ML. Thoracic. Iwamoto RR, Hass ML, Gosselin TK, ed. Manual for Radiation Oncology Nursing Practice and Education 4th edition. Oncolgy Nursing Society；2012. p.162-173.

5 乳房

後藤志保

乳房への照射ケアマップ

		治療前	治療中（放射線量）
			0〜20 Gy
主な有害事象	放射線性皮膚炎		Grade 0
	全身倦怠感（宿酔を含む）		Grade 1 ・宿酔は1週間程度で回復することが多い
	食道炎 咽頭粘膜炎		Grade 0
	肺臓炎	・多くは治療直後〜3か月のあいだに出現する．薬物療法の併用や肺機能によっては治療中に発症する可能性が高まる	
	リンパ浮腫		
アセスメント	身体的	・創部の治癒状況 ・患側上腕の挙上状況 ・併存疾患の有無	・倦怠感・宿酔の程度
			・患側上肢挙上の程度
			・皮膚（皮膚炎）の状態と行っているケア
	心理的	・放射線に対する不安 ・ボディイメージ	・治療や有害事象に対する思い ・治療後の生活に対する不安
	社会的	・仕事や家庭での役割 ・周囲のサポート状況	・仕事や家庭生活と治療のバランス ・治療後の生活活動についてどのように考えているか
看護ケア	身体的	・創部の観察と上腕挙上が可能かを確認し安全に照射が行えるか判断する ・治療内容や出現しやすい有害事象について理解できるように説明する	・倦怠感・宿酔のケア：適度な休息をとることや宿酔は1週間ほどで回復することを伝える ・治療計画とあわせ皮膚を観察し，皮膚炎悪化を予防するための愛護的セルフケアができているかを確認する
	心理的	・治療開始にあたり不安や疑問があれば内容を確認し，軽減に努める	・治療中の環境を整え，不安や疑問の有無を確認し，軽減に努める
		・医師からの説明内容を確認し，不明な点があれば補足説明を行い，再度医師の診察を調整する	
	社会的	・治療全体のイメージができるよう説明し，治療完遂に必要な日常生活上のサポートを患者とともに考える	・放射線療法を生活のなかに組み込むことができているか，できるだけ支障をきたさないよう予約時間などを調整する
セルフケア支援	症状に対するセルフケア	・患側の上腕挙上訓練を続ける	
	精神的支援	・不安や疑問があれば医療者や周囲に相談したり，サポートを求めたりできるよう支援する	
	日常生活の支援	・治療や通院についてできるだけ具体的にイメージをして，生活調整ができるよう支援する	・治療状況や体調に合わせて生活や活動量を調整できるよう支援する

20〜40 Gy	40 Gy〜	治療後
Grade 1 • 皮膚の発赤・熱感・瘙痒感 • 皮膚の乾燥 • 乾性落屑	Grade 2 • 皮膚の発赤・熱感・瘙痒感 • 皮膚の乾燥と乾性落屑 • 湿性落屑はごくわずか	• 皮膚乾燥，色素沈着と乳房の硬化
Grade 1		
• 多くは照射野に一致して出現するが，時として照射野外に広がる場合もある		
• 多くは治療後半に出現しやすく，治療後も出現する（手術によるリンパ節郭清の状況により異なる）		
• 患側上腕の挙上の程度，症状，上腕浮腫の有無		
• 皮膚の変化の受け止め方，理解		
• 医療者とのコミュニケーション状況		
• 睡眠状況		
• 経済的な問題		
• 倦怠感が強い場合は，放射線療法以外の要因がないかアセスメントを行い，食事や睡眠がとれているか確認する • 皮膚炎の評価と必要に応じて軟膏処置を行う	• 治療後も晩発性有害事象が出現するリスク，症状や受診の必要性について説明する • 治療後の皮膚炎回復の見通しを伝え，継続するケア方法について説明する	
• 有害事象や治療による疲れなど身体症状が心理面に影響していないか把握し，苦痛症状の軽減を図る		
• 治療と日常生活の両立について助言を行う	• 治療後の身体の回復状況に合わせた生活の仕方について説明する	
	• 上腕挙上訓練を続ける．リンパ浮腫を観察し，悪化させないように支援する • 皮膚炎の回復の見通しについて理解し，ケアを継続できるよう支援する	
	• 治療後の身体の回復状況に合わせた生活について検討し，調整をしながら過ごすことができるよう支援する	

照射部位の特徴（解剖学的知識）

乳房へ放射線療法を行う代表的疾患である乳がんは，女性の罹患率が第1位のがんであり，2018年のがん罹患予測数は8万6,500人とされている[1]．30歳代から患者数が増え始め，40〜50歳代が最も多く，その後徐々に減少する．一方で，5年相対生存率は70%以上と，長期的な予後が見込まれる疾患である．

乳房温存術であっても乳房切除術であっても，手術による乳房の形状変化がみられ，照射範囲が胸部広範囲にわたることが特徴である．また，壮年期の女性に多い疾患であることから，治療中の有害事象に対するケアだけでなく，罹患や手術による女性性・ボディイメージ変容に対するケア，QOLを維持しながら社会的役割を果たしていくためのセルフケア支援が重要である．

乳がんにおける放射線療法は，再発予防を目的とした局所への術後照射と，再発・転移に対する症状緩和を目的とした照射に分けられる．

適応となる疾患

乳房温存術後の場合は，温存乳房内に存在する顕微鏡的残存腫瘍の根絶を目的とするため，基本的に全例が適応となる．放射線療法を実施できない患者では，乳房温存術そのものを避けるべきである[2]（**表1**）．

乳房切除術後の場合は，局所領域再発を予防するとともに生存率の向上を図ることが目的となる．乳房切除術後の胸壁・リンパ節領域照射（postmastectomy radiation therapy：PMRT）が，腋窩リンパ節転移4個以上陽性例では，適切な全身補助療法との併用によって生存率を向上させることができる．

表1 乳房温存療法における放射線療法の禁忌症例

絶対的禁忌	・妊娠中 ・患側乳房や胸壁に照射歴がある
相対的禁忌	・背臥位にて患側上肢の挙上が困難 ・活動性の強皮症や全身性エリテマトーデス（SLE）の合併 ・放射線療法後の二次性悪性腫瘍のリスクがきわめて高い遺伝性疾患（Li Fraumeni症候群など）の患者

（日本放射線腫瘍学会，編．放射線治療計画ガイドライン2016年版．金原出版；2016．p.170より表を作成）

治療法

『放射線治療計画ガイドライン 2016 年度版』[2]から標準的な治療法を抜粋して紹介する．

乳房温存術後の全乳房照射

■照射範囲（図1）

臨床標的体積（clinical target volume：CTV）は温存乳房全体である．腋窩郭清が行われた場合には，腋窩リンパ節領域を積極的に CTV に含む必要はない．腋窩リンパ節転移が 4 個以上の場合，鎖骨上下窩リンパ節領域への照射が推奨されている（図2）．照射野の目安として，上縁は胸骨切痕，下縁は乳房下溝の足方 1 cm，内側縁は正中，外側縁は中腋窩線から後腋窩線とする．

■照射方法

全乳房照射では，①乳房内の分布を均一にする，②照射される正常組織（肺，心臓，対側乳房）を最小限にすること，などに注意し[3]，両側あるいは患側上肢を挙上して接線照射で行うのが一般的である．その際，治療体位の再現性を高めるために，固定具を使用することが望ましい．サイズが大きく下垂した乳房では側臥位あるいは腹臥位での照射も考慮される．

■照射線量

全乳房照射には，4～6 MV の X 線を用

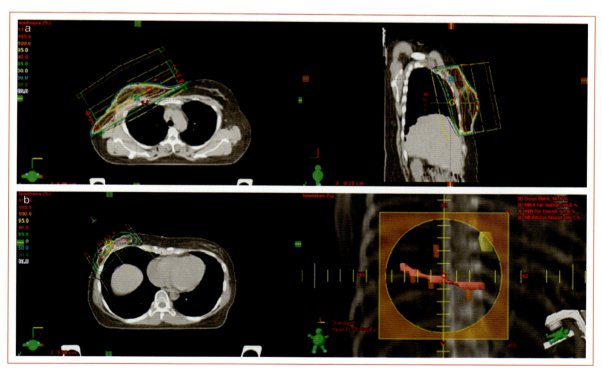

図1　右乳房温存療法初回全乳房照射—接線対向2門＋電子線照射
a：線量分布図，b：電子線照射範囲

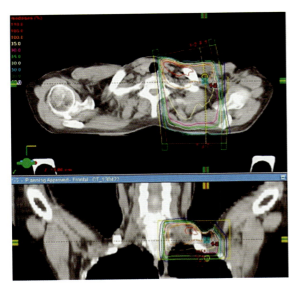

図2　鎖骨上下窩リンパ節領域への線量分布図

いる．日本人の平均的なサイズの乳房に対しては，10 MV 以上のエネルギーの X 線は不適とされている．全乳房照射の線量・分割については，総線量 45〜50.4 Gy/25〜28 回/4.5〜5.5 週が標準となっている．

　腫瘍床に対する追加照射は乳房内再発のリスクを減少させる．日本でも原則として全例に行うことが推奨されているが，手術の切除範囲が欧米より大きいことや線量増加が美容に及ぼす影響への懸念から，断端近接あるいは陽性例に限って追加照射を行う施設が多い．しかし若年者（特に 50 歳以下）では，追加照射による局所再発抑制効果が大きいので，断端陰性症例でも追加照射を行うことが推奨される．追加照射には，CT を参考にして胸壁面で 80% 程度となるエネルギーの電子線を選択する．通常は 10 Gy/5 回が最も多く用いられる．

寡分割照射

　1 回線量を 2.5〜2.75 Gy，総線量 40〜44 Gy を 15〜16 分割という短期間で照射する方法．標準的な照射方法と比較して，治療効果や有害事象に差がみられなかったため，乳房温存療法における照射方法として選択肢の一つとなっている．

加速乳房部分照射

　腫瘍床のみをターゲットとした大線量を小分割で行う放射線療法で，方法としては術中照射や組織内照射などがある．現在は標準治療といえないが，今後導入される可能性もある．

乳房切除術後の胸壁・リンパ節領域照射（PMRT）

■照射範囲（図3）

　CTV は，原則的には乳房切除術の手術創を含む胸壁と鎖骨上下窩リンパ節領域である．胸壁の範囲は乳房温存療法の場合と同等となる．

■照射方法

　両側あるいは患側上肢を挙上して接線照射で行う．

■照射線量

　照射には，4〜6 MV の X 線を用いるが，胸壁の照射にはビルドアップを考慮してボーラスを使用することが望ましい．線量分割としては，45〜50.4 Gy/25〜28 回/4.5〜5.5 週が最も多く用いられている．

薬物療法の併用と照射開始時期

　遠隔転移の可能性が見込まれる症例では，乳房温存術，乳房切除術のどちらにおいても，6 か月程度の放射線療法の遅れは局所制御に影響しないと考えられている．したがって，薬物療法を先行することが標準的に行われている．薬物療法を施行しない場

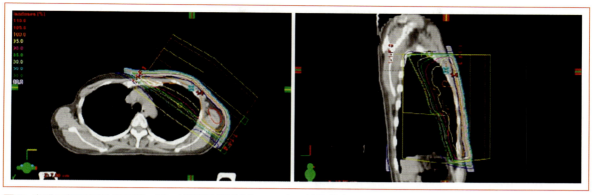

図3 左乳房切除術後の胸壁・リンパ節領域照射（PMRT）の線量分布図
PMRT：postmastectomy radiation therapy

合の放射線療法は，手術創が治癒した後，できるだけ早期に開始することが望ましく，特に20週を超えないことが勧められている[4]．

主な有害事象

急性・亜急性有害事象

乳房への放射線療法を行った場合の主な急性有害事象は，放射線性皮膚炎である．そのほかの急性有害事象としては，放射線宿酔・倦怠感，鎖骨上下窩リンパ節領域に照射した場合の食道炎・咽頭粘膜炎がある．亜急性有害事象としては，放射線肺臓炎がみられることがある．

放射線性皮膚炎

乳がんの放射線療法では，4〜6 MVのX線を用いた接線照射を行うため，皮膚の表面線量が高くなりやすい．症状は通常20 Gy程度から皮膚の淡い紅斑と乾燥がみられ始める．特に皮膚と皮膚が接する腋窩や乳房下方，衣類でこすれやすい部位，乳頭部も注意が必要である．40 Gy程度から

は個人差はあるものの，紅斑に加え照射部位にかゆみが生じる場合が多い．

照射終了時までの皮膚炎の程度は，ほとんどの場合CTCAEv5.0 Grade 1と軽度であるが，乳房が大きく皮膚の摩擦が起こりやすい患者，胸壁照射でボーラスを使用した場合や全乳房照射で電子線の追加照射を行った場合などでは，皮膚炎症状が強く出現しやすく，時にGrade 2の症状を呈する場合がある．しかし放射線性皮膚炎の症状は，治療終了後1〜2週間程度を目途に回復に向かい，1か月程度で皮膚の赤みは消退する．

放射線宿酔・倦怠感

放射線宿酔は治療開始時にみられることが多いが，症状の出現には個人差があり，1週間程度で回復することも多い．治療中の倦怠感や疲労については，だるさ，眠気

といった主訴が多く，休息により回復することが多い．症状が強くなったり，遷延したりするようであれば，身体所見や検査から原因を探索し，治療や対症療法を行う．

■食道炎・咽頭粘膜炎

鎖骨上下窩リンパ節領域に照射する場合，咽頭や上部食道の一部が照射範囲に含まれることがある．20 Gy を過ぎたあたりから，粘膜の炎症により，咽頭の違和感や食事摂取時のつかえ感が生じ，痛みを感じる場合もある．治療後1週間程度で症状は改善してくる．

■放射線肺臓炎

放射線肺臓炎の多くは照射終了時期から1～3か月程度経過してから発生する．放射線肺臓炎の症状としては，乾性咳嗽や比較的低い Grade での発熱，労作時の息切れ，などがある．症状を有する放射線肺臓炎の頻度は5% 未満であり，その多くは，保存的治療により軽快する．画像上で照射野に一致した肺炎像が認められても，接線照射では肺の照射体積が小さいため，無症状で治療を要さない場合もある．

晩発性有害事象

晩発性有害事象は通常，放射線療法が終了してから6か月以降に出現するものをいう．頻度は少ないものの，発症すると回復まで時間を要する場合が多い．

■乳房の萎縮・硬化，皮膚の変化

乳房温存療法においては，照射終了後に乳房が萎縮したり乳房全体が硬くなったりしてくる．また，治療した乳房の皮膚が厚くなり，むくんでくることがある．通常1年ほどすると徐々に症状が改善してくる．また，乳房や胸壁に放射線照射をした場合，皮膚炎の治癒過程において皮膚の乾燥と色素沈着がみられる．

■リンパ浮腫

乳房切除術後には，患側上肢のリンパ浮腫はよくみられる症状である．腋窩への放射線療法により，リンパ管の走行が障害され，リンパ液のうっ滞が起こりやすくなる．リンパ浮腫に影響する要因としては，腋窩リンパ節郭清の程度や照射範囲などの治療に関連した要因以外にも，患者が上腕を酷使したり，脇や袖のきつい衣服を着用したりするなどの日常生活の過ごし方により，浮腫が強くなる場合がある．リンパ浮腫は，放射線療法終了後長期間たってからも出現するため，感染による蜂窩織炎の発症も含め注意が必要である．

■そのほか

晩発性有害事象として，左乳がんの場合の心内膜炎や鎖骨上窩を照射野に含んだ腕神経叢障害，照射野内の肋骨骨折，などがあるが，その発生頻度は低い．

また，長期サバイバーが増えているため，今まではまれであった晩発性有害事象の心臓への影響が注目されている．

▶ アセスメント（表2）

　放射線療法が開始されることが決まったら，治療によるリスク因子と患者の状態をアセスメントすることで，患者に出現しやすい有害事象や出現時期を予測し，看護ケアの方向性を検討することができる．

　乳房への照射の場合，リスク臓器となる

表2　アセスメント内容

アセスメント内容	
身体的側面	
創部の治癒状況	• 創部の離開や感染徴候，リンパ液貯留が多くある場合には，治療開始を延期する場合もある
患側上肢の挙上の状態	• 照射範囲内に上肢が入らないよう，治療体位を安定してとることができるか確認する
併存疾患の有無	• 糖尿病など放射線性皮膚炎悪化の要因となる疾患を把握する • 長期間の治療を完遂するために注意が必要な併存疾患を把握する
身体症状の有無と程度	• 治療体位をとる際に支障をきたすような疼痛のアセスメント，介入方法を検討する • 薬物療法後の末梢神経障害では，手足のしびれや知覚異常といった症状があり，日常生活や通院治療にも影響を及ぼす場合がある
放射線宿酔・倦怠感の程度	• 放射線宿酔は治療開始後1週間程度でよくなることが多い • 治療開始後は放射線療法による倦怠感が出現しやすい • 持続する倦怠感に対しては，血液データや生活状況などから原因をアセスメントする
有害事象の経過	• 放射線療法中の有害事象（皮膚炎，咽頭炎，食道炎など）のリスクを，治療計画画像やセルフケア状況からアセスメントする • 一般的に皮膚炎や粘膜炎は照射後1週間程度を症状のピークとして，1か月程度で回復してくるため，治療後の見通しもアセスメントし，ケアにつなげる
心理的側面	
治療に関連した不安	• 患者のもっている放射線療法に関する知識や情報，イメージはどのようなものか • 疾患に対する不安と生活・治療への影響 • 治療環境や医療者とのかかわりのなかでの不安や疑問 • 有害事象に対する不安や疑問など • 治療後の効果に対する不安や有害事象がいつ頃治癒するのかといった不安 • 不安によって生じる可能性のある不眠や日常生活に対する影響
社会的側面	
役割遂行状況	• 家庭や職場，社会における役割が放射線療法を受けることによってどのように変化するか，変化の有無，役割遂行に対する患者の意識や対処方法
生活と治療のバランス	• 治療完遂に向けて治療と生活の両立をどのようにしているか • 治療を継続するうえでの困難さや問題はないか，周囲との関係性はどうか • 治療後の生活の予測と身体的な回復状況に対する患者の見込み
経済的問題	• 経済的問題の有無 • 公的医療保険制度などの利用状況
ソーシャルサポート	• どのようなサポートを受けているか • サポートを必要としているか

6章 照射部位・対象に応じたケア

のは，対側乳房や患側肺，左側乳がんの場合の心臓，鎖骨上窩に照射する場合の脊髄・腕神経叢である．これらのリスク臓器をできるだけ照射範囲に含めないように治療計画が立てられる．

看護ケア

皮膚・粘膜

　乳がん術後の放射線療法の照射は患側乳房，胸壁広範囲にわたり，有害事象である放射線性皮膚炎は必発である．患者は皮膚の変化に不安を感じることもある．看護師は，治療開始時から適切なケアを行うことで症状の悪化を最小限にできること，放射線性皮膚炎は治療後には必ず改善することを伝え，患者が皮膚炎に対するセルフケアを実施できるよう支援していく．皮膚炎に対するケアの基本は，こすらない，刺激となるものを避ける，といった愛護的なケアである．皮膚炎のケアについては，4章「1. 放射線性皮膚炎」p.104 を参照．

　乳房切除術後の患者の場合，腋窩リンパ節郭清や手術による知覚鈍麻がみられ，痛みなどを感じにくくなっていることがあり，皮膚症状の悪化や表皮剝離した際に気づかないこともある．また，鎖骨上窩リンパ節領域に前方1門照射を行った際には，背部側に通り抜けたX線による皮膚炎が生じる．患者が，皮膚炎の起こりやすい場所を照射範囲に合わせてイメージし，予防行動がとれるような介入を行う．

栄養

　乳房への照射の場合，食事に関して特に制限は必要ない．治療開始後の放射線宿酔や倦怠感が強い場合は，水分や食事が摂れているかを確認する．食欲不振があるときは，本人の好みの料理を取り入れ，気分転換になるような食事内容を勧める．

　咽頭炎や食道炎で食事摂取時のつかえ感や違和感が強い場合には，食事をゆっくりとよく咀嚼して少しずつ飲み込むことで，粘膜が傷つかないよう刺激を軽減する食事摂取方法を心がけてもらう．咽頭・食道粘膜炎がある場合は，粘膜保護のため，熱いもの，香辛料を使った料理，硬い食材などは避けることが望ましい．食事摂取時の痛みが強い場合は，医師から粘膜保護薬や鎮痛薬が処方され，食前に服用を勧めることもある．

上肢のリハビリテーション（図4）

　乳房温存術後および，胸壁・リンパ節領域への照射では，両側あるいは患側上肢を挙上して接線照射で行う．そのため手術後，患側の上肢挙上が十分にできていることが治療開始の条件となる．放射線科初診時に上肢の挙上が不十分な場合は，リハビリテ

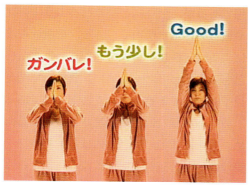

図4 乳がん手術後のリハビリ体操の一例―腕上げ（手を合わせて，腕を上げる運動）
ガンバレ！：まだあまり動かせない
もう少し！：だいぶ動かせるようになってきた
Good！：目標となるお手本の動き
（武石優子, 坂井雅幸, 馬城はるか, 指導. 乳がん手術後のリハビリ体操〈パンフレット〉. メディアート. あるいは乳がん.jp. http://www.nyugan.jp/support/rehabili/index.html より）

ーションを励行し，治療計画CT撮影時までに，治療体位をとることができるよう介入する．リハビリテーションの必要性を説明する際には，患者が実際に固定具を用いて臥床し，治療体位をとってみることで，治療時の状態をイメージすることができ，動機づけにもなる．リハビリテーション内容は，乳がんの術後リハビリテーション体操で，脇を開き上肢を頭上に挙上できることを目標に行う．

心理的ケア

放射線療法前に薬物療法を行っている患者では，治療による脱毛がみられる場合が多い．ほとんどの患者は帽子やウィッグを着用しているため，治療前後で患者が整容などを安心して行えるような環境を整えておく．また放射線療法に携わる診療放射線技師には男性が多く，羞恥心を感じたり，緊張したりする乳がん患者もいる．看護師は，常に診療放射線技師や医師と連携をとり，患者の不安や緊張を緩和できるよう，環境を整え心理的ケアを行う．

セルフケア支援

スキンケア

急性の有害事象である放射線性皮膚炎は，患者の適切なセルフケアによって症状を軽減することが可能である．また放射線性皮膚炎は治療終了後2週間程度続くため，治療後のセルフケアが重要である．そのため治療開始時から患者自身が皮膚の観察を行い適切なスキンケアを習得できるよう積極的な介入を行うことが重要である．

治療開始時には，照射範囲を患者とともに確認し，洗浄や保湿に際して皮膚をこすらない愛護的ケアが習得できるように支援する．下着も含め照射部位を締めつけるような衣類の着用は避ける．肩掛けバッグなどで照射野を摩擦しないなど，生活における注意も促す．

活動と休息とのバランス

放射線宿酔は個人差があるといわれているが，通常，開始から1週間程度で改善することが多い．乳がん患者のほとんどは，

外来放射線療法を行っているので，通院での身体的負担と家事や仕事などの日常生活活動により倦怠感を感じることも多い．患者自身が放射線療法を継続するうえでの日常生活活動と休息とのバランスを考慮し，治療を完遂できるよう支援していくことが大切である．

放射線療法の期間を通して，有害事象の出現状況や身体状況の変化に患者自身が目を向け，必要時に医療者に報告し早期に対処できるようになること，治療終了後の回復状況を見きわめながら生活の拡大ができるように治療と症状の見通しを伝え，患者が理解できることが大切である．

乳がんとともに生活していくために

乳がんは長期的な生存が可能となった疾患であるが，全身病といわれるように再発や転移をきたす疾患でもある．放射線療法による晩発性有害事象を理解し，乳がんとともに生活していくために，異常の早期発見や対処ができるような支援が必要である．

放射線肺臓炎は，感冒症状と似ているため，感冒症状での受診時には放射線療法を受けたことを忘れずに，医療者に伝えるよう指導する．また晩発性有害事象であるリンパ浮腫に対するセルフケアとして，脇を締めつけるような衣類は避ける，患側上肢を傷つけない（腋窩リンパ節郭清をした場合は特に注意），放射線療法後のスキンケアとして保清と保湿を心がけ，むくみの観察を行う，正しいセルフマッサージの手技を獲得するなどができるよう指導する．

●引用文献
1) 国立がん研究センター がん情報サービス．2018年のがん統計予測．https://ganjoho.jp/reg_stat/statistics/stat/short_pred.html
2) 日本放射線腫瘍学会，編．放射線治療計画ガイドライン 2016年版．金原出版；2016．p.170-175．
3) 山内智香子，光森通英．早期浸潤乳癌（乳房温存療法）．大西 洋，唐澤久美子，唐澤克之，編．がん・放射線療法2017 改訂第7版．学研メディカル秀潤社；2017．p.835．
4) 日本乳癌学会，編．科学的根拠に基づく乳癌診療ガイドライン①治療編 2011年版．金原出版；2011．p.279．

●参考文献
• 井上俊彦，山下 孝，齋藤安子，編．がん放射線治療と看護の実践―部位別でわかりやすい！ 最新治療と有害事象ケア．金原出版；2011．
• Iwamoto RR, Haas ML, Gosselin TK, ed. Manual for Radiation Oncology Nursing Practice and Education 4th edition. Oncology Nursing Society；2012. p.167-169.
• 日本がん看護学会教育・研究活動委員会コアカリキュラムワーキンググループ，編．がん看護コアカリキュラム日本版―手術療法・薬物療法・放射線療法・緩和ケア．医学書院；2017．

Column 放射線治療料の変遷

土器屋卓志

　周知のごとく日本の医療は国民皆保険制度によって成り立ち，すべての医療行為は全国一律の診療報酬点数が決められている．この診療報酬点数は原則2年ごとに改定される．

　2000年以前には放射線治療料はきわめて低額であり，施設内で放射線治療部門の経済基盤はきわめて脆弱であった．そのため，高額機器の導入，人材の配置が遅れ，放射線治療の質向上のネックとなっていた．

　そこで，日本放射線腫瘍学会（Japanese Society for Radiation Oncology：JASTRO）は学会を挙げて診療報酬点数の改定に取り組んできた．その結果，放射線治療症例の増加もあって，急速に放射線治療部門の収支は改善されて，今日に至っている．図は経年的な放射線治療料の伸びを示している．その伸び率は手術料の伸び率を超えていることがわかる．

　診療報酬点数の増額は患者の負担を増すという側面もあるが，最新・最高の医療機器の導入と人材の充足で，安全で安心できる最高の医療を提供するための経済基盤の充実が，結果として患者の利益に還元されるという側面を強調したい．言うまでもなく，医療提供者の謙虚で真摯な向上心を国民に理解してもらうことが前提であることを忘れてはならない．

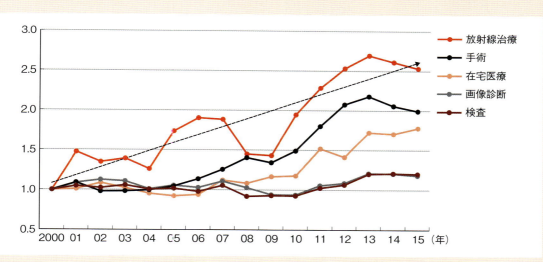

図　診療行為別にみた医療費増減率の推移
2000年の値を1とした
点線の矢印は放射線治療料の増加率近似曲線を示す
（厚生労働省．社会医療診療行為別調査をもとに作成）

6 腹部・骨盤腔

1 子宮

北田陽子

子宮への照射ケアマップ

		治療前	治療中（放射線量）	
			0〜20 Gy	20〜40 Gy
主な有害事象	放射線性皮膚炎		Grade 0	Grade 1 ・照射野の発赤，瘙痒感，熱感
	全身倦怠感（宿酔，疲労を含む）		Grade 0〜1	Grade 0〜1
			抗がん薬使用に伴う悪心・嘔吐の出現	
	下痢		Grade 0	Grade 1
	非感染性膀胱炎		Grade 0	Grade 1
アセスメント	身体的	【リスク因子・症状のベースライン】 ・皮膚：照射範囲と皮膚状態 ・便：排便パターンや回数，性状 ・尿：排尿パターンや回数 ・そのほか：治療に影響する身体症状の有無と程度，併用療法の有無 【性機能に関する内容】 ・配偶者（パートナー）の有無 ・性生活上の悩み ・挙児希望の有無	・倦怠感・宿酔の程度 ・食事摂取量低下の有無と程度	・皮膚変化の有無と程度（随伴症状） ・悪心・嘔吐の有無と程度 ・下痢の有無と程度
	精神的	・診断や病気に関する心配・不安 ・治療法に対する意思決定の満足度 ・放射線療法に関する不安	・治療に対する理解度・治療に関する心配や不安の有無と程度，専門家による介入の必要性の有無	
	社会的	・日常生活習慣と社会生活 ・セルフケアレベル ・退院後（治療後）の社会的資源の導入の必要性 ・配偶者（パートナー）の有無	・セルフケアの実施状況 ・治療に伴う生活の変化への対処	・有害事象出現時のセルフケアレベル低下の有無
看護ケア	身体的 ・皮膚	・清潔ケア方法の説明 ・物理的刺激の回避 ・生活習慣の確認	・日々の観察と清潔ケアの確認 ・出血に対するパッド使用時やおむつ使用時の感染予防 ・症状出現時に医師へ報告	

40～50 Gy	腔内照射時	治療後
Grade 1～2 • しわや外陰部・肛門部などの限局したびらん		• 炎症が徐々に落ち着き，皮膚の乾燥・色素沈着がみられる
Grade 0		
		• 徐々に軽減
• 治療開始後1～2週で発症，3～4週でピークを迎え，徐々に軽減		• 治療後，数週間かけて治療前の状態に戻る
• 残尿感，頻尿，血尿，排尿時痛などの出現		• 慢性膀胱炎，血尿など
• 排尿に関する症状の有無と程度 • 有害事象に対する使用薬剤の効果	• 腔内照射に伴う有害事象の有無と程度 • 鎮痛・鎮静の程度や効果	• 皮膚変化の程度とケアの実施状況 • 悪心・嘔吐の有無と食事摂取への影響 • 下痢の有無と程度 • 頻尿の有無と程度
	• 腔内照射に関する心配や不安の有無と程度	• 治療後の生活などに関する心配や不安の有無と程度
		• セルフケアの実施状況 • 退院後（治療後）の社会的資源の導入の有無と内容
• 治療後の生活調整の必要性と有無		
• 症状に合わせたケア方法の検討 • 退院に向けたケアの検討		• 治療後のケア方法の説明

		治療前	治療中（放射線量）		
			0〜20 Gy	20〜40 Gy	
看護ケア	• そのほか	• 性的問題への介入の必要性 • リンパ浮腫に関する情報提供	• 情報ニーズに応じて，相談に乗ったり情報提供をしたりする		
	精神的	• 治療法選択に関するケア • 治療に対する不安・心配へのケア	• 治療に伴う精神的な変化や日常生活の変化の悩みを相談できる環境をつくり，治療を完遂できるようなケア		
	社会的	• 入院や治療開始に伴う調整や家族への説明など，治療を受ける環境を整えるケア	• 治療に伴う生活環境の変化に対するケア • 必要に応じた退院後の生活調整の準備，専門家への介入依頼など		
セルフケア支援		• 有害事象を記録する日誌の記載方法の説明 • 食事の工夫 • 介護者への情報提供	• 日誌の記載状況とケアの実施状況をアセスメントし，情報提供の必要性や理解度の確認 • 食事内容や摂取状況と薬剤の使用状況から症状に合わせた食事内容に変更，栄養補助食品や補液の必要性を検討		

▶ 照射部位の特徴（解剖学的知識）

　子宮は骨盤腔内にあり，卵巣，卵管，子宮，腟などで構成される女性生殖器である．洋梨型で鶏卵大の内部が空洞の筋性の臓器で，上方 2/3 の子宮体部と下部約 1/3 の子宮頸部に分けられ，靱帯によって体部と頸部は前方に屈曲する姿勢をとっている．子宮の上部には，付属器である卵管や卵巣があり，子宮頸部は腟の一部に突出している．また，周囲の臓器としては，子宮の前方（腹部側）に膀胱があり，後方（背部側）に直腸が位置している（図1，2）．

▶ 適応となる疾患

子宮頸がん

　子宮頸部から発生するがんで，ヒトパピローマウイルスや喫煙などが関連している．検診で早期発見できることも特徴の一つで，早期発見できれば，比較的予後は良い．近年は若年層の罹患数が増え，40歳前後で最も罹患数が多い．組織学的には，扁平上皮がんが多いが，腺がんは増加傾向である．

子宮体がん

　子宮体部の内膜から発生するがんで，エ

6. 腹部・骨盤腔　①子宮

	40〜50 Gy	腔内照射時	治療後
			【治療後の変化に対するニーズに応じた情報提供】 • 粘膜炎症の残存のため，治療後約1か月は性交渉を控える • ホルモンの変化や性的な興味の減退が起こる場合がある • 治療後の腟狭窄は緩和できる 【リンパ浮腫に関する日常生活上の工夫や注意点などの情報提供】
	• 腔内照射に関する不安や心配に関するケア（オリエンテーションなど）	• 治療時の不安軽減のためのケア	• 治療後に相談できる窓口の提示
			• 生活調整の状況把握とニーズに応じたケアの継続
	• 下痢の症状に応じた治療や日常生活での対処方法，薬剤の効果的な使用の支援 • 介護者への情報提供と介護方法の具体的な助言		• 治療後の身体症状の回復の程度と症状の見通しの情報提供 • 自宅での症状出現時の対処方法の説明 • 家族や社会的サービスでサポートを得る方法の検討

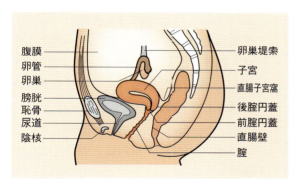

図1　女性の骨盤の解剖

（柿崎秀宏．構造と機能〈腎，尿管，膀胱，尿道〉．奥山明彦，編．看護のための最新医学講座第22巻　泌尿・生殖器疾患　第2版．中山書店；2008．p.18 より）

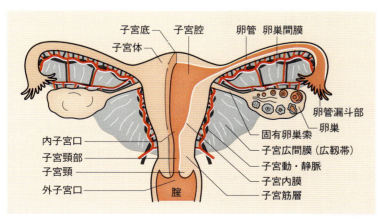

図2　子宮付属器と上部腟部

ストロゲンが関連しているⅠ型と，閉経後に現れるⅡ型に分かれる．多くはⅡ型のため，55〜60歳頃で最も罹患数が多い．筋層への浸潤がみられなければ，比較的予後の良いがんである．組織学的には類内膜腺がんが最も多く大半を占め，次いで漿液性腺がんが多い．類内膜腺がんはGrade 1〜3に分類される．

治療法

子宮頸がん

子宮頸がんの臨床進行期分類（表1）と病期別の治療方針について以下に示す（表2）．Ⅱ期までは手術療法を行うことが多く，Ⅲ・Ⅳ期では，放射線療法が選択されることが一般的である．ⅠB・Ⅱ期の扁平上皮がんでは手術療法と放射線療法で成績の差はなく，両者が治療の選択肢となりうる．Ⅲ・ⅣA期では薬物療法の併用が推奨されており，一般的にシスプラチン（CDDP）40 mg/m^{2}を週に1回，5〜6週投与する場合が多い．近年では，パクリタキセルを併用する治療法の検討も行われている．

具体的な放射線療法の病期別推奨スケジュールを表3に示す．外部照射では，以前は全骨盤領域に前後対向2門照射が行われてきたが，皮膚や小腸への有害事象を少なくし，均一に骨盤内へ照射するため，最近では，直交4門照射が行われることが多い（図3）．全骨盤照射が標準的に行われるが，傍大動脈リンパ節転移が認められる場合には，傍大動脈リンパ節領域を含めた拡大照射が行われる．腔内照射，全骨盤照射，薬物療法などを併用したスケジュールを図4に提示する．

腔内照射は，アプリケータ（図5）を腔から子宮へ挿入し，アプリケータを通じて線源を挿入して，子宮へ高線量の放射線照射をする方法である．通常は子宮内に挿入するタンデムと腔内に挿入するオボイドを組み合わせて使用する．アプリケータの挿入時に直腸や膀胱への線量を低減する目的でガーゼなどを腔内に挿入する．この際，患者は緊張も伴い苦痛が大きい．また，過度の緊張はスムーズな手技を妨げ，安全・安楽な治療が困難となるため，適切な鎮痛・鎮静を行う．腔内照射では，近年CTやMRIを用いて治療計画を行う三次元画像誘導密封小線源治療（3D-image-guided brachytherapy：3D-IGBT）が発展している．3D-IGBTでは，正常組織と腫瘍との位置関係を正確に評価でき，個々に合わせた治療が可能となる．腫瘍が不整もしくは大きい場合には，子宮への照射線量を均一にするために，組織内照射を併用したハイブリッド照射が行われることがある．

放射線抵抗性である腺がんの治療では，重粒子線治療の効果が期待されている．

術後照射は，骨盤リンパ節転移陽性，子宮傍組織浸潤陽性などの再発のリスク因子が認められた場合に，骨盤内再発を低減する目的で全骨盤照射や，腟断端部への腔内照射が行われることがある．

6. 腹部・骨盤腔　①子宮

表1　子宮頸がん臨床進行期分類

Ⅰ期	癌が子宮頸部に限局するもの（体部浸潤の有無は考慮しない）
ⅠA期	組織学的にのみ診断できる浸潤癌 肉眼的に明らかな病巣は，たとえ表層浸潤であってもⅠB期とする．浸潤は，計測による間質浸潤の深さが5mm以内で，縦軸方向の広がりが7mmをこえないものとする．浸潤の深さは，浸潤がみられる表層上皮の基底膜より計測して5mmをこえないものとする．脈管（静脈またはリンパ管）侵襲があっても進行期は変更しない ⅠA1期：間質浸潤の深さが3mm以内で，広がりが7mmをこえないもの ⅠA2期：間質浸潤の深さが3mmをこえるが5mm以内で，広がりが7mmを超えないもの
ⅠB期	臨床的に明らかな病巣が子宮頸部に限局するもの，または臨床的に明らかではないがⅠA期をこえるもの ⅠB1期：病巣が4cm以下のもの ⅠB2期：病巣が4cmをこえるもの
Ⅱ期	癌が子宮頸部をこえて広がっているが，骨盤壁または腟壁下1/3には達していないもの
ⅡA期	腟壁浸潤が認められるが，子宮傍組織浸潤は認められないもの ⅡA1期：病巣が4cm以下のもの ⅡA2期：病巣が4cmをこえるもの
ⅡB期	子宮傍組織浸潤の認められるもの
Ⅲ期	癌浸潤が骨盤壁にまで達するもので，腫瘍塊と骨盤壁との間にcancer free spaceを残さない．または腟壁浸潤が下1/3に達するもの
ⅢA期	腟壁浸潤は下1/3に達するが，子宮傍組織浸潤は骨盤壁にまでは達していないもの
ⅢB期	子宮傍組織浸潤が骨盤壁にまで達しているもの，または明らかな水腎症や無機能腎を認めるもの
Ⅳ期	癌が小骨盤腔をこえて広がるか，膀胱，直腸粘膜を侵すもの
ⅣA期	膀胱，直腸粘膜への浸潤があるもの
ⅣB期	小骨盤腔をこえて広がるもの

（日本産科婦人科学会，日本病理学会，編．子宮頸癌取扱い規約 病理編 第4版．金原出版；2017. p.10 より）

表2　病期別の根治治療方針

病期	治療方針
ⅠA1期	子宮頸部円錐切除または単純子宮全摘出術
ⅠA2期・ⅠB期・Ⅱ期	広汎子宮全摘出術（±術後補助療法）
	放射線療法単独または同時薬物療法併用
Ⅲ期・ⅣA期	同時薬物療法併用または放射線療法単独

表3　推奨放射線治療スケジュール

進行期 （癌の大きさ）	外部照射*		腔内照射# HDR（A点線量）
	全骨盤	中央遮蔽	
ⅠB1・ⅡA2（小）	20 Gy	30 Gy	24 Gy/4回
ⅡB2・Ⅱ（大）・Ⅲ	30 Gy	20 Gy	24 Gy/4回
	40 Gy	10 Gy	18 Gy/3回
ⅣA	40 Gy	10 Gy	18 Gy/3回
	50 Gy	0 Gy	12 Gy/2回

HDR：高線量率

*：1回1.8～2.0 Gy，週5回法で行う．画像にて転移が疑われるリンパ節，治療前に結節状に骨盤壁に達する子宮傍（結合）組織に対しては，外部照射による追加（boost）6～10 Gyを検討する

#：1回5～6 Gy，週1～2回法で行う

（日本婦人科腫瘍学会，編．子宮頸癌治療ガイドライン 2017年版．金原出版；2017. p.47 より）

中央遮蔽：小腸・直腸・膀胱への線量を低減するために行われる照射法

子宮体がん

子宮体がんの臨床進行期分類（**表4**）について以下に示す．

組織学的に腺がんが多いため，手術療法が標準的である．高齢や合併症があるなど手術が困難な場合や，進行がんなどで手術ができない場合に，根治的放射線療法の適応となる．腫瘍が子宮内膜に限局している場合には腔内照射単独で行われることもあるが，多くは腔内照射と併行して全骨盤照射が行われる．腔内照射は，子宮底部の線量分布を広げ，子宮体部の輪郭に合わせた

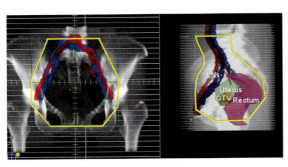

図3　子宮頸がんの三次元治療計画
直交4門照射で左右前後から照射している
（提供：群馬大学　大野達也先生）

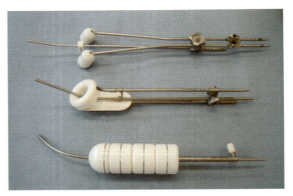

図5　腔内照射で用いられるアプリケータの種類
（提供：群馬大学　大野達也先生）

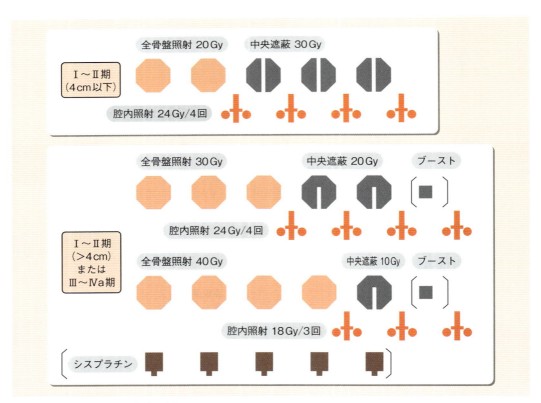

図4　群馬大学における治療の例
（提供：群馬大学　大野達也先生）

6. 腹部・骨盤腔　①子宮

表4　子宮内膜癌　手術進行期分類

Ⅰ期	癌が子宮体部に限局するもの
ⅠA期	癌が子宮筋層 1/2 未満のもの
ⅠB期	癌が子宮筋層 1/2 以上のもの
Ⅱ期	癌が頸部間質に浸潤するが，子宮をこえていないもの*
Ⅲ期	癌が子宮外に広がるが，小骨盤腔をこえていないもの，または所属リンパ節へ広がるもの
ⅢA期	子宮漿膜ならびに/あるいは付属器を侵すもの
ⅢB期	腟ならびに/あるいは子宮傍組織へ広がるもの
ⅢC期	骨盤リンパ節ならびに/あるいは傍大動脈リンパ節転移のあるもの
ⅢC1期	骨盤リンパ節転移陽性のもの
ⅢC2期	骨盤リンパ節への転移の有無にかかわらず，傍大動脈リンパ節転移陽性のもの
Ⅳ期	癌が小骨盤腔をこえているか，明らかに膀胱ならびに/あるいは腸粘膜を侵すもの，ならびに/あるいは遠隔転移のあるもの
ⅣA期	膀胱ならびに/あるいは腸粘膜浸潤のあるもの
ⅣB期	腹腔内ならびに/あるいは鼠径リンパ節転移を含む遠隔転移のあるもの

＊：頸管腺浸潤のみはⅡ期ではなくⅠ期とする

（日本婦人科腫瘍学会，編．子宮体がん治療ガイドライン 2018 年版 第 4 版．金原出版；2018．p.37-38 より）

線量分布を作成することが重要であるが，現時点では明確な指針は得られていない．

　術後照射は，再発リスクが高い場合（Grade 3）に，骨盤内再発低減目的での全骨盤照射や，腟再発低減目的での腔内照射が行われることがある．

主な有害事象

急性期有害事象

■下痢

　小腸などの腸管は放射線感受性が高く，正常細胞が放射線照射による影響を受け，下痢が生じる．子宮頸がん・体がんの治療では，全骨盤領域に放射線が照射されるため，治療開始後 1 週頃より下痢が出現し，3〜4 週目頃がピークとなる．日常生活に影響を及ぼす Grade 3 の出現頻度は低いが，軽微な症状は，大半の患者が経験する．

■膀胱炎

　膀胱も子宮の前面にあり，全骨盤照射の照射範囲内に含まれる．多くは頻尿や排尿切迫感など軽度であるが，血尿が現れる場合もある．

■皮膚炎

　照射範囲となる下腹部，背部（臀部），外陰部に皮膚炎が生じることがある．腹部にしわや手術痕などがある場合には，リスク因子となる．また，子宮頸部浸潤がある場合には照射範囲が下方に広がるため，外陰部や肛門部に皮膚炎が起き，自覚症状も強くなる場合がある．

229

■骨髄抑制

骨盤骨にある骨髄が放射線照射により障害を受けて起こるが，放射線療法単独の場合には頻度は少なく，薬物療法併用の場合には，頻度が高くなる．

晩期有害事象

急性期と比較して頻度は低いが，出現すると難治性である．直腸炎・直腸出血，S状結腸の出血・狭窄，小腸障害（腸閉塞），膀胱炎・膀胱出血，腟粘膜の癒着，下肢のリンパ浮腫などが出現する可能性がある．

▶ アセスメント

治療前

■症状のベースライン

- 消化器系：食欲，食事回数，体重，悪心・嘔吐，排便回数，便の性状，排便習慣，内服薬の有無．
- 泌尿器系：排尿回数，排尿障害の有無．
- 睡眠状態．

■治療や有害事象に影響を及ぼす因子

- 不正性器出血に対するパッドの使用，体型（しわや皮膚の重なり，傷の有無），疼痛など．

■セルフケアレベル

- 社会生活：仕事の有無・内容，治療との両立方法．
- 家事の分担，サポート体制（治療終了後のサポート体制が薄いことが懸念される場合には，社会的資源の導入の必要性）．

■性機能に関すること

- 年齢，配偶者（パートナー）の有無，挙児希望の有無，性生活上の悩みなど．

■そのほか

- 照射範囲，併用療法の有無と種類，血液検査データ．

治療中

治療期間中は治療前の状態が，有害事象の出現や治療開始による心理・社会的な影響によってどのように変化したか，その変化に応じたマネジメントと評価を行う．

■有害事象の出現と程度

- 有害事象の程度：共通の基準（CTCAE v5.0など）を用いて客観的に評価する．
- 悪心・嘔吐，倦怠感：頻度や程度・タイミング，持続時間，薬剤の使用（種類，服薬のタイミング）と効果，誘発または軽減因子，随伴症状．
- 下痢：ベースラインからの変化（便の性状・回数），体重減少の有無と程度，腸蠕動音，腹痛の有無，随伴症状，薬剤の使用と効果．
- 排尿：回数，残尿感，排尿困難感，尿意切迫，性状，随伴症状，薬剤の使用と効果．

■セルフケアレベル

- 有害事象の出現によるセルフケアレベル

6. 腹部・骨盤腔　①子宮 ◆

の低下の有無.

■心理・社会的な影響

- 治療による日常生活への影響や心理面への影響.
- 治療および有害事象に関する心配や不安の有無, 内容.

■そのほか

- 睡眠：時間, 夜間の中途覚醒の回数, 質, 薬剤の使用と効果.

治療終了時

治療終了時には, 治療が終わったことへの安堵感に加え, 治療効果や社会復帰への

不安が増強する時期である. 社会復帰に関しては, 持続する有害事象のなりゆきや見通し, 晩期有害事象の情報提供を行う.

■継続している有害事象に伴う症状の程度

- 前述の「治療中」を参照.

■治療後（退院後）のサポート体制

- 急性期有害事象の経過や異常症状に関する理解度.
- 家族などのサポート体制.

治療後

- 定期外受診が必要な症状に関する理解度.
- 家族などのサポート体制.

看護ケア

治療法選択

子宮頸がんのⅠ～Ⅱ期の根治治療では, 放射線療法と手術療法の成績に差がないため, 治療法を決定する際に, どのようなポイントで選んだらよいか悩む患者も多い. 患者の社会生活や価値観, 妊孕性温存の希望などを配慮することが重要となる. **表5** のような具体的な比較を提示し, 子宮・卵巣温存などでは一定の条件, 利点・欠点も考慮したうえで, 情報提供やセカンドオピニオンを含め, 治療法を選択するまでの過程を支援する.

皮膚・粘膜

外陰・肛門部は放射線性皮膚炎の好発部

位であり, 下痢や不正性器出血は湿潤環境や摩擦による物理的刺激となりやすい. また, 清潔保持が基本だが, 皮膚の保護機能の低下を予防するため, 洗浄は1日1回程度とし, 排泄の際にはノンアルコール性の保護膜形成剤（サニーナ®〈油性〉, リモイス® コート, ノンアルコールスキンプレップ®) などを使用し皮膚を保護する. 治療終了後は, 創傷被覆材や亜鉛華軟膏などを使用して治癒を促進する. 生活指導として, 過度な物理的刺激を加えないように, Grade 2以上の場合には症状が安定するまで安静にする.

消化器症状

薬物併用療法を行う場合には, 悪心・嘔吐は高頻度で出現するため, 制吐薬の投与

231

6章 照射部位・対象に応じたケア

表5　手術療法と放射線療法との比較

	手術療法の特徴
長所	• 治療のための入院期間が短い • 腫瘍を摘出するため，病期の進展範囲がわかり適切な治療戦略が立てられる
短所	• 腸閉塞（イレウス）や排尿障害がしばしば生じ，排尿訓練が必要になる • 手術後に追加治療（抗がん剤，放射線療法）が必要になることがあり，合併症が増えることがある
	放射線療法の特徴
長所	• 外部照射は治療の際痛みを感じず，負担が少ない • 治療中の悪影響の程度を観察しながら治療の内容を調節できる
短所	• 治療後膀胱や腸の悪影響が出現し，長期にわたって出血などの症状が残ることがある

（日本放射線腫瘍学会，編. 患者さんと家族のための放射線治療Q&A 2015年版. 金原出版；2015. p.106 より）

表6　下痢の場合の食事の工夫

摂取したほうがよい食材	• 低脂肪で蛋白質が豊富な食材：たまご（1日1個），豆腐，鶏肉，はんぺん，白身魚
控えたほうがよいもの	• 繊維が多く硬いもの：ごぼう，れんこん • 脂っぽい食事：揚げもの，ウナギの蒲焼き • 腸内で発酵しやすいもの：ガム，豆類，キャベツ，サツマイモ，栗 • 刺激物：香辛料，アルコール，炭酸飲料，カフェイン飲料など • 乳糖を含む食品：牛乳，ヨーグルト，チーズなど
そのほか	• 水分の補給：スポーツドリンクを常温で少しずつ摂取する • 食事回数：少量ずつ回数を増やして摂取する

も考慮し症状をマネジメントする. 下痢の場合には，食事の工夫（**表6**）を行うことや，院内の栄養サポートチームなどと連携し，必要な栄養を確保する方法を検討する（詳細は5章「3. 栄養サポート」p.150を参照）. 下痢の症状に応じて，医師の指示により止痢薬や整腸薬の投与を行う.

性的な問題

粘膜の炎症が残存しているため，治療後約1か月程度は性交渉を控える. 生殖機能の変化として，ホルモンの変化や性的な興味の減退などが起こる場合がある. また，放射線療法後の腟狭窄については腟の拡張器（ダイレーター）の使用，腟乾燥に伴う性交時の不快感については潤滑剤の使用で緩和できる（詳細は7章「3. セクシュアリティへのサポート」p.295を参照）.

腔内照射時

治療を安全・安楽に行うため，適切な鎮痛・鎮静を行う必要がある. 方法は，治療前にジクロフェナクナトリウム（ボルタレン®）坐薬やペンタゾシン（ペンタジン®）などの点滴静脈注射，治療時にジアゼパム（セルシン®）やミダゾラム（ドルミカム®）の投与，全身麻酔などがある. 場合により呼吸抑制や血圧低下などのリスクもあるため，十分な観察・管理のもとに行う. また，腔内照射を行う部屋の見学や，タッチング，

声かけ，リラクセーションなど，不安を和らげるケアは有効である．さらに，長時間

同一体位を保持するため，耐圧分散マットなどの使用も検討する．

セルフケア支援

自己コントロール感を高めるケア

　下痢や不正性器出血などの症状は自己コントロールが困難な症状であり，患者自身ではなかなか変化を感じにくい．そのため，症状の変化や対処方法について記録をつけると，患者自身が客観的に症状を把握でき，自己コントロール感を高めるためばかりでなく，医療者と話し合うための資料ともなる．治療中のみならず，治療後も，症状が改善していく様子を客観的にとらえることができ有用である．

症状が出たときの対処方法

　骨盤部の治療では，放射線療法を受けた患者の約半数程度が晩期有害事象として排便に関する何らかの症状を抱えているといわれている．晩期有害事象は，患者の生活や人間関係へも影響を及ぼしかねない．このように，治療前から治療後まで，患者はさまざまな不安や心配を抱えている．そのため，気になる症状や心配を話せる場所・連絡先を提示し，どのような症状の場合に連絡したらよいのかという具体的な情報を提供することが重要である．

◉参考文献

- 矢嶋　聰，中野仁雄，武谷雄二，編．NEW 産婦人科学 改訂第2版．南江堂；2004．
- Wakatsuki M, Ohno T, Yoshida D, et al. Intracavitary combined with CT-guided interstitial brachytherapy for locally advanced uterine cervical cancer：Introduction of the technique and a case presentation. J Radiat Res 2011；52（1）：54-58．
- 日本婦人科腫瘍学会，編．子宮頸癌治療ガイドライン 2017年版 第2版．金原出版；2017．
- 日本婦人科腫瘍学会，編．子宮体がん治療ガイドライン 2018年版 第4版．金原出版；2018．
- 日本放射線腫瘍学会，編．放射線治療計画ガイドライン 2016年版．金原出版；2016．
- Ohno T, Kato S, Wakatsuki M, et al. Incidence and temporal pattern of anorexia, diarrhea, weight loss, and leukopenia in patients with cervical cancer treated with concurrent radiation therapy and weekly cisplatin：Comparison with radiation therapy alone. Gynecol Oncol 2006；103（1）：94-99．
- 静岡県立静岡がんセンター．がんよろず相談 Q & A 第3集―抗がん剤治療・放射線治療と食事編．静岡県立静岡がんセンター「がんの社会学」研究グループ；2007．
- Toita T, Kitagawa R, Hamano T, et al. Feasibility and acute toxicity of Concurrent Chemoradiotherapy（CCRT）with high-dose rate intracavitary brachytherapy（HDR-ICBT）and 40-mg/m2 weekly cisplatin for Japanese patients with cervical cancer：Results of a Multi-Institutional Phase 2 Study（JCOG1066）. Int J Gynecol Cancer 2012；22（8）：1420-1426．
- Umayahara K, Takekuma M, Hirashima Y, et al. Phase Ⅱ study of concurrent chemoradiotherapy with weekly cisplatin and paclitaxel in patients with locally advanced uterine cervical cancer：The JACCRO GY-01 trial. Gynecol Oncol 2016；140（2）：253-258．
- Wakatsuki M, Ohno T, Yoshida D, et al. Intracavitary combined with CT-guided interstitial brachytherapy for locally advanced uterine cervical cancer：Introduction of the technique and a case presentation. J Radiat Res 2011；52（1）：54-58．

2 前立腺

菊野直子

▶ 前立腺への照射ケアマップ

			治療前	治療中（放射線量）	
				0〜20 Gy	20〜30 Gy
主な有害事象		膀胱炎（膀胱の粘膜炎）		Grade 0 ・ほとんど症状なし	Grade 1 ・頻尿，排尿困難 ・残尿感
		下痢（直腸の粘膜炎）		Grade 0 ・ほとんど症状なし	Grade 1 ・排便の回数増加 ・便の性状の変化
		放射線性皮膚炎（肛門部）		Grade 0 ・ほとんど症状なし	
アセスメント	身体的		【症状のベースライン】 ・消化器系：排便回数，便の性状，食事回数や内容，など ・泌尿器系：尿回数（夜間頻尿），排尿困難，尿閉，など ・皮膚：肛門部病変など 【性機能に関する内容】 ・年齢，配偶者（パートナー）の有無，性生活上の悩み，挙児希望の有無 ・情報提供の必要性，精子の凍結保存など	【ベースラインからの症状変化，有害事象の有無と程度の把握】 ・消化器系：ベースラインからの変化，体重減少の有無と程度，腸蠕動音，腹痛の有無，出血や血便，随伴症状，薬剤の使用と効果など ・泌尿器系：排尿回数と時間，残尿感，排尿困難感，尿意切迫，尿性状，尿閉，随伴症状，薬剤の使用と効果など	
	精神的		・放射線療法に対する不安 ・これまでの治療体験，成功・失敗体験 ・治療経過，ボディイメージの変容をどうとらえているか	・治療環境や医療者とのかかわりのなかでの不安	
	社会的		・社会生活：仕事の有無・内容，通院時間，など ・家族背景：家族の理解度・サポート体制	・仕事やライフスタイル，治療とのバランスをどのようにとっているのか	
	そのほか		・治療側のリスク因子：照射方法，エネルギー（X線），線量・線量分割回数，併用療法など		
看護ケア	身体的		・排泄機能の変化を見据えて治療前から治療中の準備を行う（心理面や社会的役割へ支障をきたすことがあるため）	【患者のライフスタイルを考慮し，患者とともに考え，具体的なケア方法を検討する】 ・泌尿器系：今起こっている頻尿が患者の生活に与えている悪影響を正確に把握する．昼間の仮眠時間の確保，職場や家庭内での役割の変更，患者に合ったケア用品の情報を提供することで，尿取りパッドやオムツを使用することへの抵抗感を少なくし，負担感をなくしていく	
	精神的				
	社会的				

	30〜40 Gy	40〜50 Gy	終了時	治療後
		Grade 1〜2 • 頻尿，排尿困難，残尿感，排尿時痛 • 血尿など		Grade 1〜2 • 慢性膀胱炎 • 血尿
		Grade 1〜2 • 排便の回数増加 • 便の性状の変化（軟便〜水様便への移行）		Grade 1〜2 • 下痢の遷延，頻回な便意 • 血便（直腸出血）
		Grade 1 • 照射範囲や肛門部の疾患によっては肛門部・会陰部皮膚の乾燥・発赤・出血		
	• そのほか：睡眠時間，夜間中途覚醒の回数，睡眠の質，薬剤の使用と効果，食事の摂取状況・時間・内容，飲水量，飲酒量，肛門痛の有無，出血，皮膚状態 【有害事象の出現によるセルフケアレベルの評価】 • セルフケアレベルの変化 • 有害事象の増悪ペース			【継続している有害事象の程度】 【有害事象の出現によるセルフケアレベルの評価】 • 「治療中」の項目を参照
	• 有害事象に対する不安や疑問 • 家族からの情報			• 継続している症状の程度やセルフケアレベルに対して，患者のセルフケアレベルに応じた，サポート体制をアセスメントする • 内分泌療法の有無 • 内分泌療法による症状の程度 • 性に関する不安
	• 周囲との関係性・理解，相談相手など			
				• 継続治療の有無（「精神的」「社会的」の項目を参照）
	• 消化器系：消化の良いものの摂取など基本的な食事の指導や，脱水予防のための水分摂取などの日常生活指導を行い，患者のライフスタイルを考慮し患者とともに考える • 肛門部の皮膚影響：連続する下痢や痔核・痔瘻といった肛門部病変がある場合，肛門部の皮膚に影響を及ぼし，排便時痛や出血を起こすことがある．保清，乾燥予防，油分補給，刺激の回避を継続し，増悪防止に努める		• 今起こっている有害事象は必ず回復することを伝える • 晩期有害事象の症状や発現時期を説明し，不安の解消に努める	• 定期受診の必要性を説明 • ケアの再確認をし，継続の必要性を伝え，通院のなかでケアの終了を評価していく • 内分泌療法を併用している場合は，患者が自分の身体と心の変化を受け入れられるような支援を行う

6章 照射部位・対象に応じたケア

		治療前	治療中（放射線量）	
			0〜20 Gy	20〜30 Gy
セルフケア支援	身体的	【有害事象】 ● 排泄に関する症状は症状をマネジメントできるという自己効力感を身につけることで対処能力が高まる．普段からコミュニケーションを心がけ，話しやすい環境の提供とともに，食事や排泄に関する意識を高めるため，記録を残すなど患者の個別性に応じた自己管理方法をアセスメントし，一緒に対処方法を検討しサポートする		
	精神的			
	社会的			

▶ 照射部位の特徴（解剖学的知識）

　前立腺は栗の実に似た形を示し，精液の一部を作っている．解剖学的には恥骨結合と直腸のあいだにあり，膀胱頸部から後部尿道を囲むように位置している．尿道を取り囲み，通常は3×4cm程度の大きさである．また前立腺の背側は，直腸に隣接している．前立腺は，尿道のほかに射精管も通っており精嚢とつながっている（図1）．

　高精度放射線治療の場合，排尿・排便コントロールなどが重要なポイントとなる．また，放射線療法単独での勃起障害などの発生率は低いとされているが，内分泌療法と併用する場合には高頻度に発生しやすいため，サポートが必要となる場合がある．

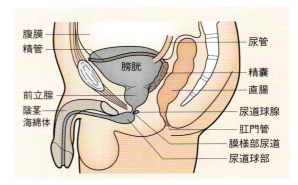

図1 前立腺と周囲臓器
（柿崎秀宏．構造と機能〈腎，尿管，膀胱，尿道〉．奥山明彦，編．看護のための最新医学講座第22巻　泌尿・生殖器疾患　第2版．中山書店；2008．p.18 より）

▶ 適応となる疾患，治療法

　適応疾患は前立腺がんである．

　前立腺がんの治療は選択肢が多い．治療法を選択するうえで，病期（表1），リスク分類（表2），年齢，併存疾患，生活環境，人生観など，多方面から検討する必要がある．また，放射線療法も，早期がんから転移のあるがんまで適応範囲は広い（表3）．

　三次元原体照射（3D-conformal radiotherapy：3D-CRT）のほか，強度変調放射線治療（intensity-modulated radiation therapy：IMRT），画像誘導放射線治療（image-guided radiotherapy：IGRT），密

6. 腹部・骨盤腔　②前立腺

30〜40 Gy	40〜50 Gy	終了時	治療後

【活動と休息】
● 通院による負担，ライフスタイル，休息や睡眠とのバランスを考慮して治療が完遂できるよう支援していく

【"がん"とともに生活していくために】
● 晩期有害事象の理解を促し，異常の早期発見や対処ができるような支援を行う
● 自己決定した放射線療法が納得のいった治療であると思えるよう，いかに"がん"と共存するか，いかに"自分らしい人生を送るか"に対する支援を行う

表1　TNM（臨床）分類

TNM（臨床）分類			ABCD 分類
T1		触知不能かつ画像でも診断不能な腫瘍	
	T1a	偶発的にみつかった，切除組織 5% 以下の腫瘍	A1*
	T1b	偶発的にみつかった，切除組織 5% を超える腫瘍	A2
	T1c	PSA 高値などにより，針生検で確認された腫瘍	B0
T2		前立腺被膜内に限局する腫瘍**	
	T2a	片葉の 1/2 以内に留まる腫瘍	B1
	T2b	片葉の 1/2 を超えるが，両葉には及ばない腫瘍	B2
	T3c	両葉への進展がみられる腫瘍	
T3		前立腺被膜外に進展する腫瘍***	
	T3a	被膜外へ進展する腫瘍（微小な膀胱頸部への浸潤を含む）	C
	T3b	精嚢に浸潤する腫瘍	
T4		精嚢以外の隣接臓器に固定または浸潤する腫瘍	
すべての T	N1M0	所属リンパ節転移あり	D1
	N0M1	所属リンパ節転移なし，骨または臓器への遠隔転移あり	D2
	N1M1	所属リンパ節転移あり，骨または臓器への遠隔転移あり	

N1：所属リンパ節転移あり，M0：遠隔転移なし，M1：遠隔転移あり
（日本泌尿器学会，日本病理学会，日本医学放射線学会，編．前立腺癌取扱い規約 第 4 版．金原出版；2010 を参考に作成）
＊：グリソンスコア 6 以下（がんの悪性度を評価するスコア．1〜6 点は「悪性度は低い」と評価される）の現局性単発腫瘍
＊＊：針生検により片葉，または両葉に発見される．触知不能，または画像で診断できない腫瘍は T1c に分類する
＊＊＊：前立腺尖部，または前立腺被膜内への浸潤（ただし被膜を超えない）は T3 ではなく，T2 に分類する

封小線源治療，粒子線（陽子線，重粒子線）治療などの最新技術が普及し，手術と同等の治療の選択肢となっている．

　粒子線（治療）は性質上，身体の奥に入ってからエネルギーが最も強く作用し，一定の深さ以上には進まないという特性をもっており，前立腺がんの治療としても選択される．リスクが高いほど内分泌療法の併用が推奨されている．

6章 照射部位・対象に応じたケア

表2 NCCN ガイドライン（2016年 第3版）のリスク分類

	治療前PSA値 (ng/mL)		TNM分類		グリソンスコア (GS)		その他の事項
超低リスク群	<10	かつ	T1c	かつ	≦6	かつ	以下を全て満たす • 生検陽性コア3未満 • 陽性コアがん占拠率≦50% • PSAD*<0.15 ng/mL/g
低リスク群	<10	かつ	T1〜T2a	かつ	≦6		
中リスク群	10〜20	または	T2b〜T2c	または	7		
高リスク群	>20	または	T3a	または	8〜10		
局所進行性超高リスク群			T3b〜T4	または	8〜10		• 最も優勢なグリソンパターンが5または4つを超えるコア
所属リンパ節転移							Tは問わない，N1，またはM0
遠隔転移							Tは問わない，Nは問わない，M1

＊ PSAD：PSA density（密度）

（NCCN〈日本泌尿器科学会，監訳〉．NCCN 腫瘍臨床診療ガイドライン 前立腺癌 2016年 第3版. https://www2.tri-kobe.org/nccn/guideline/urological/japanese/prostate.pdf より表を作成）

表3 NCCN リスク分類別の推奨される初期治療（2016年 第3版）

	期待余命	推奨される初期治療
超低リスク群	<20年	• PSA 監視療法
	≧20年	• 低リスクと同様
低リスク群	<10年	• PSA 監視療法
	≧10年	• PSA 監視療法 • 外部照射・小線源治療 • 根治的前立腺摘除術
中リスク群	<10年	• PSA 監視療法 • 外部照射（±短期ホルモン療法*±小線源治療）
	≧10年	• 根治的前立腺摘除術 • 外部照射（±短期ホルモン療法±小線源治療）
高リスク群		• 外部照射＋長期ホルモン療法** • 外部照射＋小線源治療＋短期ホルモン療法 • 根治的前立腺摘除術

＊：短期ホルモン療法：4〜6か月，＊＊：長期ホルモン療法：2〜3年

（NCCN〈日本泌尿器科学会，監訳〉．NCCN 腫瘍臨床診療ガイドライン 前立腺癌 2016年 第3版. https://www2.tri-kobe.org/nccn/guideline/urological/japanese/prostate.pdf を参考に作成）

前立腺がんの放射線療法の種類

外部照射治療として，直線加速器（リニアック）を用いた高エネルギーX線治療（3D-CRT，IMRT，IGRT），陽子線・重粒子線を用いた粒子線治療がある．

小線源治療として，高線量率組織内照射（high dose rate brachytherapy：HDR-BT），低線量率組織内照射（low dose rate

表4 HDR-BT の線量分割例

実施施設の例（国）	HDR-BT の線量			外照射の線量			合計線量 EQD$_{2Gy}$ (Gy)*	
	1回線量 (Gy)	分割回数	総線量 (Gy)	1回線量 (Gy)	分割回数	総線量 (Gy)	$\alpha/\beta=$ 1.5 Gy	$\alpha/\beta=$ 3.0 Gy
川崎医大（日本）	5.5	3~4	16.5~22	1.8~2.2	19~25	41.8~45	75~88	71~81
群馬大学（日本）	9~10.5	2	18~21	3	15~17	45~51	120~130	104~111
NCCN Guidelines version 1. 2015 （米国）**	4~6 5.5~7.5 9.5~11.5	4 3 2	16~24 16.5~22.5 19~23	1.8~2	20~25	40~50	65~101 73~108 100~135	62~93 68~97 88~117
NCCN Guidelines version 1. 2015 （米国）**	13.5	2	27				116	89
大阪大学（日本）	6~6.5	7~9	45.5~54				104~116	86~97
北里大学（日本）	6.3	5	31.5	3	10	30	109	95

* EQD$_{2Gy}$：1 回 2 Gy 照射に換算した線量

（日本放射線腫瘍学会，編．放射線治療計画ガイドライン 2016 年版．金原出版；2016．p.232 より日本の実施施設例と NCCN ガイドライン〈米国〉のみを抜粋）

brachytherapy：LDR-BT）がある．

外照射

通常 6～10MV 以上の高エネルギー X 線を用いる．治療体位は腹臥位，背臥位いずれでもよい．3D-CRT では 4 門以上の固定多門照射，IMRT では 5 門以上や強度変調回転放射線治療（volumetric modulated arc therapy：VMAT）が用いられる．前立腺がんに対する IMRT で高線量照射をする場合には，定期的に IGRT を行うことがが推奨される．

処方線量は 1 回線量 2 Gy の通常分割照射法が標準である．総線量は，3D-CRT の場合は 70～72 Gy，IMRT の場合は 74～78 Gy が用いられることが多い．1 回線量を 2 Gy より大きくした少（寡）分割照射について，転移病巣のない限局性の前立腺癌への定位放射線治療が 2016 年 4 月に保険収載された．骨盤部を照射する場合は，1 回線量 1.8～2 Gy，総線量 45～50 Gy を骨盤領域に投与した後，前立腺部に縮小する．

小線源治療

■高線量率組織内照射（HDR-BT）

被膜外にアプリケータを留置することにより，前立腺のみならず被膜外進展部位，精嚢，膀胱頸部まで高線量照射が可能である．1 回線量が大きいため α/β 値の小さい前立腺がんに対して，高い生物学的効果線量（biological effective dose：BED）が大きくなり有用である．分割照射の場合，アプリケータを会陰部に数時間～数日間留置するため侵襲が大きい．

現在，コンセンサスを得られた線量分割がない（**表4**）．しかし，研究が加速しており，BED に裏づけられた優れた初期成績が報告されている．今後の研究の進展が

大いに期待される.

分割照射を行う場合，6時間以上の間隔を空ける.

■ 低線量率組織内照射（LDR-BT）

ヨウ素（^{125}I）シード線源による小線源治療は限局性前立腺がん，特に低リスク群に対して手術や外部照射と同等の成績が得られている．短時間の手技で治療が終わり，合併症が少なくQOLが良好である．外部照射と併用する意義は，低線量域のカバー，前立腺外（被膜外のマージン，精囊，リンパ節）への照射にある．患者は線源を体内に挿入したままとなるため，医療者，周囲への被曝を低減する必要があり，患者への教育も重要となる.

リスク臓器としては，直腸，膀胱，尿道，小腸，S状結腸がある.

単独の処方線量は一般には計画標的体積（planning target volume：PTV）に144～160 Gyである．外部照射併用では，100～110 Gyを処方し外部照射を45 Gy/25回（40～50 Gy/20～25回）相当とする.

▶ 主な有害事象

急性期有害事象として，頻尿，下痢，肛門周囲の皮膚炎，直腸出血がある.

晩期有害事象として，慢性膀胱炎，血尿，下痢，血便などがあり，最も問題となるものは直腸出血（手術を要するような出血は1%以下，輸血を含めた内科的な処置の必要な出血は数～20%程度）である．そのほか，尿道狭窄，性機能障害などがある.

▶ アセスメント

放射線療法が開始されることが決まったら，治療によるリスク因子と患者の状態によるリスク因子（表5）をアセスメントすることで，患者に出現しやすい有害事象やその出現時期を予測し看護ケアの方向性を検討することができる.

▶ 看護ケア

前立腺への放射線療法でみられる有害事象は，排尿・排便や性機能に関する問題など羞恥心を伴いやすいことが多く，患者の口から積極的には語られにくい．羞恥心を伴うデリケートな話題は，患者や家族とのかかわりを通して信頼関係を築いたうえで，アドバイスや指導を開始するのが望ましい.

■ 照射精度を高める看護ケア

前立腺がんの放射線療法の多くは根治を目的としており，照射精度を高める支援が

6. 腹部・骨盤腔　②前立腺

表5　患者の状態によるリスク因子

時期	アセスメント内容	
治療前	身体的側面	
	症状のベースライン	● 消化器系：排便回数，便の性状（便秘・下痢を含む），血便，内服薬の有無，食欲，食事の回数や内容・嗜好，体重など ● 泌尿器系：尿回数（夜間頻尿を含む），排尿困難感，尿閉，α_1 受容体遮断薬などの内服薬の有無，食事内容や飲水量，飲酒量など ● 皮膚：肛門部病変（痔核・痔瘻），清潔習慣
	性機能に関する内容	● 年齢，配偶者（パートナー）の有無，性生活上の悩み，挙児希望の有無 ● 情報提供の必要性，精子の凍結保存など
	セルフケアレベル	● 患者の治療・有害事象に対する理解度，適切な予防行動の理解度
	心理的側面	
	放射線療法に対する不安	● 患者の放射線療法に関する知識や情報，イメージ，疾患に対する不安など
	治療体験	● これまでの治療体験（成功・失敗体験）
	ボディイメージ	● 今回の治療経過，ボディイメージの変容をどうとらえているか
	社会的側面	
	● 患者のライフスタイル ● 患者を取り巻く環境に関する情報	治療完遂するためには，患者のライフスタイルや患者を取り巻く環境に関する情報からアセスメントする必要がある ● 社会生活：仕事の有無・内容，職場の理解，通院時間，趣味，治療との両立 ● 家族背景：家族の理解度・サポート体制（症状・セルフケアレベルに応じて社会的資源導入の必要性など）
治療中	身体的側面	
	● ベースラインからの変化 ● 有害事象の有無と程度	● 消化器系：便の性状や回数，体重減少の有無と程度，腸蠕動音，腹痛，出血や血便，随伴症状，薬剤の使用と効果など ● 泌尿器系：排尿回数と時間，残尿感，排尿困難感，尿意切迫，尿性状，尿閉，随伴症状，薬剤の使用と効果など ● そのほか：睡眠時間，夜間中途覚醒の回数，睡眠の質，薬剤の使用と効果，食事の摂取状況・時間・内容，飲酒量，飲水量，肛門痛，出血，皮膚の状態 ● 有害事象の程度：共通の基準（CTCAEv5.0 など）を用いて評価
	有害事象の出現時のセルフケアレベル	● セルフケアレベルの変化 ● 有害事象の増悪ペース
	心理的側面	
	治療中の不安	● 治療環境や医療者とのかかわりのなかでの不安 ● 有害事象に対する不安や疑問 ● 家族からの情報
	社会的側面	
	● 患者のライフスタイル ● 患者を取り巻く環境の変化に関する情報	● 仕事やライフスタイル，治療とのバランスをどのようにとっているのか ● 周囲との関係性・理解，相談相手など

6章 照射部位・対象に応じたケア

表5 患者の状態によるリスク因子（続き）

時期	アセスメント内容	
治療後	身体的側面	
	継続している有害事象の程度	＊治療中の「有害事象の有無と程度」を参照
	有害事象の出現時（後）のセルフケアレベルの評価	＊治療中の「有害事象の出現時のセルフケアレベル」を参照
	心理・社会的側面	
	治療後のサポート体制	●アセスメントした内容（継続している症状の程度やセルフケアレベル）に対して，患者のセルフケアレベルに応じた，患者と家族のサポート体制（場合によって，社会資源導入などの必要性）
	継続治療の有無	●内分泌療法の有無，内分泌療法による症状の程度，性に関する不安

看護においても重要となる．放射線療法の効果は，毎回の照射において放射線治療計画時の体位および体内状況に近づけ，再現性を確保し，照射精度を高めることで最大限に引き出せる．近年の照射技術の進歩とともに，有害事象による苦痛の緩和や日常生活のサポートのみでなく治療効果を最大にする看護ケアも求められている．

■固定具の使用

前立腺がんに対する外部照射の主流はIMRTへ変わっている．IMRTは，がん細胞と正常組織が隣接する場合に用いられるため，より高い固定精度が求められる．そのため，患者の位置再現性と治療中の動きの抑制を目的に，治療計画CT撮影時に固定具を作製する．看護師は，固定具作製の目的や必要性を患者に説明し，安心して治療が受けられるよう支援を行う．

■体内状況の条件を整える

膀胱や直腸は前立腺に隣接しているため，膀胱内尿量や直腸内のガス・便によって前立腺の形や位置に影響を与える．膀胱内尿量が少ない場合，膀胱の体積が小さくなるため膀胱に照射される体積が増加してしま

う．そのため，膀胱に尿を一定時間蓄尿しておく，または，照射前に毎回一定量の水分を摂取するなどの前処置が行われることが多い．また，直腸内のガス・便は排除し，照射精度を高める支援が必要である．そのため，便秘の場合，治療開始前から必要に応じて緩下薬を使用し排便コントロールを図っておく．治療に影響のあるガス・便が認められた場合，カテーテルを挿入しガスを排除したり，坐薬を使用し排便を促したりすることもある．食事の影響が考えられる場合，食事指導や照射時間を変更する工夫も必要となる．

照射は治療計画CT撮影時の体位・体内状況がベースとなるため，当院（東京医療センター）では，外部照射が予定される前段階（外部照射単独治療のためのマーカー挿入後や小線源治療後）にアセスメントを行い，同時にパンフレット（図2）を用いて患者に説明し，排尿や排便・排ガスコントロールの必要性を理解してもらっている．

6. 腹部・骨盤腔 ②前立腺

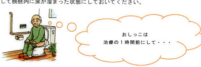

図2 前立腺外部照射治療を受けられる方 シード治療後外照射治療併用となる方へのパンフレット「強度変調放射線治療（IMRT）について」
（東京医療センターより）

有害事象への看護ケア

■治療前

患者の状態や日常生活習慣を把握する．有害事象について，内容，発現時期，程度，治癒時期などを説明する．排泄機能の変化は，心理・社会面へ支障をきたすことがあるため，セルフケアのアセスメントも行い，治療前から治療中の変化を見据えて準備を行う．前立腺がんは，疾患や治療による性機能への影響が予測されるため，その点のアセスメントも行っておく．

■治療中

有害事象の出現や治療開始による心理・社会面への影響によって治療前の状態からどのように変化したか，その変化に応じたマネジメントと評価を行う．症状の出現により，一部または大部分のセルフケアレベルが低下することもある．症状による身体的苦痛に加え，心理・社会面への影響も少なくない．外来通院の場合，変化を容易には察知しにくいので，注意してアセスメントする必要がある．患者のライフスタイルを考慮し，患者とともに考え，具体的な方法を検討することが重要である．

泌尿器系

夜間頻尿は睡眠不足となり身体的・心理的苦痛となる．しかし，患者が自己判断で水分摂取を控えてしまうことで，有害事象の症状増悪をきたすケースがある．飲水のタイミングを具体的に説明し，昼間の飲水は極端に控えず，夕食以後に控えるよう指導をする．頻尿が患者の生活に与えている

243

悪影響を正確に把握する必要がある.

　昼間の仮眠時間の確保，仕事や家庭内の役割の変更，患者に合ったケア用品の情報提供をすることで，尿取りパッドやオムツを使用する抵抗感を少なくし，負担感をなくしていく．いずれにしろ，今まで行ってきたセルフケアをねぎらい，再度，よりよいケアを患者とともに考えていく.

消化器系

　下痢は，治療が進むにつれて心理的にも体力的にも影響が大きくなる．消化の良いものの摂取など基本的な食事の指導や，脱水予防のための水分摂取などの日常生活指導を行う.

肛門部の皮膚

　前立腺への照射は IMRT や IGRT が主流となってきている．皮膚への影響はほぼないといっても過言ではない．しかし，連続する下痢，痔核や痔瘻といった肛門部に病変がある場合，肛門部の皮膚に影響を及ぼし，排便時痛や出血を起こすことがある．排便後，柔らかい紙で押さえ拭きすることや，ウォシュレットの温度・水圧に注意を払い，できるだけ刺激を与えないよう指導を行う．必要以上に清潔にしようとするあまり，時に皮脂を失いすぎる場合がある．患者が高齢な場合やオムツを使用している場合などは，肛門部の皮膚の観察は定期的に行い，保清，乾燥予防，油分補給，刺激の回避を継続し，増悪防止に努める.

■治療終了時

　治療が終わったことへの安堵感に加え，治療効果や社会復帰への不安が増強する時期でもある．今起こっている有害事象は必ず回復することを伝え，頻度は少ないものの患者の戸惑いや不安，誤解が大きい晩期有害事象については，症状や発現時期を説明し，不安の解消に努める.

■治療後

　治療の効果判定や有害事象の観察は継続して行う必要がある．そのため，定期受診の必要性を説明する．しばらくはケア継続の必要性を伝え，通院中にケアの終了を見きわめる.

　前立腺がんは，病期によって内分泌療法を併用している場合もある．その影響で，女性の更年期症状に類似した症状に悩まされていることも少なくない．また，異性に対する関心の低下，勃起障害は男性としての自信喪失につながる．患者が自分の身体と心の変化を受け入れられるよう支援する.

小線源治療の看護ケア

　前立腺がんの組織内照射は，会陰部にアプリケータや穿刺針を挿入するため，鎮静薬や麻酔を必要とし，入院での治療が必要となる．HDR-BT は分割照射の場合，アプリケータを会陰部に数時間～数日間留置するため侵襲が大きく，疼痛管理や排便コントロールが必要となる．LDR-BT では，線源を体内に永久挿入するため，退院後の日常生活で周囲への被曝を最小限とするような指導を必要とする．治療に対する正しい理解と被曝に関する患者教育が重要である．治療前からの十分な説明と退院時の再確認，また線源が脱落した際の対処方法や治療後の治療者カード携帯の義務や治療後1年以内に亡くなった場合に前立腺ごと線源を摘出する必要について，患者の理解度を確認しながら丁寧に指導する.

6. 腹部・骨盤腔　②前立腺◆

セルフケア支援

有害事象

　排泄に関する症状は，倦怠感を増強させ日常生活に影響を及ぼしたり，失敗体験などから患者の自尊心が低下したりして，治療継続への意欲低下につながることがある．症状をマネジメントできると自己効力感が高まり，治療のモチベーションの維持につながる．普段からコミュニケーションを心がけ，話しやすい環境を提供するとともに，食事や排泄に関する意識を高めるため，記録を残すなど患者の個別性に応じた自己管理方法を提案し，一緒に対処方法を検討しサポートする．治療中のみならず，治療後も症状が改善していく様子を客観的にとらえることができ有用である．

活動と休息

　前立腺がんの外部照射は，年齢や通院困難などの状況を除き，ほとんどが外来通院での治療となる．外来通院による身体的負担，家庭や仕事などのライフスタイル，休息や睡眠とのバランスを考慮して治療が完遂できるように支援していく．

"がん"とともに生活していくために

　限局性前立腺がんの治療は選択肢が多く，治療選択の場面においての意思決定支援は重要である．治療の根治性も高まり，長期的な生存が可能である．そのため，晩期有害事象の理解を促し，異常の早期発見や対処ができるような支援を行う．自己決定した放射線療法が納得のいった治療であると思えるよう，そして，いかに"がん"と共存するか，いかに"自分らしい人生を送るか"に対する支援が必要である．

● 参考文献
- 日本放射線腫瘍学会，編．放射線治療ガイドライン 2016年版．金原出版；2016. p.222-238.
- 日本泌尿器科学会，編．前立腺癌診療ガイドライン 2016年版．メディカルレビュー社；2016. p.58-65, 134-174.
- 青木　学，秋元哲夫，溝脇尚志，ほか，編．新版 前立腺癌放射線治療のすべて．金原出版；2013. p.29-31, 48-64, 136-154.
- 井上俊彦，山下　孝，齋藤安子，編．がん放射線治療と看護の実践．金原出版；2011. p.184-196, 264-273.
- 菱川良夫，監．放射線治療を受けるがん患者の看護ケア．日本看護協会出版会；2008.
- 日浅友裕．前立腺がんの放射線治療計画とケア．がん看護 2013；18（6）：609-613.
- 国立がん研究センター がん情報サービス．前立腺がん 基礎知識．https://ganjoho.jp/public/cancer/prostate/index.html

そのほか（肝臓，膵臓，腎臓など）

土屋　恵

そのほか（肝臓，膵臓，腎臓など）へのサイバーナイフによる定位照射ケアマップ

		治療前	治療中（照射回数3〜5回程度）
主な有害事象	放射線性皮膚炎		Grade 0〜1 ・ほとんどなし〜熱感や軽度発赤
	【消化器症状】		Grade 0〜1 ・無症状の場合が多い〜食欲低下，悪心，上腹部違和感
	【肝機能障害】		Grade 0 ・照射中はほとんど変化なし
	そのほか		
アセスメント	身体的	・照射範囲を把握し，有害事象を予測 ・照射方法の把握（分割照射か定位照射か） ・体位保持が可能か ・疼痛の有無 ・肝機能のチェック ・飲酒状況の確認	・宿酔の有無・程度 ・放射線性皮膚炎の有無・程度 ・悪心・嘔吐の有無・程度 ・上腹部痛の有無・程度 ・食欲低下や食事摂取量低下の有無 ・食事の内容 ・疲労感の有無・程度や睡眠状況
	精神的	・治療・金属マーカ留置に対する不安 ・治療に対する理解度	・治療効果に対する思い ・治療に対する不安の有無
	社会的	・家庭や社会での役割 ・就業の有無 ・家族のサポート状況 ・通院方法，通院状況	・治療後に生活が変化することへの対処が十分であるか
看護ケア	身体的	・皮膚炎や消化器症状の予防・ケア ・肋骨骨折，肋間神経痛の予防・ケア	・症状に対する不安の有無を確認し，有害事象出現時はすみやかに対処する
	精神的	・放射線療法に対する不安や疑問の内容を確認し，不安の軽減に努める	・食事制限が必要な場合は，その思いを傾聴する
	社会的	・放射線療法に対するイメージがもてるよう説明する	・仕事をしている場合は，通院による影響を確認する ・家庭での役割の変化など，それらへの思いを聴く
セルフケア支援		・治療に伴う禁食への理解と説明 ・食事の工夫 ・家族への情報提供 ・キーパーソンの把握	・照射部位に応じた放射線性皮膚炎のケア状況を確認し，家族からも情報収集する ・腹部不快症状を確認し，症状に応じた負担の少ない食事摂取ができているかを確認．必要に応じて，栄養補助食品や輸液なども取り入れる

	治療後
	・2週間程度で消失
	・出血性胃炎 ・出血性大腸炎 ・十二指腸潰瘍や穿孔 ・外科的処置が必要になる場合，消化器科への依頼を行う
	・放射線肝障害（RILD）
	・定位照射では，まれに肋骨骨折，肋間神経痛を生じる
・放射線性皮膚炎の有無・程度，悪化状況 ・吐血や下血の有無 ・消化器不快症状に対する薬剤の効果 ・食事の内容や摂取量 ・疲労感の有無・程度や睡眠状況	・肝機能障害の有無 ・消化器症状，消化管出血の有無 ・消化管出血での随伴症状（貧血，ふらつきなど）の有無 ・血液データ ・放射線性皮膚炎の有無・程度とケアの実施状況 ・食事摂取の状況
	・治療後の不安の有無と内容
	・治療効果が現れる時期を説明 ・治療効果判定に3〜6か月程度かかることを説明する
・治療期間中の治療や有害事象などへの不安や思いの有無を確認し，必要なサポートを検討する	・症状が改善する時期を説明し，不安の軽減に努める
・経済的な問題が生じている場合は，社会的資源の活用や医療ソーシャルワーカーの介入を検討する	
・治療に伴う不安や通院による疲労感の有無を確認 ・症状の出現時や増強時は我慢しないように説明する ・治療中は普段どおりの生活をしてもよいことを説明する	・治療が完遂できたことをねぎらう ・主科と同様に，放射線治療科でも定期的受診が必要であること，肝機能障害の経過をみていくことを説明する ・治療後に照射部位がひきつるなどの症状が出現した場合は肋間神経痛や肋骨骨折などの可能性もあるため，症状に注意するよう説明する

照射部位の特徴（解剖学的知識）

腹部には胃や小腸，大腸などの消化器系，肝臓，膵臓などの消化腺系，腎臓などの泌尿器系などの臓器がある（図1）．腹部は臓器が多く，複雑な配置であるため，立体的に位置関係をとらえることが重要である．さらに近年では，呼吸に伴う臓器の移動や形の変化への配慮が必要となってきた．

放射線療法においてはどの臓器にどれだけの放射線が当たるかを見積れることから，どのような有害事象に注意が必要かを予測することができる．肝臓，膵臓などへの照射では周辺組織への影響も考慮し，消化器症状などのケアが必要である．

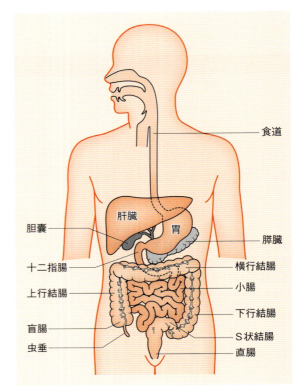

図1 消化器系の解剖

適応となる疾患

肝臓がん

代表的な治療法は，①肝切除，②肝動脈化学塞栓療法（transcatheter arterial chemoembolization：TACE）：がんの栄養血管を塞栓する，③経皮的エタノール注入療法（percutaneous ethanol injection：PEI）：エタノールを注入して凝固壊死させる，④ラジオ波焼灼療法（radiofrequency ablation：RFA）：ラジオ波の熱で焼灼させる，⑤肝移植などがある．肝臓がんの放射線療法は標準治療法が適応とならない場合に考慮される．しかし，最近では照射装置の進歩に伴い局所に限った照射が可能となり，根治性と低侵襲性とを兼ね備えた定位放射線治療や粒子線治療が行われ，高い治療効果を示す報告がされている．

膵臓がん

膵臓がんの死亡数は，肺がんや大腸がん

などとともに近年増加傾向にあり，2018年のがん統計予測における，がん死亡数予測は，肺・大腸・胃に次いで4番目に多い[1]．膵臓がんは難治がんの代表とされ，根治が期待できる治療法は手術だけとされているが，早期発見が難しいため，発見時は手術不能な進行がんであることが多い．治療は，局所進行がんの場合と再発・転移との場合に分けて選択される．放射線療法は，手術の補助療法として，または切除不能局所進行症例に対し薬物療法単独，もしくはフルオロウラシル，ゲムシタビン，テガフール・ギメラシル・オテラシルカリウムなどの薬物療法を併用した放射線療法が行われる．対症療法として疼痛緩和目的でも行われる．

現在では，主に手術後，薬物療法後などの再発・転移症例に定位照射が試みられることもある．

治療法

肝臓がん

原発性肝臓がんの通常分割照射では，肝実質や消化管へ影響を考えて，通常，X線では1回2 Gyの照射を5週間行い，総線量50 Gy程度が照射される．陽子線や重粒子線では，病変部に集中照射できるので肝実質への影響が少ない．陽子線では，66〜74 GyE/10〜37回などの線量分割の効果が報告されている．重粒子線では，49.5〜79.5 GyE/15回の安全性が確認された後，短期化が図られ，最近では45 GyE/2回の報告もある．X線でも近年，体幹部定位照射では，病巣に集中照射し，周囲臓器への障害を増やさずに，治療効果を上げることができるようになった（図2）．40〜60 Gy/3〜5回の定位照射が試みられている．

照射後の治療効果判定は，放射線療法修了後，3〜6か月以上かかる．なお，陽子

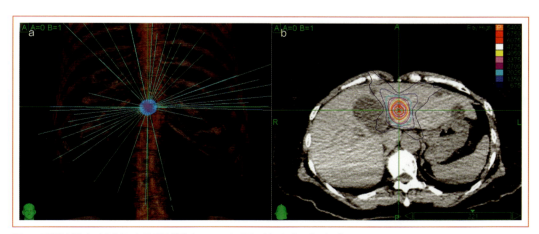

図2　肝臓がんに対する定位照射例（54 Gy/3回，サイバーナイフ）
a：体表面投影画像（3D画像），b：線量分布図

線や重粒子線では照射前に，呼吸に伴う肝臓の動きや形の変化をとらえ，安全な治療を遂行するため，目印となる金属マーカを留置する場合がある．

転移性肝臓がんは，高めの処方線量が必要であるが，多発であっても，背景肝（がんに侵されていない肝）が健康なので，原発性肝臓がんと同様に安全に治療が行える場合が多い．

膵臓がん

切除不能局所進行例では，10 MV 以上の高エネルギーの X 線による多門照射が推奨され，通常分割照射で 1 回 1.8～2 Gy を5～6 週間行い，総線量，50 Gy 程度が照射される．切除例に対する術中照射が行われることもある．

▶ 主な有害事象

肝臓がん，膵臓がんともに放射線性皮膚炎，薬物療法併用による血液毒性などが挙げられる．肝臓がんでも腫瘍が胃に近接している場合は食欲低下や胃部不快，悪心などの上部消化管症状に留意する．定位照射では，Child-Pugh 分類（肝機能を評価する指標）で B 相当（中等度の重症度）以上の肝機能低下例は時に致死的になる場合があるため，特に注意が必要である．

▶ アセスメント

アルコールに起因した肝硬変，膵炎などを合併している場合もあり，飲酒歴などの生活習慣と同時にセルフケア能力などの評価が必要となってくる．膵臓がんに伴う疼痛が生じている場合は積極的な鎮痛薬の投与を行い，疼痛コントロールを図り，苦痛の軽減に努め，安全・安楽な治療を心がける．

通常分割照射では，20 Gy 頃より照射部位に応じて放射線性皮膚炎，消化器症状が出現する可能性がある．腫瘍が胃に近接している場合は胃内容物の有無により，胃の大きさや位置が変化し，その影響で胃への照射線量が増加する場合があるため腫瘍の位置と照射野から有害事象を予測すること

が必要である．

体幹部定位照射では，照射範囲が限定的なため，急性期有害事象の発生は少ない．照射終了後に起こる晩期有害事象としては，消化管出血や肝機能障害などがある．また，ひきつる・引っ張られる，時に強い痛みを訴える場合，肋骨骨折や肋間神経痛などを生じている可能性がある．照射終了後の照射部位に応じた観察や患者の訴えを十分に聞くことが必要である．肝への照射の場合，消化器科の医師より，エコー下で経皮的に肝実質内に金属マーカを留置する．留置には入院を伴うため，外来や病棟スタッフとの連携も重要となってくる．

6. 腹部・骨盤腔　③そのほか（肝臓, 膵臓, 腎臓など）

腎臓がんの定位放射線治療

土屋　恵

腎臓がんの根治的治療は、外科的切除が第一選択とされている。腎臓がんは放射線抵抗性腫瘍であり、守るべき腎実質は小さく、放射線感受性が高い特徴がある。また、周囲に耐容線量が低い肝臓や十二指腸、結腸などの臓器が多いため、これまで治癒を期待できる放射線線量を照射することが困難であった。しかし最近では、放射線療法の装置や技術の発達により、周辺の臓器への照射線量を低減しつつ病巣へ十分な線量を照射する定位放射線治療が行われるようになった。腎転移も同様に制約の下で、定位照射が行われることがある。特に、孤立性の腎転移で手術適応がない、もしくは手術拒否があった場合、定位放射線治療を行うことがある。

以下に転移性腎臓がんへのサイバーナイフによる照射例を示す。治療計画では、腎臓周辺のリスク臓器の十二指腸や結腸などを考慮し、腎機能への影響に留意しながら、35 Gy/5 回の照射を行った（図）。

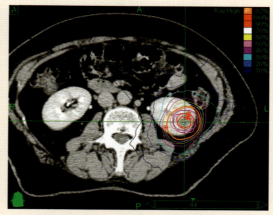

図　転移性腎臓がんに対する定位照射例 35 Gy/5 回

治療後 6 年が経過するが、生化学上の腎機能の低下はみられない（表）。転移性腎臓がんに対する定位照射は、ほかに病変がない場合、制御できれば予後を左右するうえで検討する価値がある。

表　サイバーナイフによる治療前後の腎機能の推移

治療経過	治療前	1か月	3か月	7か月	1年	2年	3年	4年	5年	6年
UN	14.1	16.8	18.4	13.8	11.3	17.6	21.8	14.4	19.5	14.7
CRE	0.69	0.67	0.80	0.84	0.72	0.73	0.64	0.65	0.64	0.69
eGFR	68	70	57	54	64	63	72	71	71	66

＊単位：UN（尿素窒素）(mg/dL), CFE（クレアチニン）(mg/dL), eGFR（推算糸球体濾過量）(mL/分/1.73 m^2)

看護ケア

肝臓・膵臓がんに対する放射線療法は、補助的な治療法であることが多く、さまざまな研究の途上にある。また、近年の陽子線・重粒子線治療や定位照射などの発達に伴い、高精度の放射線療法の開発が進んでいる。そのため、新しい知識をもち、放射線療法の看護ケアを提供していく必要がある。

放射線性皮膚炎

照射範囲に応じて、放射線性皮膚炎が出現しやすい部位が予測できる。そのため、事前に人体マップを用いて、照射範囲と放

射線性皮膚炎の発生しやすい部位を患者に説明し，予防とケアを行う必要がある．

体幹部定位照射では，一般的に皮膚への照射線量は少ないので放射線性皮膚炎のリスクは低い．定位照射で，肝臓表面近くに腫瘍がある場合，放射線性皮膚炎が起こることがある．照射部位をゴシゴシ洗浄することや機械的刺激を避けること，保湿ケアなどの説明を行う．

消化器症状

周辺臓器には胃や十二指腸があり，胃部不快や悪心などの消化器症状が出現する可能性がある．スキンケアや必要に応じて，H_2遮断薬やプロトンポンプ阻害薬の投与を行う．事前に症状が出現する可能性，症状出現時には我慢せず医療者に伝えることを説明する．食欲低下や食事摂取不良などの場合は，食べたいものや消化のよい食事などを勧める．栄養補助食品の使用や輸液の必要性も説明する．

十二指腸潰瘍・穿孔

上腹部の放射線療法では十二指腸は特に注意が必要な臓器であり，晩期有害事象として十二指腸潰瘍が挙げられる．空腹時の上腹部痛の出現や吐血などの症状に注意が必要となる．重篤化し，穿孔をきたすと手術などの外科的処置が必要となる．

食事制限

前述したとおり肝臓・膵臓には，周囲にリスク臓器が存在する．特に，体幹部定位照射で腫瘍が胃・十二指腸に近接している場合，腫瘍の解剖学的理解と胃内容物による胃の変化で標的臓器の位置が変化することの理解が重要となる．また，呼吸に伴う時間的変化も考慮することが重要である．照射時の再現性の維持のため，必要に応じて治療計画CT撮影時より食事制限や禁食などを行う場合がある．そのため，患者の理解度を把握し，オリエンテーションをすることなどが必要となる．

肋骨骨折・肋間神経痛

腫瘍が胸壁の近くに存在する場合，定位照射から3〜6か月経過した後，肋骨骨折や肋間神経痛が起こることがある．疼痛の程度には個人差があるが，数か月で軽快する．必要に応じて，アセトアミノフェン（カロナール®），トラマドール・アセトアミノフェン配合（トラムセット®），プレガバリン（リリカ®）などの鎮痛薬を使用する．

放射線肝障害（radiation-induced liver disease：RILD）

肝臓に対する放射線療法後の肝障害をいう．かつて行われていた，全肝照射などの際に生じる無黄疸性肝腫大や腹水，アルカリホスファターゼの上昇が特徴的である．中心静脈の閉塞，うっ血，肝細胞壊死を発症するもので，有効な治療法はなく，致死的だった．しかし，近年では定位照射の発展に伴い，治療後に致死的有害事象が生じることはまれとなり，トランスアミナーゼの上昇などの無症候性の障害が主となっている．

6. 腹部・骨盤腔　③そのほか（肝臓, 膵臓, 腎臓など）◆

金属マーカ留置

　治療前の処置として，金属マーカ留置を行う場合がある．患者はその必要性や禁食を行う理由などを理解する必要があり，十分な説明を行う．金属マーカ留置は入院して行うため，放射線治療科スタッフは病棟スタッフへ情報提供をし，外来・病棟との連携を図っていく必要がある．

▶ セルフケア支援

　体幹部定位照射は通常分割照射と比較し，1回の照射線量が高く，短期間の照射となるが，照射時間が長いといった側面も有する．晩期有害事象の低減のため，できる限りリスク臓器を避けた安全な治療を心がける必要がある．そのため，解剖学的な配置のほかに，照射中の位置や形状の変化のアセスメント，患者のPS（performance status）や放射線療法に対する理解力が備わっていることが重要である．

◉引用文献
1）国立がん研究センター がん情報サービス. 2018年のがん統計予測. https://ganjoho.jp/reg_stat/statistics/stat/short_pred.html
◉参考文献
・日本放射線腫瘍学会, 編. 放射線治療計画ガイドライン 2016年版. 金原出版；2016. p.204-216.
・日本肝臓学会, 編. 肝癌診療ガイドライン 2017年版. 金原出版；2017. p.159-171.
・大西　洋. 腎細胞癌の定位照射線治療. Rad Fan 2016；14（14）：45-48.
・武田篤也, 佐貫直子, 奥　洋平, 編. THE SBRT BOOK. 篠原出版新社；2016. p.177-184.

253

7 骨転移

日浅友裕

骨転移への照射ケアマップ

		治療前	治療中（放射線量）
			0〜20 Gy
主な有害事象*	咽頭粘膜炎		Grade 0〜1
	食道炎		Grade 0〜1
	悪心		Grade 0〜1
	下痢		Grade 0〜1
	肺臓炎	・多くは治療後〜3か月のあいだに出現する．薬物療法の併用や肺機能によっては治療中に発症する可能性が高まる	
アセスメント	身体的	・疼痛の有無と程度 ・鎮痛薬の使用状況 ・日常生活動作の状況 ・治療体位保持の可否 ・有害事象出現のリスク	・疼痛の程度や表情の変化 ・pain flare の有無 ・嚥下時違和感の有無や食事摂取状況 ・悪心，下痢の程度
	精神的	・病気に対する思い ・放射線療法に対する期待や不安	・出現した有害事象に対する受け止め方や理解 ・疼痛緩和に関する理解
	社会的	・家族や周囲のサポート状況 ・通院手段や通院時間 ・仕事に対する思い ・社会や地域での役割	・通院の負担 ・サポート者の負担や困難 ・家族や医療者とのコミュニケーション状況 ・経済的問題
	そのほか	・過去の放射線療法経験 ・照射の目的・目標の理解 ・価値観や大切にしていること	・治療を継続するうえでの価値や信念 ・「生」や「死」への思い
看護ケア	身体的	・治療体位が保持できるように治療計画時に安楽な体位を工夫する ・疼痛が強い場合は，薬剤による疼痛緩和を図る ・出現が予測される有害事象を説明する	・粘膜炎や下痢が悪化しないように唐辛子など刺激物の摂取を避け，消化の良い食品を摂取するように指導する ・手間をかけずに摂取できる食事や栄養補助食品を紹介する ・悪心が強い場合は運動や趣味などの気分転換を勧める ・嘔吐がある場合は，制吐薬を使用する ・下痢によって脱水状態にならないように水分摂取を勧める
	精神的	・照射に関する疑問や不安の内容を確認し軽減に努める ・重篤な有害事象の出現リスクは低いことを説明し不安の軽減を図る	・症状に対する不安を確認し，有害事象出現時はすみやかに対処することで不安の軽減に努める
	社会的	・サポート体制を調整する	・必要に応じて社会的サポートの情報を提供し調整する ・生活に支障をきたさないよう照射の予約時間を調整する
セルフケア支援	効果の説明	・照射時期と疼痛緩和効果が得られる時期に差があることを説明する	
	有害事象のケア		・疼痛の程度に合わせて実施可能な有害事象の対処方法を提案し指導する

20〜40 Gy	治療後
Grade 1〜2	
Grade 1〜2	
Grade 1	
Grade 1	
• 多くは照射野に一致して出現するが，時として照射野外に広がる場合もある	• 治療後 6 か月以内は，症状が出現する可能性がある • 肺線維症に移行する場合がある
• 栄養状態 • 睡眠状況 • 移動や日常生活行動の変化 • 有害事象に対して行っているセルフケア状況	• 疼痛緩和効果 • 有害事象悪化の有無 • 肺臓炎（咳，発熱，呼吸苦）の徴候 • 行っているケアの継続と終了時期
• 日常生活に対する不安	• 疼痛緩和効果への期待や思い • 病気や生活に対するコントロール感覚
	• 仕事や家庭での役割に対する考え • 今後の経過（見通し）の理解 • 生活の再構築の必要性
	• どのような生活を送りたいかの希望 • 放射線療法を受けたことに対する思い
• オピオイドを使用している場合は，便秘と下痢を繰り返すことがあるため緩下薬の調整を行う • 安全・安楽な治療台への移動方法を検討し，医療者間で共有する • 薬剤で疼痛緩和を図り，薬剤の効果や体位保持の苦痛を評価する	• 症状が改善する時期を説明し，ケアの継続の有無や方法について指導する
• pain flare は一過性であり多くは数日で改善することを説明する • 「生」や「死」に対する患者の語りを傾聴する	• 症状が改善する時期を説明し不安の軽減を図る
• 仕事や家庭での役割と治療の両立を支援する • 家族の協力に対して，ねぎらいの言葉をかける	• 有害事象による症状の程度に合わせた生活の仕方について説明する
	• 疼痛緩和と骨硬化の時期に差があることを説明する • 骨折のリスクを説明し予防のための日常生活指導を行う
• セルフケアが困難な場合は，家族のサポートを得たり，看護師がケアを代償したりする	

		治療前	治療中（放射線量）	
			0〜20 Gy	
セルフケア支援	再照射			
	コントロール感覚の強化		・生活の仕方について患者と一緒に考え支援する ・疼痛緩和効果が体感できるように支援する	

＊：骨転移の部位より，出現する有害事象

照射部位の特徴（解剖学的知識）

骨は最も転移の多い臓器の一つであり，骨転移の起きやすさは原発巣によって異なる．特に乳がん，肺がん，前立腺がんや腎がんが多く，一般的に脊椎，骨盤，上腕骨や大腿骨などに好発する．上肢や下肢の疼痛は脊椎の骨転移が神経を圧迫することで生じている場合もあり，転移病巣が症状と離れた部位にある可能性もある．

照射野は，症状の原因となっている転移病巣に対して適切なマージンをつけて設定されるため，必ずしも転移している骨全体が含まれるわけではない．多発骨転移の場合は，全ての病変を含めるために大きな照射野を設定すると急性有害事象が強く出現し，患者に新たな苦痛を与えてしまうことがあるため，通常は，症状の原因となっている転移病巣のみに照射する．

適応となる疾患

原発巣の種類や全身状態にかかわらず，放射線療法の適応はある．有痛性の骨転移に対し鎮痛薬による疼痛緩和が不十分な場合に，疼痛の改善を目的として緩和照射が行われる．骨転移が起こると，その骨は外圧に対して弱くなり，骨折を起こすことがしばしばある．病的骨折の予防効果は十分に証明されていないが，30 mm 以上の骨皮質破壊を伴う大腿骨転移は，有意に病的骨折の頻度を高めるため，固定術後の外照射が望ましい[1]とされている．転移病巣による神経症状や脊髄圧迫がある患者に対しては，その予防や改善が期待される．

放射線療法は，神経因性疼痛や突出痛があり，オピオイドの鎮痛効果が得られにくい場合においても有効である．

	20〜40 Gy	治療後
		• 再照射の効果について説明する
	• 患者が望む生き方を尊重し，自分らしく生きるための支援をする	• 放射線療法に対する患者の取り組みをねぎらう

治療法

疼痛緩和に対する放射線療法は，30 Gy/10 回/2 週間という分割スケジュールが多く用いられているが，20 Gy/5 回/1 週間，8 Gy/単回照射も疼痛緩和効果に差がなく，線量分割の違いによる疼痛緩和効果は同等であると示されている[2,3]．効果の平均持続期間も単回照射と分割照射は同等であり，単回照射は予後不良例のみならず，予後良好例においても標準治療の一つとして位置づけられている[4]．また，照射後の脊髄圧迫や病的骨折の出現頻度，照射後の QOL，急性・晩期有害事象でも大きな相違はない．

頸椎転移では左右対向 2 門照射，胸腰椎転移では後方 1 門照射ないし前後対向 2 門照射が行われ，転移部位によって照射方法は異なる．

主な有害事象

20 Gy 頃から照射部位に応じた有害事象が出現する可能性がある．たとえば，頸椎への照射では咽頭粘膜炎，胸椎への照射では食道炎，骨盤への照射では悪心・嘔吐や下痢である．しかし，総線量が低いために有害事象が重篤になることは少ない．そのため，治療終了後も症状が悪化することは少なく，自然に改善へと向かう．

アセスメント

有害事象が出現すると，疼痛に加え有害事象への対処も必要となる．そのため，有害事象の早期発見だけでなく，治療開始前から，どのくらい疼痛がコントロールできているか，疼痛への対処はできているかなど疼痛に関するアセスメントが重要となる．さらに，疼痛が睡眠や食事などの患者の生活に影響を及ぼしていないかもアセスメントする．

疼痛が強いために日常生活のサポートが必要な場合は，出現する有害事象に自分自身で対処することが困難となることも多い

ため，周囲のサポート状況を把握しておく．

治療への思いや過去の放射線療法の経験は，有害事象に対するセルフケアや自分ら

しく生きるための支援に大きく影響するため，患者や家族から情報収集し，ケアの方法や看護の方向性について検討する．

看護ケア

皮膚・粘膜

照射部位に応じて皮膚炎や粘膜炎が出現する可能性はあるが，骨転移に対する疼痛緩和目的の放射線療法は，総線量が少ないため重篤な症状出現のリスクは低い．骨転移に対する放射線療法を受ける患者は，以前に原発巣に対して根治目的的の放射線療法の経験があることも少なくないため，疼痛緩和目的の照射においては重篤な皮膚炎や粘膜炎の出現リスクは低いことを十分に説明し，不安の軽減を図ることが重要である．

重篤な皮膚炎や粘膜炎の出現リスクは低いが，患者の身体状態やサポート状況に合わせて照射部位への皮膚刺激の回避，基本的なスキンケアなどについて指導する．

栄養

食欲不振や悪心・嘔吐など栄養状態に影響を与える重篤な有害事象の出現リスクは低いが，骨転移による疼痛によって経口摂取困難や食欲不振が生じ栄養状態の低下をまねく場合がある．特に痛みは，座っていられない，食事が作れない，運ぶことができない，など食事姿勢や準備の段階に影響を及ぼし食事摂取量を減少させる要因となるため，食事は作れるか，姿勢は保てるか，

家族のサポートは得られるか，などを情報収集し，簡単に摂取できる食事や姿勢の工夫，家族の協力や社会的支援について調整する．

そのほか—照射部位ごとの特徴

頸部では咽頭粘膜炎，胸部では食道炎，肺臓炎，腹部・骨盤部では悪心・嘔吐，下痢などが生じる可能性がある．腹部や骨盤部への照射においては，総線量は少ないがオピオイドの副作用対策として下剤を使用していることも多いため，排便に影響を及ぼすことがある．そのため，治療開始前から排便コントロールに関する情報収集を行い，必要に応じて緩下薬の調整を行う．

安全・安楽な治療

骨転移に対する放射線療法の多くは，疼痛緩和などの緩和目的であり，治療を受けるために疼痛を増強させ苦痛を与えてしまうことは本末転倒である．そのため，看護師は病的骨折を予防し，苦痛を最小限にしながら放射線療法を受けられるように援助する必要がある．

■治療計画CT撮影時のケアの注意点

看護師は積極的に骨転移患者の治療計画CT撮影に介入するべきである．照射の際，

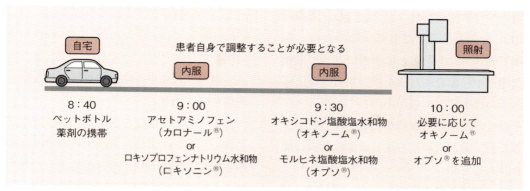

図1　照射時間に合わせた薬物療法の例

治療計画と同じ範囲に照射するために患者は放射線治療室（以下，治療室）の寝台に治療計画画像取得時と同じ体位で臥床する必要がある．つまり，治療計画時の体位が毎日の照射の体位となり，苦痛な体位で治療計画画像取得を行うと，そのまま苦痛な体位で毎日照射しなければならなくなる．患者は，硬い寝台や体位保持によって疼痛が増強しているにもかかわらず，我慢してしまうことが多いため，看護師は計画時の体位が照射時の体位となることを説明し，診療放射線技師と協力して患者の安楽な治療の体位を工夫する．固定具や膝下に専用の三角枕を使用して安楽な体位になるよう調整したり，治療計画画像取得時間に合わせて鎮痛薬を使用したりする．

治療計画時の状況から疼痛緩和について再検討し，医師や診療放射線技師と情報共有しておくことで，安全・安楽な初回治療へとつながる．

■ 日々の照射

治療体位保持による苦痛を最小限にするために，看護師は疼痛アセスメントを行い照射時間に合わせた鎮痛薬の使用を検討する．通院患者であれば，自分自身で照射時間に合わせた鎮痛薬の使用が必要となるため，患者が取り入れることができる使用法や時間の調整を行い，セルフコントロールについて患者や家族に指導する（図1）．そして，翌日の照射時には，通院中の鎮痛薬の使用に困難はなかったか，どれくらいの時間で効果が得られたかなど患者と一緒に使用法や効果を評価し，鎮痛薬の使用方法について継続するか変更するかを検討する．その際は，疼痛の評価シートなどを用いると経時的な変化や疼痛緩和状況が把握しやすく効果的である．

疼痛により治療体位保持が困難と予測される場合，照射前に，転移部位は基本的には避けて痛みや倦怠感のある部位のマッサージや温罨法をすることが疼痛緩和に効果的な場合がある．また，患者に安心感を与えるために，可能であればオリエンテーションや治療計画時に患者と面識のある信頼関係を築けている看護師が治療室内でも付き添うことが望ましい．

安全・安楽な移動

骨転移は，進行すると疼痛とともに病的

6章 照射部位・対象に応じたケア

骨折や脊髄圧迫症状などを起こし，患者の QOL を著しく低下させる．そのため，疼痛アセスメントをもとに患者にとって最適な搬送や移動介助方法を検討する．特に寝台への移動時に疼痛が出現してしまうと，その後の治療体位保持が困難となってしまうため，最善な移動方法を診療放射線技師と共有しておく．

脊椎転移を伴う場合は，特に回旋要素が強い寝返りや起き上がり動作において転移部のゆがみやねじれによる疼痛が増強する．脊椎転移部への荷重のゆがみやねじれを最小限にする[5]ため，寝台から車椅子への移乗の際の起き上がり動作介助においては，首の後ろに回した手で胸椎を支持し，もう一方の手で骨盤を支えながら回転を利用して起こすとよい．また，体動時に骨折や疼痛増強のリスクが高い場合は，ストレッチャー搬送として平行移動したほうが安全で，苦痛を軽減できる．

骨転移による疼痛を抱えながら日常生活を送ってきた患者は，生活のなかで試行錯誤しながら苦痛が最小限となる自分なりの起き上がり方法や移動方法を習得していることがある．看護師からみて疼痛が強いために移動介助が必要であると思っても，介助の手を借りず日常生活のなかで習得してきた移動方法がより安全で安楽な場合もあるため，患者の意向やこれまでの介助状況も考慮する．

セルフケア支援

疼痛緩和効果についての説明

放射線療法の疼痛緩和効果は，早いときは数日で認められるが，多くは照射開始後 2 週程度から出現し 4〜8 週でピークとなる[6]．患者は毎日照射するごとに疼痛緩和効果が得られると認識していることがあるため，照射時期と疼痛緩和効果が得られる時期には差があり，放射線療法が終了した時点で痛みが残っていたとしても，その後，時間とともに軽減していくことを説明しておく．患者自身が疼痛緩和効果を十分に体感できないこともあるが，スムーズに寝台から起き上がれるようになったり移動時の苦痛表情がなくなったりするなど，些細な変化を見逃さず患者に伝えることで疼痛緩和効果を実感してもらうことが大切である．

また，有痛性骨転移に対する放射線療法開始後数日以内に一時的に疼痛が増悪する pain flare という現象が生じることがある[7]．患者は骨転移による疼痛を少しでも改善したいと願い放射線療法を受けるが，pain flare の出現によって，「骨転移が悪化したのだろうか」「放射線療法をしたら痛みが増強してしまった」などネガティブな感情を抱いてしまうため，疼痛緩和効果が期待できる時期とともに pain flare についても患者に説明しておくことも重要である．

骨折予防のための日常生活指導

患者は，放射線療法によって疼痛緩和が得られると，これまで疼痛によって制限し

ていた行動や活動を積極的に行うようになる．もちろん放射線療法は，疼痛緩和によって患者のADLを拡大しQOLを高めることが最大の目的ではあるが，放射線療法によって疼痛緩和が得られる時期と脆弱した骨が安定する時期は異なる．放射線療法終了後，疼痛が改善したばかりの時期に無理な姿勢や動作をとると容易に骨折してしまうおそれがある．骨が安定するのにおよそ3～6か月は必要となるため，重い物を持ち上げる仕事や体をねじる動作を含んだ趣味など，骨折リスクに関する個別的な情報を収集して骨折予防のための日常生活指導を行う．

再照射の効果についての説明

初回照射によって痛みの改善がみられなかった場合や，一時は緩和されていた痛みが再燃した場合には再照射も考慮される．再照射の疼痛緩和効果は，初回照射における疼痛緩和効果と相関せず予測できない．そのため，患者に「前回の照射はきかなかったから，再照射はしたくない」と言われた場合，看護師は再照射の効果について説明し，疼痛緩和のチャンスを逃さないことが重要である．

薬物療法との併用

骨転移による疼痛がある患者の多くは，非ステロイド性抗炎症薬（non-steroidal anti-inflammatory drugs：NSAIDs）やオピオイドなどの薬物療法により疼痛緩和を図っている．骨転移に対する放射線療法の疼痛緩和割合は70～80％で，疼痛の消失は30～50％に認められるが[8]，先述したように，疼痛緩和効果はすぐには得られない．患者は，いずれ得られる放射線療法の疼痛緩和効果を期待して，痛みがあるにもかかわらず，今まで使用していた鎮痛薬の使用を減らしたり，我慢して増量しなかったりする場合がある．疼痛緩和効果が得られるまでのおよそ2週間の生活を痛みに耐えて効果を待つのではなく，そのあいだも積極的に薬物療法による疼痛緩和を行う必要がある．そのため，患者自ら薬物療法による疼痛緩和が行えるように痛みに合わせた鎮痛薬の使用法を説明しQOLの維持・向上を図る．

放射線療法によって疼痛緩和効果が得られた場合は，使用している鎮痛薬を減らすことができる．鎮痛薬の調整をしないと疼痛の程度に対して過剰投与となってしまう場合があるため，疼痛緩和効果が得られる時期は鎮痛薬の調整が必要となる．

自分らしく生きるために

緩和的放射線療法では，必ずしも根治的放射線療法のように計画どおりに治療を完遂することが目標なのではなく，患者の症状に合わせながら治療を継続し，QOLを維持・向上させることが目標となる．患者は疼痛による治療体位保持の困難や体調不良によって治療の休止や中止を余儀なくされることがあるが，その過程において看護師は患者の信念や生き方に目を向けるべきである．

患者のなかには，毎日痛みと闘いながら硬い寝台へと向かい，つらいながらも治療を継続することが自分らしく生きる力へと

6章 照射部位・対象に応じたケア

つながっていることは少なくない．治療目的によって目標が異なるにしても，がんとともに自分らしく生きることに向けて，それぞれ自分自身が望む生き方をめざす点は一致しており，緩和的放射線療法においても患者の生きる力を支援し，"自分らしく生きる"ために治療完遂に向けたサポートが重要になることがある．

●引用文献

1) van der Linden YM, Kroon HM, Dijkstra SP, et al. Simple radiographic parameter predicts fracturing in metastatic femoral bone lesions：Results from a randomised trial. Radiother Oncol 2003；69（1）：21-31.

2) Roos DE, Turner SL, O'Brien PC, et al. Randomized trial of 8 Gy in 1 versus 20 Gy in 5 fractions of radiotherapy for neuropathic pain due to bone metastases（Trans-Tasman Radiation Oncology Group, TROG 96.05）. Radiother Oncol 2005；75（1）：54-63.

3) Kaasa S, Brenne E, Lund JA, et al. Prospective randomised multicenter trial on single fraction radiotherapy（8 Gy×1）versus multiple fractions（3 Gy×10）in the treatment of painful bone metastases. Radiother Oncol 2006；79（3）：278-284.

4) van der Linden YM, Steenland E, van Houwelingen HC, et al. Patients with a favourable prognosis are equally palliated with single and multiple fraction radiotherapy：Results on survival in the Dutch Bone Metastasis Study. Radiother Oncol 2006；78（3）：245-253.

5) 北原エリ子. 脊椎転移の骨破壊が強い患者のADLとその対策. 看護技術 2008；54（11）：1157-1159.

6) 清水わか子. 骨・軟部腫瘍. 井上俊彦，山下　孝，齋藤安子，編. がん放射線治療と看護の実践―部位別でわかりやすい！最新治療と有害事象ケア. 金原出版；2011. p.141-151.

7) Hird A, Chow E, Zhang L, et al. Determining the incidence of pain flare following palliative radiotherapy for symptomatic bone metastases：Results from three canadian cancer centers. Int J Radiat Oncol Biol Phys 2009；75（1）：193-197.

8) 伊藤芳紀. 骨転移に対する緩和的放射線治療. 看護技術 2008；54（11）：1132-1136.

8 小児がん

① 治療

祖父江由紀子

小児がんへの放射線治療の看護

小児がんは，一つの疾患ではなく，小児期に罹患する悪性疾患の総称である．日本小児血液・がん学会が公表している症例登録数（表1）では，年間2,000例前後の登録がある．血液腫瘍（腫瘍性血液疾患）には白血病やリンパ腫，固形腫瘍には神経芽細胞腫や腎芽腫など，多くの疾患が含まれており，それぞれの疾患は希少がんとよばれ，ごく少ない症例数である．そのため，子どもへの放射線治療を経験する看護師は少ないという実情がある．症例数が少なくとも，一人一人の患児と家族が病を乗り越えてゆくために支援が必要なことは，成人の疾患と変わりない．成長・発達の途中である子どもだからこそ，看護が担う役割は大きい．

小児がんの治療に携わるときに重要なのは，"放射線治療を含むがん治療（医療）が子どもの成長・発達の邪魔をせず，できれば成長に貢献するための支援"という視点をもつことである．長期生存が可能になった小児がん経験者（サバイバー）が，その後の長い人生を豊かに過ごすための視点を，治療期間中にかかわる医療者が共通認識としてもつことは，たいへん重要である．

表1 診断年別の疾患登録数（2016年集計結果）

疾患別 診断年	腫瘍性血液 疾患登録数	固形腫瘍疾患 登録数
2013年	1,128	1,056
2014年	1,075	1,009
2015年	1,043	904

（日本小児血液・がん学会．疾患登録状況．https://www.jspho.jp/pdf/touroku_1.pdf より抜粋）

6章 照射部位・対象に応じたケア

放射線治療が適応となる小児がん

　小児がんの基本的な治療方針は，薬物療法を中心として，局所療法である手術と放射線治療を組み合わせた集学的治療である．近年の抗がん薬の著しい進歩によって，小児がんの治療成績は飛躍的に向上している．歴史的には，特に血液腫瘍において，中枢神経再発予防としての頭蓋照射や移植前の全身照射（total body irradiation：TBI）が行われてきた．しかし最近では，晩期有害事象への配慮から照射の対象は限定されている[1-3]．それでも，小児がんは，血液腫瘍も固形腫瘍も放射線感受性が高いものが多い．実際に放射線治療は，薬物療法に不応な病変や切除不能な腫瘍に対して有用な治療手段である．**表2**に，日本小児血液・

がん学会が編集したガイドラインのCQ（クリニカルクエスチョン）または推奨に放射線治療についての記述がある内容を抜粋して示す．

　成長・発達の途上にある子どもへの放射線治療にあたり，成長障害や二次がんのような重大な晩期有害事象を可能な限り避けたい．そのためには，標的体積に線量を集中させ，リスク臓器（organs at risk：OAR）への線量をできるだけ減少させる必要がある．この目的を達成するためには，①再現性を確保すること，②線量集中性の良い新しい技術を使用すること，がポイントとなる．

再現性確保のための工夫

　放射線治療の効果を最大限にして有害事象を最小限とするためには，放射線治療医が処方した「部位」への放射線治療を完遂することがたいへん重要である．通常，分割照射で行われる放射線治療は，治療計画画像を取得した際の状態が，患者の内側である臓器の位置も含めて，日々の治療の際に「再現」されることが前提である．これは，子どもであっても同じである．しかし子どもは，発達段階にもよるが，自身の力だけで「じっとしている」ことは難しいことが多い．短絡的に鎮静をかける前に考えるべきなのは，“患児の成長”の視点である．大人が悲観的に感じる状況であっても，環

境を適切に整えることで，子どもにとっては成長のチャンスになることもあるからである．

鎮静の検討と実施時の支援

　鎮静を行うことのメリットは，安静を保てることと，患児が苦痛と感じる体験を記憶しなくてすむことなどが挙げられる．デメリットとしては，鎮静薬による副作用（眠気による日常の遊びの減少，食事時間のずれなどによる食欲低下および食事摂取量低下を含む）がある．さらに，眠っていることによって放射線治療室（以下，治療

8. 小児がん　①治療 ◆

表2　小児がんおよび小児白血病・リンパ腫診療ガイドラインでCQまたは推奨に放射線治療について記載のある内容

疾患	CQ；クリニカル クエスチョン	推奨	推奨グレード（推奨度[*1]・エビデンスレベル[*2]）
小児肝がん	肝芽腫[*3]に対する放射線治療は有効か	肝芽腫に対して放射線治療を初期の補助療法として明らかな治療効果を示した報告はなく，その意義については不明である	2C
小児腎腫瘍	標準的放射線治療とは，その適応は	① Stage ⅠとⅡの予後良好組織型（favorable histology：FH）腎芽腫では術後放射線治療を施行しない ② Stage Ⅲ/FH腎芽腫では術後放射線治療を行う ③ CTのみで検出され，胸部X線撮影では確認できない肺転移巣への全肺照射の役割については，明確にされていない	① 1C ② 1B ③ 2D
骨肉腫	摘出不能な骨肉腫に放射線治療は有効か	摘出不能な骨肉腫に対して，放射線治療が手術と同様に有効であるという明確な根拠はないため，根治目的での放射線治療は推奨しない．ただし，症状緩和目的には使用されることがある	1C
中枢神経外胚細胞腫瘍[*4]	放射線治療の役割は	放射線治療を考慮する （解説：化学療法抵抗性の摘出が困難な腫瘍に対しては，十分な照射線量での放射線治療は有効なこともあると考えられる）[*5]	2D
網膜芽細胞腫[*6]	局所治療単独（小線源治療）の適応は	小線源治療は腫瘍径15 mm以下かつ腫瘍厚10 mm以下の限局腫瘍が単独治療の適応である	2B
	眼球温存のための放射線外照射の適応およびその照射方法は	初期治療として化学療法を選択することが多く，放射線外照射を行うことはまれである．化学療法後の不応例，眼球内再発例で視機能の温存が期待される場合に，照射に伴う骨障害，二次がんのリスクを考慮し，放射線治療の適応を判断する．海外では強度変調放射線治療（IMRT）や陽子線治療が臨床に導入されている	2C
神経芽腫[*7]	放射線治療の有効性とその適応は	① 進行神経芽腫に対して，術後の原発腫瘍の制御および骨転移部への局所療法として，放射線治療を行う ② 低中間リスク群の場合でも，肝転移による呼吸不全，化学療法に反応しないダンベル型の場合に，放射線治療を行う場合がある	① 1C ② 2C
	術中照射は有効か	進行神経芽腫の局所療法としての術中照射（intraoperative radiation therapy：IORT）の有効性については明らかでない	2C
横紋筋肉腫	頭頸部原発腫瘍に対する手術方針は	頭頸部原発横紋筋肉腫の手術は広範切除を行うことが難しい場合は，可能であれば化学療法，放射線治療などにより腫瘍の縮小を図った後の二期的切除が推奨される	2B
	遠隔転移巣に対する局所治療の方針は	転移巣に対する外科療法は，孤立性病変で切除可能な場合のみ推奨される．放射線治療は神経圧迫やその他局所症状の緩和に有効である場合が多く，推奨される	2B
	放射線治療の至適開始時期，基本方針は	発症部位，治療前ステージ分類などの要因に応じて第1〜19週の間に放射線治療を開始することを推奨する	2B

265

6章 照射部位・対象に応じたケア

表2 小児がんおよび小児白血病・リンパ腫診療ガイドラインでCQまたは推奨に放射線治療について記載のある内容（続き）

疾患	CQ；クリニカルクエスチョン	推奨	推奨グレード（推奨度[*1]・エビデンスレベル[*2]）
横紋筋肉腫（続き）	頭頸部，眼窩，傍髄膜原発腫瘍に対する放射線治療を化学療法と同時に開始する適応は	① 傍髄膜原発横紋筋肉腫において，ICE[*8] のある場合には，化学療法と同時に放射線治療を開始することが認められる ② 傍髄膜以外の頭頸部，眼窩原発横紋筋肉腫に対しては，脊髄圧迫や視力消失，その他の機能障害の危険が差し迫った場合には緊急照射を行う	① 2A ② 1A
	強度変調放射線治療（IMRT），陽子線治療の適応は	① IMRT の適応は頭頸部や膀胱・前立腺に発生した横紋筋肉腫では推奨される ② 陽子線治療の適応は近接危険（リスク）臓器への線量を IMRT よりさらに減量できるため推奨される	① 2B ② 2C
ユーイング肉腫ファミリー腫瘍[*9]	限局例における外科切除縁と放射線照射線量の関係は	不十分な広範切除以下で初期（術前）化学療法の効果が不十分な場合や，辺縁切除，部分切除の場合は，術後照射を行うことが推奨される	1B
	肺転移例に対する全肺照射は有効か	肺転移のある患者では，全肺照射による生存率の向上が示唆される	2C
リンパ腫	小児の成熟 B 細胞性リンパ腫の標準的治療は何か	小児の成熟 B 細胞性リンパ腫は白血病と同様に全身性のリンパ系腫瘍のため，初発例に対する外科的手術と放射線治療とはいずれも有効性が期待できず，化学療法のみで治療することを強く推奨する	1A
	小児ホジキンリンパ腫の標準的治療は何か	早期例（病期 I，IIA かつ巨大腫瘤を有しない症例）に対しては，多剤併用化学療法 2〜4 コースと低線量 IF[*10] 放射線照射の併用療法を行うことを強く推奨する	1A

（日本小児血液・がん学会，編．小児がん診療ガイドライン 2016 年版．金原出版；2016，同学会，編．小児白血病・リンパ腫診療ガイドライン 2016 年版．金原出版；2016 をもとに表を作成）

*1：推奨度；1（強い）：強く推奨する，2（弱い）：弱く推奨する（提案する，考慮する）

*2：エビデンスレベル；A（強）：効果の推定値に強く確信がある，B（中）：効果の推定値に中等度の確信がある，C（弱）：効果の推定値に対する確信は限定的である，D（とても弱い）：効果の推定値がほとんど確信できない

*3：小児に特有な原発性肝悪性腫瘍

*4：性腺，仙尾部，後腹膜，縦隔と正中部位に発生する

*5：「推奨」だけでは意味が通じないので「解説」からも引用した

*6：小児期に最も多い眼部悪性腫瘍

*7：胎生期の神経堤細胞を起源とする細胞ががん化したもので，交感神経節，副腎髄質に多く発生する

*8：intracranial extention；頭蓋内進展．腫瘍が脳または脊髄の硬膜に接着，置換，浸潤，破壊することなどにより，造影 MRI 上の硬膜に異常信号を認めた場合

*9：小児期から青年期に最も多く発症する肉腫

*10：involved field．初発時に腫瘍が存在したリンパ節領域

室）の医療スタッフとの日々の治療を通した心の交流の機会の喪失など，多岐にわたる．鎮静が必要か否かは，患児の発達段階や心身の状況，それまでの治療経過と患児・家族の希望などの情報から，多職種（後述）で検討すべきである．

鎮静を行ったほうが，患児にとって安全・安楽に放射線治療が行えると判断され

た場合，照射時間の調整が重要になる．その際，治療室の受け入れ可能になる時間だけでなく，授乳や食事時間，親の面会時間，鎮静のタイミングを考慮して調整する．親の面会時間内に鎮静をかける場合は，親が同席することで安心して鎮静が行えるメリットと，鎮静によって限られた面会時間内での対話の時間が削られるデメリットを考慮する必要がある．鎮静を行っている場合は特に，親自身が「何もしてやれない」と不全感を抱きやすい．眠っていても親が傍らに存在していることが患児の安心につながっていると伝えることは，親への心理的支援となる．

固定具の工夫

鎮静をかけずに照射を行う際は特に，患児の固定具に工夫が必要である．照射部位が安全かつ可能な限り安楽に固定されることが重要である．固定具として使用することが多いシェルは，患児に合わせて作製される．シェルで固定されることは，基本的には心地よい体験ではないが，シェルを患児の好みに装飾すると，装着が"楽しみ"に代わる場合もある．

■症例1

図1は，患児の要望によってアニメキャラクターを描いたシェルである．本人の希望で，シェルを装着する際に，このキャラクターが変身するときの呪文を診療放射線技師・看護師・母親など同席する全員で唱えた．治療を受けているあいだ，患児は

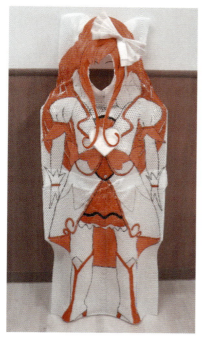

図1　アニメキャラクターのシェル

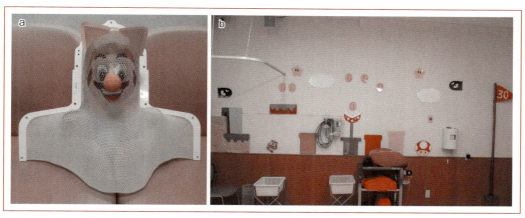

図2　ゲームキャラクターのシェル（a）と症例2の患児の室内装飾（b）

アニメキャラクターになった気分でいられた．シェルを装飾した技師は"眉毛"にこだわった．薬物療法で脱毛した眉毛がシェルを装着することによって出現し，可愛いキャラクターへまさに"変身"できるための重要なポイントであった．

■ 症例 2

図 2-a は，患児が好きなゲームキャラクターを描いたシェルである．室内の装飾も同じゲームの世界観で統一され（図 2-b），治療にかかわる医療者も一緒に楽しむことができた．

■ 症例 3

図 3 のシェルを希望した患児は，長い治療経過のなかで検査の際には鎮静をかけても安静が保てず，放射線治療開始前に多職種で対応を検討した．チャイルド・ライフ・スペシャリスト（child life specialist：CLS）を中心としてプリパレーションを十分に行った．照射の際に，DVD 鑑賞ができるよう技師が準備したが，「観なくても

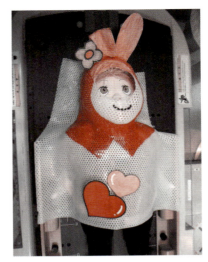

図 3 キャラクターのシェル
シェルのなかに入っているのはプリパレーションで使用した人形

できる」との本人の宣言どおり，予定の治療期間に鎮静を行わずに放射線治療を完遂した．さらにこの患児は，修了後の MRI 撮影も放射線治療の経験から事前の説明だけで鎮静を行わずに撮影ができた．

子どもに適応される特殊治療―TBI，陽子線治療

全身照射（TBI）

放射線照射は，多くの血液腫瘍に対して優れた抗腫瘍効果と免疫抑制効果を示す．そのため，造血幹細胞移植の前処置として，2 歳以上の患者には TBI を併用することが多い[3]．TBI の照射時の体位は，臥位，立位，座位など施設によって選択は異なる（TBI の詳細については 3 章「2．外照射技術と方法」p.86 を参照）．TBI では，線量率（単位時間あたりの照射線量）が高いと，特に肺合併症の頻度が増加する．したがって，低い線量率で照射を行うので，一般の外照射に比べて，照射時間が長くなる．鎮静を行わずに照射する患児においては，どの体位であっても体位保持が持続できるような工夫が必須となる．具体的には，室内カメラとマイクを利用してクイズを出す，マイクで母親（など本人が指定した人物）が絵本などの読み聞かせをする，本人の好む落ち着いた音楽を流す，などである．

陽子線治療

　子どもへの放射線治療では，線量集中性の良い新しい技術を使用することは二次がんなどの重篤な晩期有害事象を避けるためにたいへん重要である．強度変調放射線治療（intensity-modulated radiation therapy：IMRT）や陽子線治療は，ガイドラインでも推奨されている．子どもの限局性の固形悪性腫瘍に対する陽子線治療は，2016年の診療報酬改定で保険適用の対象となった．陽子線は，X線に比べて標的へ線量を集中させることが可能な線質であり，正常組織への障害を軽減できることが期待されている．陽子線治療もIMRTも，比較的新しい治療方法のため，晩期有害事象などの長期的なデータの蓄積が行われているところである．

▶ 子どもだからこそ考える必要のある晩期有害事象へのフォローアップ

　小児がんは，さまざまな医療技術の進歩によって，『不治の病』から80％の治癒が期待できる疾患となった．長期生存する小児がんサバイバーも増え，治療の晩期有害事象や療養生活を通じた心の問題，就学・就労を含む自立などの社会的問題を抱えていることが明らかになっている[4]．

身体面

　日本小児白血病リンパ腫研究グループ（Japanese Pediatric Leukemia/Lymphoma Study Group：JPLSG）から，「小児がん治療後の長期フォローアップガイドライン」が出版され，ネット上でも確認することができる[4]．このなかには米国の国立がん研究所（National Cancer Institute：NCI）が支援する，小児期から思春期のがん研究を行う世界最大の臨床グループであるChildren's Oncology Group（COG）の長期フォローアップガイドラインv3.0が，放射線治療に関連する晩期有害事象を含めた一部の和訳で掲載されている．COGの長期フォローアップガイドラインは2018年にv5.0が発表されており，ネット上に公開されている（英文）[5]．

　晩期有害事象は，照射部位によって多岐にわたる．放射線治療の晩期有害事象は，発症すると不可逆的であることが多く，治療計画の際に小児がんの制御・治癒といった目的を達成しつつ，晩期有害事象が起こらないよう細心の注意が払われる．

　晩期有害事象のなかでも二次がんは，放射線治療だけでなく薬物療法でも起こりうるが，当事者にとっては命にかかわる重大な問題である．発症が，小児がん治療から年単位の時間が経過していることも多く，小児がんサバイバー自身が定期的なフォローアップの必要性を理解して，自己管理能力を高めることも大切である．

心理・社会面

　患児は，診断の際に周囲の大人の反応な

どから自分の生命に関する重大事態であることを察している．検査や治療では，痛みや副作用などの身体的苦痛を経験する．そして，長い治療期間のあいだには，交流したほかの子どもの死に直面せざるをえない状況があるかもしれない．さらに，晩期有害事象出現が自立の時期と重なれば，健康な同年代の友人とは異なり，進路の選択に影響することもある．このような経験を通して，小児がんサバイバーは，小児がん経験のない同世代より，肯定的な自己イメージをもっていると報告されている．しかし，脳腫瘍サバイバーの場合は，抑うつ症状，器質性精神障害のリスクが高いので，必要に応じて，精神科などの専門家の受診が必要である[4]．

小児がんの治療は，年単位の時間を要することが多い．入院治療期間が長いと，そ

の間の学校・幼稚園・保育園での集団生活を送ることができない．そのため，社会性の発達が阻害される要因となり，脳腫瘍や中枢神経浸潤のある白血病のサバイバーは，社会生活能力や友人とのコミュニケーションで問題が生じやすい．また，腫瘍自体と治療による認知能力の低下によって，学習障害，注意力低下，衝動性のコントロール不良となりやすい[4]．

このように，小児がんサバイバーには，発達に応じた長期的な幅広いフォローアップの必要性が指摘されている．しかし，実際に適切で具体的な介入方法は明らかにされていない．放射線治療という医療の場から日常に戻る子どもと家族へは，適切な時期に医療のフォローアップとともに当事者の会[6]などの情報が役立つかもしれない．

●引用文献
1) 日本小児血液・がん学会, 編. 小児白血病・リンパ腫診療ガイドライン 2016年版. 金原出版；2016.
2) 日本小児血液・がん学会, 編. 小児がん診療ガイドライン2016年版. 金原出版；2016.
3) 日本造血細胞移植学会ホームページ. 造血細胞移植ガイドライン 第2巻 [1] 移植前処置. https://www.jsh-ct.com/uploads/files/guideline/06m_zenshochi.pdf
4) JPLSG 長期フォローアップ委員会 長期フォローアップガイドライン作成ワーキンググループ, 編. 小児がん治療後の長期フォローアップガイドライン. 医療ジャーナル社；2013. http://jplsg.jp/menu11_contents/FU_guideline.pdf
5) Children's Oncology Group. Long-Term Follow-Up Guidelines for Survivors of Childhood, Adolescent, and Young Adult Cancers Version 5.0-October 2018. http://www.survivorshipguidelines.org/pdf/2018/COG_LTFU_Guidelines_v5.pdf
6) がんの子どもを守る会ホームページ. 当事者の会の紹介（親，経験者）. http://www.ccaj-found.or.jp/cancer_info/survivor_parents/

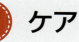

ケア

祖父江由紀子

小児がん看護の特徴―子どもを看る視点

環境整備の重要性

ここでいう"環境"とは，放射線治療を受ける患児の周囲にあるもの全てである．対象となる患児が，「どのように感じるか」を本人の目線で考え工夫して整えることで，治療が「楽しみ」になることもある．それには，アイデアと行動力があれば，必ずしも多くの費用を必要としない．患児にとって見えるもの，聞こえるもの，触れるものに気を配ることがポイントとなる．

■放射線治療室

子どもの目線で放射線治療室（以下，治療室）を見ると，大きな機器や寝台などの医療装置が目につき，怖いと感じるかもしれない．それらの物が目の前にあれば患児は，「どんなふうに自分に使われるのか」と不要な想像をかき立てる．そのため，必要のない物品は可能な限り片づけたり布などで見えなくしたりする．

また，装飾をすることで，治療室は患児に受け入れられやすくなる．装飾のポイントは，可愛いかどうかではなく，患児が安心できるかどうかという点にある．どのような装飾にするかを患児と話すことで，患児が"選択する機会"をつくることもできる．遊びを取り入れたり，患児が注目する場を意図的につくったりするなど，安心できる空間と時間を演出する．実際このような装飾は，患児だけでなく，同じ部屋で治療する大人や医療者にも"癒しになる"として好評である．

■待合

子どもは概して待つことが苦手である．照射の際には，待たせないような時間調整や，必然的に起こる待ち時間の遊びを用意することで，待っていると感じさせない工夫が重要となる．たとえば，待合の壁に絵や文字を貼って楽しい空間を演出したり，繊細な飛び出す絵本を用意したりする．また，折り紙やシール貼りは限られた空間でも楽しめる．学童期，思春期であれば好きな漫画や小説を読むことも待ち時間の有効な過ごし方である．大切なのは，"患児が楽しめること"を選択することである．

■廊下

無機質な廊下は，患児にとっては恐怖を感じることもある．施設の許可が必要であるが，治療期間中，毎日異なる装飾をして治療室までの移動を楽しみに感じさせることも可能となる．装飾の種類の選択を患児に委ねることで，選択する機会をつくることができる．また，面会の家族と一緒に作製すれば創作を楽しむ時間となるし，家で待つ兄弟姉妹（きょうだい児）に作製して

271

もらえば家族のコミュニケーションの促進にも役立つ.

■音楽

治療室を患児にとって心地よい空間にするために，患児が選んだ音楽を流すことも一つの方法である．音楽を選択する際アップテンポの曲では，リズムをとりたくなって身体の一部分（指など）を動かしたい衝動が起こる場合があるため注意が必要である.

■医療者—多職種連携

医療者も患児にとっては環境の一部である．面識のない，常にマスクをかけた医療者よりも，名前や顔を知っている医療者に治療をしてもらうほうが，安心できる治療環境となる．放射線治療は，多くの医療者が患者にかかわることが特徴の一つである．子どもへの放射線治療ではさらに，保育士や院内学級の教員，チャイルド・ライフ・スペシャリスト（child life specialist：CLS）など，子どもの成長・発達を促す専門家が加わる.

CLS は，医療環境における患児と家族に心理社会的支援を提供する専門家である．CLS は患児や家族が抱えうる精神的負担を軽減し，患児が主体的に医療体験に臨めるように支援することで「子ども・家族中心医療」（後述）の提供をめざすとされている[1]．残念ながら，日本において，CLS は限られた施設にしか勤務していない．それでも，"子どもの成長"の視点をもって，それぞれの医療者が協調して対応することは，放射線治療の場でも重要である.

発達段階

子どもの発達段階については，さまざまな理論がある．表1は，子どもの発達段階の特徴とそれぞれの時期に入院や放射線治療によって感じるストレス要因，放射線治療に関する説明の時期とポイント，看護介入ポイントをまとめた一覧である．自明のことだが，子どもの発達は個別性が高く，必ずしも理論どおりの発達段階をたどるとは限らない．それでも，その年代の定型発達を理解することは，その子どもが表出していなくとも感じているストレスに気づく機会を与えてくれる．また，ストレス要因とその時期の発達課題を理解して対応することは，その子どもが一連の医療体験を成長のチャンスにするために重要である．そのため，表1の特に看護介入ポイントについては，発達状況に合わせ，前後の欄も確認していただきたい.

家族を含めたかかわり

子ども・家族中心医療（patient-and family cantered care）は，「医療における患者・家族の安全，医療体験とケアの質，患者・家族・医療者の満足度の全てにおいて改善と利益をもたらし，更には，子どもと家族の絆を深めてその強さを育み，医療費の削減と医療資源の有効活用に導くこと」[2]である.

日本の子どもに対する医療現場では，治療などの意思決定に必要な説明は医師から親に向けて行われ，子どもへの説明は親に任される場面が多いのではないだろうか.

子どもの安心を促すためには，親の不安を軽減することが効果的な場合も多い．子どもは親の不安を察知するからである．それでも，言語的コミュニケーションが可能な場合には，本人への説明は必須である．説明してもわからないと決めつけるのではなく，"どうしたら，その子どもにわかるかを工夫して説明する"ことが，親への過剰な負担を避ける意味でも重要である．

　小児がんの患児にきょうだいがいる場合，このきょうだいも大切な"家族"である．通常，両親の注目は患児にいくので，きょうだい自身も不安や孤独感，憤りといった複雑な感情を抱いていることが指摘されている．さらに，きょうだいであっても，未成年者の面会を制限している小児病棟は多い．それは，他児を含めた病棟内の患児への感染予防など，患児の安全を守るための規定といった組織側の理由がある．医療者

としては，面会のないきょうだいに直接かかわることは困難であろう．けれども，きょうだいが「自分も家族の一員として大切な存在である」と実感できるように支援することは重要である．入院中の小児がんの患児は，望んでもきょうだいなどに会う機会は限られている．たとえば，放射線治療を含む治療を受ける際に通る，小児病棟から放射線治療室までの廊下や待合などで，きょうだいや祖父母など，普段は会えない家族に会えることは，放射線治療を行う"ご褒美"となりうる．スマートフォンやタブレットの普及で，入院中でも自宅のきょうだいとビデオ電話で顔を見ながら話すことが可能な時代となった．限られた時間だけでも，きょうだいと直接会えることは，患児だけでなくきょうだいにとっても，思いやりやいたわりの気持ち，感受性を育むなどの成長のチャンスとなる．

看護ケアの実際

情報収集とアセスメント

　患児への放射線治療依頼があった場合，事前に情報を収集してアセスメントし，適切な準備をすることが必要である．まず，患児への説明について親と医療者が，互いの考えを伝え合い，説明内容と対応方法を事前に検討する．その際，親の疑問や思いを傾聴することは重要である．親自身が，自分の子どもが小児がんであることやその治療に対して不安を感じていることから，患児への詳細な説明を拒む場合がある．そ

の際は，患児に治療について説明することは，患児の苦痛や不安の軽減につながることを，親と共有する必要がある．

　治療室での患児への説明に先立って，病棟看護師，担当医，CLS，親などからの情報により，患児の疾患に対する理解を確認する．そのなかに誤解や不安があれば，その都度，正しい情報を提供したり不安を傾聴したりするなどの適切な対応を行う．患児の理解や発達状況，遊びなどの好みをもとに，患児への説明の内容，使用するツールなどについても検討し，準備する．

6章 照射部位・対象に応じたケア

表1 発達段階に応じた放射線治療に関する看護介入ポイント

発達段階	自我発達論（エリクソン）		認知発達理論（ピアジェ）		入院・治療に伴うストレス要因	
	時期	この時期の特徴	時期	この時期の特徴		
乳児期 0〜1歳	口唇愛期 誕生〜15か月頃	• 母性的役割をもつ他者との基本的信頼感を獲得し，不信感を克服できれば希望をもつことができ，それが基本的活力となる	感覚運動期 誕生〜2歳頃	• 言語習得以前なので，表現能力が低い • 目の前に存在する物しか思い浮かべることができないため，物事の理解は全て運動に依存する • 生得的にもっている反射を使って活動する段階から，経験を経て感覚の活動と運動の活動を結びつけて考えるようになる	• 親（特に母親）からの分離 • 親の不安やストレスを感じ取る • 普段のルーチン以外の日常 • 不適切な感覚刺激 • 適切な感覚刺激の欠如	
幼児期初期 1〜3歳	肛門愛期 15か月〜3・4歳頃	• 母性的役割をもつ人に加え，親の役割を担う人が重要他者となる • 恥や疑惑を克服する過程で，自分自身を意思の力で使うことを通して自律性を獲得する • 真の自律性が達成されると自尊心につながる	前操作的思考期 2〜7歳頃 • 感覚運動的に認知したことを内面化させ，結果として心の中にさまざまなイメージが発生し，それに基づく象徴的行動と言語が急速に発達する • 他人の立場に自分をおくことができない自己中心性がある • 生物と無生物に対する認識が大人とは異なる．特に4〜6歳の子どもは活動する物すべてが生きていると考える	象徴的思考段階（2〜4歳頃） • 感覚運動的活動が内面化され，イメージが発生して象徴的行動を開始する．その結果，見立て遊びなど頭のなかで行為や物事を自由に思い浮かべる象徴的な遊びが活発になる	• 親からの分離 • 知らない人や物に囲まれる • 経験のない出来事に出会う • 気持ちを伝える手段が少ない（言葉にすることが難しい） • 自律性の喪失 • 痛みなどの不快な経験から，からだの損傷やさらなる苦痛への過剰な想像や誤解	
幼児期後期 3〜6歳	遊戯期または男根期 3〜6歳頃	• 前段階に加え，家族が重要他者となる • 自分の意思で行動することによって積極性を習得し，「罰を受けるかもしれない不安」や罪悪感の克服で目的意識をもつことができる		直観的思考段階（4〜7・8歳頃） • 4歳頃から概念化が進み，物事を関連づけられるようになる．しかし，判断は直観に依存して一貫した理論的操作はみられず，知覚的に目立った特徴に左右されやすい		

274

8. 小児がん ②ケア ◆

放射線治療に関する説明		看護介入ポイント	
本人への説明時期	説明内容のポイント	入院期間を通してのポイント	放射線治療期間中のケアポイント
直前〜前日（保護者〈親〉へは随時；以下同）	• 親に医療者や治療に協力する意思について確認する • 親には，治療により予測される反応とその対応についても説明する • 親が治療中に何をすればよいかを含めて，治療に関する十分な説明が重要 • 親の要望などにより，役割を担ってもらう場合は確実に実施できるよう整える	• 親が最大限に子どもとかかわることができるように配慮する • 親がそばにいられない場合，タオルやおしゃぶりなど，本人が安心できる方法を把握して対応する • 親の不安を確認し，できるだけ軽減できるよう対応する • 親が親としての役割について達成感をもてるよう，親の支援に対してポジティブな表現でフィードバックする • 自宅での日常生活など普段のやり方を確認して最大限，継続できるようにする • 視覚，聴覚，嗅覚，触覚，味覚刺激に配慮する • プライマリースタッフが継続してかかわる	• 治療の再現性を維持するための鎮静について，親の意向も確認して多職種（小児科担当医，放射線治療医，麻酔科医，診療放射線技師，病棟看護師，放射線治療科看護師，CLS など）で検討する • 本人にとって苦痛が少なく，再現性が維持できる固定方法を多職種で検討する • 急性有害事象（照射部位に依存）に十分に対処する • 治療時間以外は，親とのスキンシップなど本人が「快」と感じる刺激を増やす
直前〜前日	• 親の不安に配慮しながら，治療によって予測される子どもの反応とその対応についても説明する（親の不安の低減が子どもの安心につながる） • 本人への説明の際は，睡眠や食事などの生理的欲求が満たされ，身体的苦痛や不安の少ない環境で説明する • 抽象的な理解が難しいので，人形や実物を見せるなどして「その子どもが怖いと思わない表現」に留意して説明する • 本人が体感することに特化して説明する • 本人が苦痛や不安と感じることに関して，対策を説明する	• 親が最大限に子どもとかかわることができるように配慮する • 本人にとって身近で心地よい環境になるよう配慮する • 本人の気持ちを受け止め，それを言葉で表現する • 本人が選ぶ機会を用意する • 本人が疾患や治療および入院生活を理解できるような情報を適切な方法で与える • 遊びなど，本人の日常を最大限継続する	
5〜7 日前	• 生理的欲求が満たされていることに加え，遊びや楽しみを中断しないような配慮が必要 • 本人の集中力の持続できる時間を考慮して説明内容を厳選する • 口頭や紙面での説明は理解しにくいので「実際の場所に行く」「写真を見せる」「使用する医療資材などに触れてリハーサルする」「実体験に即した物語で伝える」などの工夫が効果的		• 言語的コミュニケーションがとれる子どもには，放射線治療中に鎮静をするか否かについて本人の意向を確認して尊重する • 可能であれば，鎮静をせずに放射線治療を行うことを多職種で検討する • 本人が実際に治療室を見学したり，治療スタッフと面会したりして治療環境に慣れ親しむことが不安の軽減につながる • 事前の十分な説明とリハーサルを行って本人の心理的準備（プリパレーション）を行う • 日々の治療は，プリパレーションの手順どおりに行い，本人の混乱を避ける • その日の治療が行えたことを，毎回，一緒に喜び，本人の努力を十分に褒める • 治療を受けられたことへの「ご褒美」（シールやスタンプなど）は，本人の意欲の維持に効果的である • 治療室の装飾や「ご褒美」，固定具（シェル）の加工などで，本人が選択できる機会をつくる • 急性有害事象（照射部位に依存）に十分に対処する

275

6章 照射部位・対象に応じたケア

表1 発達段階に応じた放射線治療に関する看護介入ポイント（続き）

発達段階	自我発達論（エリクソン）		認知発達理論（ピアジェ）		入院・治療に伴うストレス要因	
	時期	この時期の特徴	時期	この時期の特徴		
学童期 6〜12歳	学童期 5・6歳〜思春期が始まる頃	● 前段階に加え，近隣や学校の友人，教師が重要他者となる ● 目的的，積極的に行動する子どもは，「仕事」（勉強，スポーツ，手伝いなど）で成果を出す．しかし，失敗から劣等感も生じる ● 勤勉性を獲得して，劣等感を克服できれば適格意識をもつことができる	具体的操作期 7〜11歳頃	● 自分が具体的に理解できる範囲の物や事項に関し，理論的に思考したり推理したりできるようになる ● 物事を系統立てて考えるようになる．しかし，この時期の理論的な思考は具体的な事項に限られており，現実的でない事柄，状況，物事に関しては十分論理的に思考できない ● 子どもにとって，実感の少ない（自覚症状や視覚的変化の少ない，具体性・現実性に欠ける）疾病に罹患した場合，健康を維持増進するための行動より快楽が優先される	● ほかの子どもと同じ活動ができない，ほかの子どもと違うという実感 ● 学校生活，仲間集団から切り離される ● 自己コントロール感の欠如または欠如することへの不安 ● 身体的な機能障害や部分喪失への恐れ ● 病気そのものや，検査・処置・治療・死への恐れ	
思春期〜青年前期 12〜18歳	青年期 思春期〜19歳頃	● 時間的な自己同一の連続性の知覚と，他者がその自己同一を認知している事実の同時的な知覚（自我同一性〈アイデンティティ〉）を確立することが課題となる ● 行動が飛躍的に拡大することに伴い，これまでの各段階における発達を統合しながら，社会から役割期待を受け，多様な体験をしていく ● 肯定的なアイデンティティを確立できると，忠誠心という人間的な強さを獲得し，自分の信じるところに邁進できる	形式的操作期 11歳〜成人まで	● 出来事や状況を「仮説演繹的」な形で推理できるようになる ● 結果が推理した内容と矛盾していても，可能性の文脈で物事を考えられるようになる ● 思考の対象が現実そのものではなく，「命題」であることがこの段階の特色	● 友人からの分離 ● プライバシーの欠如 ● 病気そのもの，死への恐怖 ● 親に依存せざるをえない現状から独立心や自律性の喪失 ● 理想像や期待感と現実とのギャップ ● ボディイメージの変化	

（佐々木美和．発達段階に応じたかかわり方．原田香奈，相吉　恵，祖父江由紀子，編．医療を受ける子どもへの上手なかかわり方─チャイルド・ライフ・スペシャリストが伝える子ども・家族中心医療のコツ．日本看護協会出版会；2013．p.20 を参考に作成）

8. 小児がん ②ケア ◆

放射線治療に関する説明		看護介入ポイント	
本人への説明時期	説明内容のポイント	入院期間を通してのポイント	放射線治療期間中のケアポイント
遅くとも7日前まで（誤解がないように，質問を促したり，理解を確認したりする期間が必要）	・事前に説明の日時について，親や本人と相談して決める ・具合的理由や機序も添えながら説明する ・臓器のはたらきと病気や治療との関連，有害事象など複雑な情報を求めていることもあるので，本人に説明してほしい内容について確認してもよい ・パンフレットなど，文字から理解できるようになりつつある ・キャラクターを利用した説明ツールでは，幼稚にみられたと気分を害する子どももいることを理解しておく．治療室など，写真や実際の治療状況のイラストが理解を促すこともある ・不安や疑問に感じることを，いつ，誰に質問すればよいかを明確に伝え，必ずフォローする（その場で質問がなくても，後日，心配事を思いつくかもしれない）	・学習や運動，遊びの機会を最大限に確保する ・学校と情報共有し，仲間とのつながりを支える ・選択肢を用意し，子どもの意思を最大限尊重する ・身体のしくみ，疾患，治療について，本人が理解できるように表現を工夫して十分に説明する ・いつでも質問できる雰囲気をつくり，気持ちを傾聴し，受け止める ・その子どもにとっての現実（疾患や治療の理解）とは何かを認知的側面の発達からも十分に考慮する	・再現性維持のための固定について，事前準備を通して本人が納得できるよう，必要に応じて治療室や治療装置を見せながら説明する ・固定具（シェル）やご褒美（有無を含めて）など，本人が選択できる機会をつくる ・本人に（マイクなどで）知らせてから照射を開始する ・治療室に一人でいるが，モニターで確認していること，マイクで声が通じていることを理解できるようにする ・急性有害事象（照射部位に依存）に十分に対処する
随時	・抽象的な説明も理解でき，自身の症状や状況を伝える力があることを説明者が理解し，人として（子ども扱いではなく）尊重して対応する ・本人が自分の身体についての正確な知識を得て，治療などの意思決定に参画することが重要 ・多くのことが理解できる反面，不安に感じる要素も多く感情も複雑で，退行と思われる行動や反発などを示すこともある ・本人に協力して欲しいことを，理由を含めて説明する ・治療の流れ，予測される有害事象と発現および消退時期，対処方法についても説明する	・同年代の子どもどうしの交流を促す ・プライバシーについて十分に配慮する ・病気や治療について，本人が理解できるように十分説明する ・選択肢を用意し，自己決定を尊重する ・親の同席や治療準備への親の参加の有無に本人の意向を反映させる ・いつでも質問できる雰囲気をつくり，気持ちを傾聴して受け止める ・親にも本心を打ち明けられない場合もあるので，日常的なかかわりを通して，信頼関係を築いておくことが大切	・再現性の維持のための固定について，本人が理解して協力できるように十分に説明する ・治療室に流す音楽などについて，本人が選択できる機会をつくる．アップテンポの曲は，リズムをとるために身体の一部を動かしたくなることもあるので，注意が必要 ・本人にマイクなどで知らせてから照射を開始する ・ガントリが回転して照射方向を変更するなど，そのときの治療の進捗状況について，本人が知りたい内容を適宜，知らせる ・急性有害事象（照射部位に依存）に十分に対処する ・治療開始後の不安や疑問に十分に対応する

277

患児に説明するコツ

　患児への放射線治療に関する事前説明の時期は，発達段階によってタイミングが異なる．より幼い場合は，直前に説明するほうが，心配や不安を感じる時間が短くて適している．学童期や思春期の場合は，質問を考えたり不安を吐露したりできるような時間が十分にとれるタイミングで説明を行う．説明を行う前に，放射線治療に関連した医療者と安心できる関係性をつくり，その人物が説明の場に同席すると，患児の安心につながる．説明の際には，一方的に説明するのではなく，質問を促したり感想を求めたりして対話をすることで，患児が安心できる場を構築する．

　説明後には，対話や遊びを通して，誤解や情報不足がないか，理解状況を確認する．

事前の準備（プリパレーション）

　プリパレーションは英語の psychological preparation を短縮した言葉で，「心理的準備」が日本語訳である．プリパレーションは，子どもがこれから経験する出来事に対して，心理的準備をするプロセスで，事前準備だけでなく，出来事中とその後の支援をも含む．プリパレーションの目的は，子どもの不安を低減するために必要な発達段階に適した情報を得て，出来事に対する予測をつけ，疑問や不安を解消し，対処方法を見出すことである．このような体験を経ると，その子どもは，その後の病院生活，治療，疾患を含め，そのほかのストレスの高い出来事に対して適応しやすくなる．

　放射線治療を受ける患児の親にもプリパレーションは必要である．その際，親の心情に寄り添い，患児の思いとの橋渡しをする．また，親にも何らかの役割を担ってもらうことを事前に説明して合意を得ておく．親は，精神的支援を担う適任者でもある．患児にとって，日々の照射を実施できたことに対する最大の"ご褒美"は，親からの賞賛の言葉や態度だからである．

照射中のかかわり

　日々の照射では，患児が安心してリラックスできる音楽をかけること，マイクなどを通じて安心感につながる工夫や遊びを取り入れることについて前述した．また，治療の進行状況を伝えると，患児は「あとどれくらいで照射が終わるか」といった見通しを立てられ，安心につながる．

　患児が寝台に臥床した際に大勢で覗き込むことは不安をかき立てる．覗き込んだり見下ろしたりせず，患児の目線に合わせる．また，いっせいに複数の医療者が声かけをすると，患児を混乱させるので，主に声をかける役割の医療者を事前に決めておく．誰かが声かけをしているときは，ほかのスタッフは同時に声かけを行わないよう配慮する．患児へ声をかける際には，安心感を与えられるように声のトーンを落とし，落ち着いて静かに伝える．

　その日の照射が終了したら，照射への協力に対する努力を「褒める」ことと「できて安心したね，嬉しいね」と気持ちを代弁することは達成感につながる．さらに，照射回数に応じたカレンダーを作製し，患児が好むシールを貼ったりハンコを押したり

すると，それまでの努力と残りの照射回数が一目でわかり，治療完遂に向けた動機づけになる．

治療後のかかわり

患児への放射線治療が終わると，治療にかかわった医療者は一様に安堵する．事前準備から治療中の患児と家族への配慮を行ったからこその反応である．では患児は，放射線治療をどのように感じただろうか．放射線治療の終了後，遊びを通して患児の感情表現を促し，体験したことを大人が一緒に整理すると，実際に行われていたことの理解につながる．患児は，不快な体験であっても，そこで行われていた理由や意義を知ることで，不快な経験の記憶の軽減ができる．放射線治療は分割照射で行うので，このような"事後のかかわり"を日々の照射後に行うと，翌日の照射の際に改善策を講じることができる．全ての治療期間が終了した後にも感想を聴き，患児が治療完遂を自己肯定感としてとらえられ，その後の検査がスムーズに行えるなどの変化が起こる場合がある．

小児がんの放射線治療という体験も，多職種が連携し環境を整えて臨むことで，患児は成長のチャンスとすることができる．実際には，患児だけでなく親やきょうだい，医療者もまた，そのような成長を目の当たりにすることで成長できるのである．

●引用文献
1) チャイルド・ライフ・スペシャリスト協会. CLSとは？. http://childlifespecialist.jp/?page_id=10
2) 原田香奈, 祖父江由紀子. 子ども・家族中心医療がなぜ必要か. 原田香奈, 相吉 恵, 祖父江由紀子, 編. 医療を受ける子どもへの上手なかかわり方 第2版. 日本看護協会出版会；2013. p.1-11.

●参考文献
- 舟島なをみ, 望月美知代. 看護のための人間発達学 第5版. 医学書院；2017.
- 日本小児血液・がん学会, 編. 小児白血病・リンパ腫診療ガイドライン 2016年版. 金原出版；2016.
- 日本小児血液・がん学会, 編. 小児がん診療ガイドライン 2016年版. 金原出版；2016.
- 日本造血細胞移植学会ホームページ. 造血細胞移植ガイドライン 第2巻 [1] 移植前処置. https://www.jshct.com/uploads/files/guideline/06m_zenshochi.pdf
- JPLSG 長期フォローアップ委員会 長期フォローアップガイドライン作成ワーキンググループ, 編. 小児がん治療後の長期フォローアップガイドライン. 医療ジャーナル社；2013. http://jplsg.jp/menu11_contents/FU_guideline.pdf
- Children's Oncology Group. Long-Term Follow-Up Guidelines for Survivors of Childhood, Adolescent, and Young Adult Cancers Version 5.0-October 2018. http://www.survivorshipguidelines.org/pdf/2018/COG_LTFU_Guidelines_v5.pdf
- がんの子どもを守る会. 当事者の会の紹介（親，経験者）. http://www.ccaj-found.or.jp/cancer_info/survivor_parents/

7章

心理・社会的サポート

放射線療法を受ける患者の心のケア

橋口周子

　放射線療法は，多くの患者・家族にとって，未知なものである．また，治療対象となる疾患や年齢層，治療を受ける目的も多岐にわたる．そのため，患者の病状や患者自身の特性などによって，さまざまな不安が生じることが予測される．心理的な問題は，治療に向かう患者のパワーを低下させる．それは，治療完遂への支障になる可能性もある．そのため，看護師にとって，患者が心の安定を保ち，治療に向かうための心理的サポートは欠かせない．治療の流れに沿い，患者や家族が抱える不安とその支援のあり方について概説する．

治療開始前に体験する心理的な問題と心理的サポート

治療開始前の患者の心理

　これから始まる放射線療法という未知の体験を前にして生じる不安がある．具体的には，治療そのものに対する不安や放射線治療室（以下，治療室）の環境，副作用に対する不安などである．また，被曝に関する不安があることも調査で明らかとなっている．加えて，「手術ができないから放射線療法」というイメージに対する不安などもある．また，疾患に関連するものとして，自分の病気が今後どのようになるのかという気持ちや，がんになったことへの受け止めが十分にできていない，あるいはがんになったことのつらさを抱えている患者もいる[1-4]．

　放射線療法が，患者にとってどのような

治療と認識されているかによっても，いろいろな反応がある．野込ら[5]は，手術適応外のため，定位放射線治療を受ける高齢肺がん患者の体験を明らかにした調査で，6つに分類される体験のなかに，「手術への未練が断ち切れない」想いが含まれていたと報告した．このような体験は，患者層の高齢化や治療選択の幅の広がりにより，ほかのがん腫においても同様な体験があることが推察される．放射線療法を受けることが自分の意に即したものでない場合，患者の放射線療法に対するモチベーション低下のリスクを容易に予想できる．

　また，赤石ら[6]は，初めて放射線療法を受けるがん患者の気持ちと対処行動について質的に調査したなかで，前述した疾患に対する不安，治療の副作用への不安に加え，治療を継続していく苦悩として，外来通院

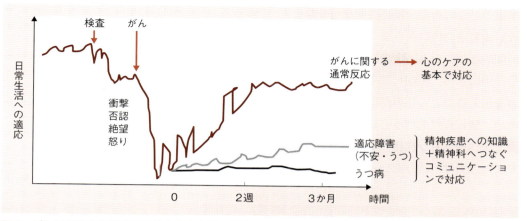

図1 がんに対する通常のこころの反応とその対応
（日本サイコオンコロジー学会，監．精神腫瘍学ポケットガイド これだけは知っておきたいがん医療における心のケア．医療研修推進財団；2012．p.9 より）

に対する心配，長期間治療を続けることへの気がかり，そして納得のいかない治療への不満として，治療がなかなか始まらないことのつらさなどを述べている．一方で，治りたいという希望と決意というポジティブな側面もあり，そこでは放射線療法に対する期待や決意，自分の病気は軽いという期待があると述べている．

看護師が行う心理的サポートの実際

■未知な体験に対する不安へのサポート

　副作用や治療環境など，放射線療法が患者にとって未知であることが要因の不安に対しては，治療室の環境や副作用に関する情報提供をしてイメージ化を図る．有害事象に関しては，いつ，どのように症状が出現し，その症状がどのように経過していくのか，そして，治療して治癒する場合は，どのくらいの期間で治っていくのかについて具体的な情報を提供する．もちろん，症状が出現した際の対処方法なども提示する必要がある．治療環境も含めた，これらの情報は，視覚化するなど工夫することで，患者・家族へより効果的に提供できる．

■がん告知後のサポート

　患者はがん告知を受け，生命を脅かされる体験をしている場合がある．そのため，目の前にいる患者が，がん告知を経て，今，どのような心理状態であるのかを判断する必要がある．看護師は，がんに対する通常の心の反応（図1）[7]についての知識をもつ必要がある．

　初診時などで対応する場合，告知などのバッドニュースを伝えられてから，どのくらいの時間が経って受診しているのか，などを情報収集する．そのうえで，患者の反応をみながらかかわることが必要である．告知から間もない受診であれば，気持ちの動揺が大きく，医師からの説明が十分に理解できていない可能性がある．その場合は，まず患者の気持ちに焦点を当てて対応を行う．初診時には，治療のオリエンテーションなどの情報提供を業務として行う必要がある．しかし，このような精神状態では，効果的な情報提供にはならないため，治療

283

準備のときに再度，補足説明を行うなど，放射線療法の流れをうまく利用するとよい．時間的な制約がある場合は，情報量を必要最低限にする，実施してもらいたいことのみを伝えるなど，患者が理解できる量を見極め，情報提供を行う必要がある．

■ **モチベーション維持へのサポート**

また患者は，治りたいという気持ちをもっており，そのことが治療を頑張るというモチベーションにつながっている．その「治療を頑張りたい」という気持ちを支持し，理解していることを伝えながら，患者が治療に臨んでいけるよう心理的な準備を整えるサポートも重要である．

治療中に体験する心理的な問題と心理的サポート

治療中の患者の心理

治療中は，未知であった放射線療法を，実際に経験していくことで，慣れや安心を得て，放射線療法が理解できつつある時期でもある．しかし，1回目の治療時には相当な不安を感じているという報告もあり，初回治療時の心理的サポートの重要性が示唆されている．

有害事象が出現することで，自分が体験している症状は通常の経過の範囲内であるのか，などの不安が出てくる．そして，症状による身体的苦痛が強くなると，治療継続に対する不安も出現してくる．また，神里[8]は，放射線療法に伴う倦怠感を調査した研究で，倦怠感が強いと感情障害や抑うつ傾向も強いという，精神症状との関連性を示唆している．そのほかにも，身体状況が不良であると精神面での健康も阻害されることが示されており，有害事象の出現による身体機能の低下やそれに伴う生活への支障がある際には，心理面のアセスメントも併せて重要であることがわかる．

また，有害事象の程度が強く，治療が中断になった場合，治療効果が低下することの不安ももつとされる．

そのほかに，精神的苦痛を引き起こしやすいリスク要因として，女性は比較的苦痛を感じやすいこと，ソーシャルサポートが厚い人は苦痛から守られる傾向にあること，が報告されている．また，放射線療法などのがん治療の方法による違いとして，エビデンスが不足しているとしながらも，前立腺がんでは，小線源治療や手術を選択した患者よりも外照射を実施した患者のほうが苦痛が大きいというものや，根治照射と緩和照射との比較では，緩和照射を受けている患者のほうが，より不安を感じているという報告がある[9]．

看護師が行う心理的サポートの実際

治療中は，面談の機会を定期的に設け，さまざまな支援を提供することが必要であり，その有用性も示唆されている．治療による不安は，治療経過によって内容も程度も異なるため，それを適切にキャッチする

ことがとても重要である.

■有害事象出現前

初回治療であれば，前述したように，患者の不安は強くなるので，治療室に入る前に，不安の程度を確認し，感情を吐露してもらう場をつくる．患者に緊張や不安があるのであれば，その要因を具体的に聴くことで，治療室に入ってからできる支援を見出し，患者のニーズに沿ったケアの実施につながる．2回目の治療以降，特に最初の1週間程度は，有害事象の出現は少ないが，患者が治療室の環境に慣れて，落ち着いて治療を受けることができているのかなどを，治療室での様子や患者との実際の面談から判断する必要がある．また，患者との信頼関係を構築するプロセスとしても，面談を通じて，患者が何でも言える窓口として看護師を認識してもらうことが必要である．実際に，筆者が面談についてどう思うかと患者に尋ねたとき，「定期的に看護師が面談してくれることで，何かあったら話ができる窓口になってくれていると思えた」というフィードバックを受けたことからも，実感している.

■有害事象出現時

治療が進むにつれ有害事象が出現してくる．身体症状は精神面にも影響を及ぼすため，症状の重症化を防止するために適切な症状緩和を図ることが必要である．その際は，生活への影響もアセスメントし，支障があれば最小限になるよう調整することも必要である．併せて，患者が体験している症状の程度が，想定範囲内であるかどうかも伝えたい．想定範囲内の程度のマネジメントができているのであれば，患者の努力をねぎらう．そうすることで，患者は自己

効力感を保つことができ，また，有害事象に対するコントロール感も生まれる．これは，治療への積極的な参画意識を生み，患者の心理状態を健やかに保つことにもつながる.

■有害事象増強時

さらに治療が進み，有害事象の程度が強くなり，苦痛が強くなると，患者は治療継続に対する不安や治療をやめたいという気持ちをもつようになる．特に根治目的の放射線療法を受けている場合は，治療を継続させたいがために，患者に治療の継続を迫ってしまう．しかしそれが強すぎると，患者は，自分の苦痛を理解してもらえない孤独感を感じてしまう．このような場合は，まずは患者が身体的にも精神的にも疲労していることや体験している苦痛についての理解に努める．そして，なぜ，やめたいと思っているのかをよく聴く．そこには，症状の苦痛だけでなく，精神的苦痛や社会的苦痛，霊的苦痛が存在しているかもしれない．また，理由を確認するなかで，「つらい」「やめたい」という気持ちに理解を示す．そして，患者自身が自分を客観的にとらえたり，考えたりできるよう背後にある思いを引き出し，何が最善の決断なのか，どのようにすれば治療を継続できるのかを，患者とともにチームで考える.

■医療者のかかわりによる影響

医療者のかかわりも患者の心理に影響することが報告されている．大久保ら[10]は，患者は，医療者とのかかわり方によって不安になったり傷つけられたりする体験をしていること，医療者に自分の体・治療を任せられるかどうかを考えるとき，その医療者は，人として信頼できる人間か観察して

いる様子があること，医療者に配慮が足りないと自分は粗略に扱われていると感じ，人として接して欲しいと願っていること，事務的・機械的態度は患者を孤独にすること，を報告している．

一方で，治療を受ける患者が多い施設であれば，いかに効率的に治療を進めていくかが重要視されるため，マンパワーが不足していると，細やかな対応が難しいこともある．この報告からは，患者は医療者のほんの些細な言葉や対応に影響される様子が伺える．とすれば逆に，ほんの些細な言葉がけや対応が，患者にとって「自分が大事にされた体験」につながるともいえる．それぞれにできる言葉がけや対応を心がけて実施することも，患者の気持ちの支えになることを念頭におく必要がある．

■シェル装着時の不穏・閉所恐怖症，放射線恐怖症がある患者など

放射線療法では再現性を保つため，頭頸部領域への照射の際には，シェルを使用する．シェルを装着すると圧迫感を感じるため，閉所恐怖症がある患者には注意が必要である．また，治療が進むにつれ，粘膜炎の影響で分泌物が増加して呼吸苦などの苦痛を体験すると，シェルで固定されることの恐怖感が増し，治療に影響することがある．

看護師はシェル作製時に同席し，患者に作製過程や所要時間などをあらかじめ説明するとともに，診療放射線技師に情報提供を行う．また，患者の状況をモニタリングしながら，所要時間を伝えるなど適宜，声がけを行う．必要に応じてシェルの目や口の部分など，可能な範囲で穴をあける工夫も有効である．治療中は，治療前に含嗽して去痰を促したり，必要時に喀痰吸引を行ったりするなど，症状への積極的なアプローチが重要である．

加えて必要時，抗不安薬などを事前に投与したうえで，治療を受けるよう調整する．

▶ 治療終了後に体験する心理的な問題と心理的サポート

治療終了後の患者の心理

放射線療法が終了すると，患者は，治療をやり遂げた安堵感とともに充実感を感じる．一方で，治療後に有害事象が残存している場合は，そのつらさやケアを継続しなければならないことへの苦痛を体験する．また，放射線療法後にほかの治療が計画されている場合には，その未知の治療に対しての恐怖を感じている．だが，治療が計画されていない患者も，治療をしないことで，がんへの抑えがなくなることに不安を吐露したり，放射線療法の効果を期待しつつも，その後の再発や転移を心配したりする声を多く聞く．

治療に伴う急性有害事象が落ち着いてくると，心理的にも少し落ち着いてくる時期ではある．しかし，頭頸部領域の照射の有害事象である唾液腺障害に伴う口腔乾燥などが晩期有害事象として固定したり，新たな症状が出現したりしてくることもある．

患者は，治癒しつつある症状と残存する症状とを体験し，また，新たに出現する症状にも対応しなければならず，自分が体験している症状が一体どのように経過していくのかがわからないことに不安をもつ．筆者は，自施設（兵庫県立がんセンター）で治療後の患者支援を看護外来で実施している．そのなかで，患者は，自分の身体がどうなっていくのかが不確かで不安であることをよく話す．そして，症状に対処しようと努力を試みるが，体調が完全に回復していないなかで，新たな状況に適応していくことへのしんどさも体験している．また年代によっては，社会復帰を急ぎたい患者もおり，いつ復帰できるのかを気にしたり，体調によっては復帰すること自体の困難さを体験したりしている．復帰したとしても，思うように動けなかったり体調を崩してしまったりして，復帰に対する不安が大きくなる患者もいる．

そして，新たながんへの不安もある．今回，放射線療法の対象になったがんについては，うまく制御できていても，「また，違うところにがんができるのではないか」という不安が患者にはいつもつきまとう．

サバイバーシップの考え方では，治療後の患者は，急性期生存の時期から，延長された生存の時期に移行している場合も多い．その特徴として，患者は，疾患や治療によって変化した身体や気持ち，そして社会生活でのつらさや困難さを抱える．新たな身体や生活に適応していくことが課題となるが，現実は，医療者のサポートが減ってしまう時期でもある．

看護師が行う心理的サポートの実際

治療終了時に面談を行い，治療をやり遂げたことへのねぎらいを行うとともに今後，起こりうることについての情報提供を行う．

■ 有害事象に関する情報提供

まずは急性有害事象について，残存している症状が，今後，どのような経過をたどるのかを伝える．場合によっては，治療後に症状が増悪する場合もあるので，どのような状況になれば受診が必要であるかも伝えておく．そして，新たに起こりうる晩期有害事象について説明する．当院では，初診時の放射線療法に関する説明・同意書を参考に，起こりうる晩期有害事象について，一覧表を用いて，どのような症状か，どのように対処するか，などについて説明を行っている．

■ 外来でのフォローアップ

外来でのフォローアップ（治療終了〜定期検診時など）は，施設によっては，放射線治療科ではなく，その疾患の診療科（主診療科）のみが行う場合もある．そのため，主診療科でも適切なケアが継続できるよう，病棟あるいは治療室からの情報提供が必要である．放射線治療科外来としてかかわる機会があれば，治療後の患者とかかわる時間を設ける．

この時期は，身体面の変化やそれに伴う生活の変化などに心理状態も影響される．患者の訴えを傾聴し，患者がどのような症状を体験しているのか，生活への支障や気持ちの面も含めて確認する．すると，患者は症状に対して，いろいろと工夫しながら対処していることがよくわかる．看護師は，

その努力をねぎらい，うまく対処できていないときは，その原因を一緒に考えたり，新たな方法を提案したりするなどして，患者が「対処できそう」と思えることが重要である．また，患者の症状に対する訴えを聴きながら，ある程度回復が見込める症状なのか，今後も付き合っていく必要がある症状なのかをアセスメントし，その内容を伝えることで，患者の心理的な適応を少しずつ図っていくことができる．

■社会復帰へのサポート

患者の今の身体状況と普段のくらし，仕事をしている場合は，その業務の内容や形態を確認する．患者が復帰を焦っている場合は，その背景も確認し，患者の思いに理解を示しつつ，希望する復帰時期が妥当であるのかどうかを判断し，患者に情報提供を行う．そのなかで，患者が自分の状況を冷静に見つめ直すことを促すとともに，何か具体的な支援が必要であれば，医療ソーシャルワーカーや社会保険労務士などの専門家の支援が受けられるように連携し，患者の不安を軽減できる具体的支援も提示する．一方で，復帰したものの現実の状況にギャップを感じ，落ち込んでいる患者もいる．その際は，復帰時期の妥当性を医療者として冷静に判断し，症状や体調の回復の経過を伝えることで，今後の体調の変化・回復の見込みについて具体的に情報提供する．

■再発，転移，新たながん発生に対する不安へのサポート

治療後は，再発や転移の不安，また，新たにがんが発生するのではないかという不安もある．患者は，将来に対する不確かさをもち，必要以上に心配する場合もある．

そのような気持ちは，当然の反応であることを認めつつ，治療がうまくいっているかどうかは，どうしても時間を積み重ねていくことでしか評価ができないため，そこにとらわれるのではなく，意図的に気持ちを紛らわすことに取り組むよう促したり，決められた診察や検査を確実に受けたりすることを提案する．そして，がんになる前の生活で改めることがあれば，それを実行することも伝える．

新たながんへの不安については，健康診断の重要性を伝えたり，症状緩和などを含めた健康状態を維持するための知識を提供したりすることで，不安の軽減につなげることもできる．また，適切にコントロールできていない後遺症状は，患者の再発への不安を助長するとされている．そのため，晩期有害事象で不可逆な症状であっても，「仕方がないこと」として対応するのではなく，患者のつらさが最小限になるようにマネジメントしなければならない．

■がんに対するとらえ方へのサポート

また，この時期の患者は，自分ががんになったこと，治療などについての意味づけを行う．一見，雑談のなかで出てきそうな内容であるが，患者が自分の病気や治療体験を肯定的に意味づけできるのか，それとも否定的にとらえるのかが，その後の患者のQOLに影響する．本来，その思いを表出させ，意味づけを支援することは必要だが，医療施設では，フォローアップの機会が減少するなど，支援が受けにくい状況である．診療の場で支援が難しい場合は，患者会や患者サロン，拠点病院にある相談支援センターなど，患者がアクセスできる窓口を紹介しておくことも必要である．

放射線療法を受ける家族への心理的サポート

　家族は第二の患者といわれ，看護師のサポートの対象である．しかし，患者にとっては支援者でもあり，患者の状況や性格によっては，家族に支援者としての役割を求めてしまうことがある．家族には，家族なりのつらさや思いがあることを念頭におき，家族をケアの対象として対応することが大切である．

　一般的にがん告知後など，バッドニュース後の心の動きは，患者も家族も同じである．そのため初診時には，患者と同じように心理状態のアセスメントと支援が必要である．場合によっては，家族にはよりシビ

アな状況が伝えられていたり，家族が患者へのがん告知を拒否したりするなど，両者がもつ情報の内容の不均衡により，家族の心理的な苦痛が患者よりも強いこともある．

　具体的には，家族が治療に付き添っているのであれば，治療の時間を利用して，家族の想いや心理状態を把握する機会とし，必要時は支援を行う．患者の不安が大きいほど，家族のQOLにも影響するので，患者と同時に家族への心理的サポートを実施することも必要である．

●引用文献
1) 吉田早織，目時　文，佐々木亘弓，ほか．新版STAIによる放射線治療中の患者の不安分析．日本看護学会論文集：慢性期看護 2015；45：63-67.
2) 荒木貴子，今井恭子，旦　都子，ほか．外来で初めて放射線治療を受けた患者の思い．日本看護学会論文集：看護総合 2013；43：143-146.
3) 渡部朝美，渡辺恵利子，近藤和子，ほか．初めて放射線治療を受ける患者が必要とする情報の検討．日本看護学会論文集：看護総合 2007；38：153-155.
4) 大塚かおる，秋元文子，大澤知子．放射線治療に対する不安と精神的ケア．がん看護 2001；6(3)：201-204.
5) 野込真由美，秋元典子．手術適応外のために定位放射線療法を受ける高齢肺がん患者の体験．日本がん看護学会誌 2015；29(2)：5-13.
6) 赤石三佐代，布施裕子，神田清子．初めて放射線治療を受けるがん患者の気持ちとストレス対処行動に関する質的研究．群馬保健学紀要 2004；25；77-84.
7) 日本サイコオンコロジー学会，監．精神腫瘍学ポケットガイド これだけは知っておきたいがん医療における心のケア．医療研修推進財団；2012. p.9.
8) 神里みどり．放射線治療中の癌患者の倦怠感に関する研究．日本がん看護学会誌 1999；13(2)：48-59.
9) Iwamoto RR, Haas ML, Gosselin TK, ed. Manual for Radiation Oncology Nursing Practice and Education 4th edition. Oncogy Nursing Society；2012. p.68-75.
10) 大久保いく子，小西恵美子．放射線治療患者の治療体験と願い—パイロットスタディ．Quality Nursing 2001；7(12)：1031-1038.

●参考文献
• 坂元敦子．放射線療法．近藤まゆみ，嶺岸秀子，編著．がんサバイバーシップ—がんとともに生きる人びとへの看護ケア．医歯薬出版；2006. p.159-164.
• 永井庸央，坪井　香，嶺岸秀子．意味を見いだすことに向けた支援．近藤まゆみ，嶺岸秀子，編著．がんサバイバーシップ—がんとともに生きる人びとへの看護ケア．医歯薬出版；2006. p.48-59.
• 入沢裕子．心理・精神面へのケア．嶺岸秀子，千崎美登子，近藤まゆみ，編著．放射線治療を受けるがんサバイバーへの看護ケア．医歯薬出版；2009. p.133-141.

社会的サポート

後藤志保

　放射線療法の特徴の一つとして，外来での通院治療が可能であることが挙げられる．通院治療を受ける患者は，2～3か月近くにわたり通院放射線療法を毎日の生活に組み込んでいかなければならない．また化学放射線療法を行う場合には，長期間の入院治療を余儀なくされる．こうした長期にわたるがん治療は，患者とその家族に家庭や社会での役割の変化，経済的負担など社会的な問題を生じさせる場合がある．本稿では，放射線療法を受ける患者にとっての社会的な問題とがん患者を支える社会的サポートについて述べる．医療保険や介護保険といった社会保障制度は非常に複雑であり，医療ソーシャルワーカーの介入が不可欠となる．

治療費用と治療費負担の軽減のために利用できる制度

放射線療法を受ける患者の経済的負担

　がんと診断された多くの患者は，病気や治療に対する不安と同時に，不確かな今後の生活や経済面に不安を感じている．高エネルギーX線を用いた放射線療法の費用は基本的に保険適用となるが，治療費だけでなく通院にかかる費用など患者にとっての負担は大きい．通常，放射線療法の費用は，照射方法によって算定される診療報酬の点数が異なり，患者の健康保険の負担割合によって支払う額が決定される（表1）．

　たとえば，前立腺の強度変調放射線治療（intensity-modulated radiation therapy：IMRT）を行う場合，治療開始時に「放射線治療管理料」，詳細な治療計画を作成した場合の加算「放射線治療専任加算」などが算定される．治療に際しては，「強度変調放射線治療（IMRT）」の点数が毎日算定される．

　2012年4月から外来通院治療患者に対し，「外来放射線照射診療料」が算定されるようになった．これは，放射線治療医（放射線治療の経験を5年以上有するものに限る）が診察を行った日に292点（2,920円）を算定する．その場合，2日目から次回医師の診察予定日である8日目までは，看護師，診療放射線技師等による観察が必要であり，照射ごとに記録し，医師に報告を行う，としている．この診療料を算定するための施設基準としては，1人以上の専従看護師が勤務していることなどとされており，放射線療法における看護師の果たす役割，

2. 社会的サポート ◆

表1　放射線治療の診療報酬点数の概要（2019年4月1日現在）

区分名称		診療行為の内容	点数
【M000】 放射線治療管理料 ●分布図の作成1回につき1回，一連につき2回（子宮頸癌は4回）に限り算定		1．1門照射，対向2門照射，外部照射【M004】	2,700
		2．非対向2門，3門照射，腔内照射【M004】	3,100
		3．4門以上の照射，運動照射，原体照射，組織内照射【M004】	4,000
		4．強度変調放射線治療（IMRT）*	5,000
加算		放射線治療専任加算*,**	330
	●1人1日1回に限り算定	外来放射線治療加算*,**	100
【M001】 体外照射		1．エックス線表在治療	110（2回目 33）
		2．高エネルギー放射線治療	
		1門照射，対向2門照射	840（2回目 420）
		非対向2門照射，3門照射	1,320（2回目 660）
		4門以上の照射，運動照射，原体照射	1,800（2回目 900）
		3．強度変調放射線治療（IMRT）*,**	3,000
加算	●1回2.5Gy以上の全乳房照射に限る	1回線量増加加算（全乳房）*,**	460
	●IMRTでIGRTを行う場合に限る	1回線量増加加算（前立腺）*,**	1,000
	●1回に限り算定	体外照射用固定器具加算	1,000
		画像誘導放射線治療（IGRT）加算	
	●乳房照射に限る	イ：体表面の位置情報*,**	150
		ロ：骨構造の位置情報*,**	300
		ハ：腫瘍の位置情報*	450
		体外照射呼吸性移動対策加算*	150
【M001-2】ガンマナイフによる定位放射線治療			50,000
【M001-3】 直線加速器による放射線治療（一連につき）		1．定位放射線治療の場合*	63,000
		2．1以外の場合	8,000
加算		定位放射線治療呼吸性移動対策加算	
		イ：動体追尾法*	10,000
		ロ：その他*	5,000
【M001-4】 粒子線治療（一連につき） ●2は転移のない前立腺癌に限る		1．希少な疾病に対して実施した場合*,**	
		イ：重粒子線治療の場合	187,500
		ロ：陽子線治療の場合	187,500
		2．1以外の特定の疾病に対して実施した場合*,**	
		イ：重粒子線の場合	110,000
		ロ：陽子線の場合	110,000
加算		粒子線治療適応判定加算*	40,000
		粒子線治療医学管理加算*,**	10,000
【M002】全身照射（一連につき）**			30,000
【M004】密封小線源治療（一連につき）		1．外部照射	80
		2．腔内照射	
		イ：高線量率イリジウム，または新型コバルト治療装置	10,000
		ロ：その他の場合	5,000
		3．組織内照射	
		イ：前立腺がんに対する永久挿入療法	48,600
		ロ：高線量率イリジウムまたは新型コバルト治療装置	23,000
		ハ：その他の場合	19,000
		4．放射性粒子照射（本数に関係なく）	8,000
加算	子宮頸癌に限る	画像誘導密封小線源治療（IGBT）加算*,**	300

注1：点数×10円が金額となる，注2：密封小線源治療における線源代金は別途算定する
【　】：区分番号，＊：施設基準あり，＊＊：適応基準あり

291

重要性が増してきている.

2016年4月の診療報酬改定より,小児がんに対する陽子線治療と,手術非適応の骨軟部がんに対する重粒子線治療が保険適用となった.それ以外の疾患については,陽子線治療や重粒子線治療を受けた場合,従来どおりの先進医療となり,公的医療保険の適用外であるため患者の自己負担額は施設によって若干異なるが,保険医療費も含めて300万円前後となる.

放射線療法を受ける患者が利用できる医療保険制度

高額療養費制度は,公的医療保険における制度の一つで,医療機関や薬局の窓口で支払った額が,暦月(月の初めから終わりまで)で一定額を超えた場合に,その超えた金額を支給する制度である.負担額の上限は,年齢や所得に応じて異なる(**表2**).

高額療養費制度による払い戻しには,通常3~4か月を要するため,支払いが困難な場合には,あらかじめ手続きをすること

により窓口負担が自己負担限度額だけになる「限度額適用認定証」の利用や,高額療養費分を無利子で貸し付ける「高額療養費貸付制度」などの利用が可能である.

2012年4月からは,外来治療でもあらかじめ「限度額適用認定証」を医療機関に提出しておけば,窓口の支払いは自己負担限度額の範囲内ですむようになった.

税制上の軽減制度

医療費控除とは,患者(納税者)がその年の1月1日~12月31日の1年間で一定金額以上の医療費を支払った場合に申告すると,所得税などが軽減される制度である.医療費控除の対象となるのは,支払った医療費が10万円(総所得金額等が200万円未満の場合は,総所得金額等の5%)を超えた場合である.医療費控除には,保険適用外の医療費も含まれるが,高額療養費を受けた金額は除外される.

放射線療法を受けながら社会生活を送るためのサポート

就労支援

がんと診断された患者が,手術や薬物療法,放射線療法を受けるためには,一定期間の休職や退職を余儀なくされる場合もある.通院放射線療法を行っている患者では,仕事を継続しながら治療を受けていることが多く,仕事と治療をいかに両立するかが課題である.放射線療法に要する時間は

10~15分程度と短くても,通院時間や待ち時間,診察などにより毎回少なくとも2時間程度の時間は必要となってくる.通院患者の場合,昼休みや業務終了後の時間を利用したとしても,少なからず業務への支障をきたしていることが多く,治療による身体的疲労だけでなく,職場への気遣いなどの心理的な負担を感じている.

看護師は,患者が仕事と治療のバランスをとりながら日常生活を送ることができて

2. 社会的サポート ◆

表2 高額療養費

〈69歳以下の場合〉

所得区分	1か月の負担額の上限額
年収約1,160万円〜 　健保：標報83万円以上 　国保：旧ただし書き所得901万円超	25万2,600円＋（医療費−84万2,000円）×1%
年収約770〜約1,160万円 　健保：標報53〜79万円 　国保：旧ただし書き所得600〜901万円	16万7,400円＋（医療費−55万8,000円）×1%
年収約370〜約770万円 　健保：標報28〜50万円 　国保：旧ただし書き所得210〜600万円	8万100円＋（医療費−26万7,000円）×1%
年収〜約370万円 　健保：標報26万円以下 　国保：旧ただし書き所得210万円以下	5万7,600円
住民税非課税者	3万5,400円

〈70歳以上の場合〉

所得区分		1か月の負担額の上限額（世帯ごと）	
		外来（個人ごと）	
現役並み所得者	年収1,160万円〜 　標報83万円以上，課税所得690万円以上	25万2,600円＋（医療費−8万4,200円）×1% 〈多数回14万100円**〉	
	年収770〜約1,160万円 　標報53〜79万円，課税所得380万円以上	16万7,400円＋（医療費−55万8,000円）×1% 〈多数回9万3,000円**〉	
	年収約370〜約770万円 　標報28〜50万円以下，課税所得145万円以上	8万100円（医療費−26万7,000円）×1% 〈多数回4万4,400円**〉	
一般	年収156〜約370万円 　標報26万円以下，課税所得145万円未満*	1万8,000円 （年間上限14万4,000円）	5万7,600円 〈多数回4万4,400円**〉
低所得者	Ⅱ（Ⅰ以外） 住民税非課税世帯	8,000円	2万4,600円
	Ⅰ住民税非課税世帯 （年金受給額80万円以下など）		1万5,000円

健保：健康保険，国保：国民保険，標報：標準報酬月額，旧ただし書き所得：前年の総所得金額等−住民税の基礎控除額（33万円）
＊：世帯収入の合計額が520万円未満（1人世帯の場合は383万円未満）の場合や，「旧ただし書所得」の合計額が210万円以下の場合も含む
＊＊：過去12か月以内に3回以上，上限額に達した場合は，4回目から「多数回」該当となり，上限額が下がる
（厚生労働省．高額療養費制度を利用される皆さまへ．https://www.mhlw.go.jp/stf/seisakunitsuite/bunya/kenkou_iryou/iryouhoken/juuyou/kougakuiryou/index.html を参考に作成）

いるか，身体的・心理的な側面からアセスメントを行い，支援していく必要がある．治療開始時のオリエンテーションでは，看護師は有害事象の出現時期や倦怠感などの症状についての説明や対処方法を患者に伝え，仕事の仕方の工夫などを患者自身が考えられるような情報提供を行う．また，仕事に支障をきたさないように治療予約時間

の調整を行うことなども重要である．治療が終了した際には，有害事象や身体症状の回復の見込みと必要な対処方法を伝え，患者が徐々に仕事量を治療前の状態に戻していけるよう支援する．

病気治療中の患者への公的支援として傷病手当金制度があるが，企業により就業規則は異なり，就労支援は十分とはいえない．人間にとってはたらくことは，生きていくために必要な収入を得るだけでなく，自己実現などさまざまな意味をもつ．近年，がんに罹患しても長期生存を望むことができるようになり，"がんサバイバー"という考え方も浸透してきている．2012年6月には，がん対策推進基本計画が見直され，重点課題として就労に関する問題への対応が取り上げられ，がんになっても安心してはたらき暮らせる社会を構築するための取り組みが目標とされている．「がんと就労」に関しては，厚生労働省がん対策推進総合研究事業として，研究班によりさまざまな支援ツールやガイドブックが作成されており，患者本人・家族・職場関係者・医療者・地域コミュニティ・行政など，さまざまな関係者が連携してこの問題に取り組むことが望まれる．

介護保険の利用

通院で放射線療法を受ける患者のなかには，介護保険を利用した支援が受けられる場合がある．放射線療法は，高齢者にも適応になることが多く，通院支援や，食事・家事のサービスといった日常生活支援が治療完遂に果たす役割は大きい．

● 参考文献
- 厚生労働省．平成30年度診療報酬改定について．https://www.mhlw.go.jp/stf/seisakunitsuite/bunya/0000188411.html（2019年5月アクセス）
- 厚生労働省．高額療養費について．https://www.mhlw.go.jp/stf/seisakunitsuite/bunya/kenkou_iryou/iryouhoken/juuyou/kougakuiryou/index.html（2019年5月アクセス）
- 厚生労働省．平成24年度がん対策推進基本計画．http://www.mhlw.go.jp/bunya/kenkou/gan_keikaku.html（2019年5月アクセス）
- がんと就労：平成28年度厚生労働科学研究費補助金がん対策推進総合研究事業「働くがん患者の職場復帰支援に関する研究—病院における離職予防プログラム開発評価と企業文化づくりの両面から」班．http://cancer-work.ncc.go.jp/（2019年5月アクセス）

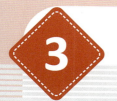

セクシュアリティへのサポート

遠藤貴子

セクシュアリティとは何か

パンアメリカン保健機構（Pan American Health Organization：PAHO）と世界保健機関（WHO）が共同提案した定義によると、セクシュアリティとは「人間であることの中核的な特質の一つで、生物学的な性差、ジェンダー、セクシャルならびにジェンダー・アイデンティティ、性指向、エロティシズム、情緒的愛着/愛情、およびリプロダクションを含む」[1]とある。つまり、単に性交・生殖能力と限局的にとらえるのではなく、人間のもつ基本的欲求の一つ、かつQOLを構成する大切な一側面であり、人間にとって必要不可欠なものであるといえる。川野は、性（セクシュアリティ）には表1に示す5つがあると述べている。

表1 性の多様性

解剖学的な性	性別 遺伝学的性、性腺の性、内分泌的性、表現型の性、脳の性、行動的性、法律的性
生殖のための性	人間は種の保存と繁栄のために生殖行動をとる。ただ性交を行うだけでなく、子どもが欲しいという相互の欲求を認め合い、お互いに相手の子どもが欲しいという気持ちを抱き、その感情を尊重し合うことも含まれる
快楽としての性	人間は快楽を求める衝動（リビドー）に支配されており、性交によって、または、キス、抱擁、撫でる、触れる、さするなどの愛撫でも快楽を得ることができる。これらは自分自身にとって快楽であるだけでなく、パートナーにとっても快楽である
親密性としての性	自分の性的な欲求の満足・不満足についても率直に表現することが可能で、相手のそのような表現も受け止めることができることである。性交だけでなく、愛撫やあるいは相手の声を聴く、相手がいるだけでも安心し、満足感が得られる心の働きである
性役割としての性	個人が属している社会のなかで、それぞれの立場や地位に応じ、他者から期待されたり要求されたりする態度や行動様式である。男性であるか女性であるかにより、社会が期待するものは異なる

（川野雅資. 性の概念. 川野雅資, 編著. セクシュアリティの看護. メヂカルフレンド社；1999. p.2-6を抜粋して表を作成）

がんとセクシュアリティ

表1に示すように，セクシュアリティは，全人的ケアを行ううえでは欠かすことのできない一側面であるにもかかわらず，日本のがん治療・がん看護の場においては，セクシュアリティへの支援はほとんど行われてこなかった．

それには，「治癒」が優先され，治療後の生活にあまり目が向けられてこなかった背景や，医療者のセクシュアリティに関する知識不足，躊躇，「命を助けてもらったのだから性生活のことまで相談するなんて」「こんなことを質問してもいいのだろうか」といった患者側の遠慮や戸惑い，医療者・患者が異性であるがゆえに話がしにくい，などさまざまな要因が考えられる．

しかし，がんが慢性疾患と位置づけられる時代となった今，セクシュアリティへの支援を充実させていくことは，がんサバイバーシップ支援としても大きな課題の一つである．

がん治療によってもたらされるセクシュアリティへの影響を，表2にまとめた．セクシュアリティの問題は，単に身体的な症状だけでなく，ボディイメージやパートナーとのつながり，コミュニケーションなどが含まれることを忘れてはならない．

表2　がん治療によるセクシュアリティへの影響

乳がん	・乳房喪失，乳房の変形によるボディイメージの変化，"女性らしさ"の喪失，自尊心や自信の低下 ・手術部位に触れられることによる痛みや不快感 ・上肢挙上制限による性行為中の体位制限 ・薬物療法による脱毛や吐き気，末梢神経障害などの症状による性欲低下 ・薬物療法・内分泌療法による卵巣機能低下に伴う腟萎縮，腟乾燥 ・薬物療法・内分泌療法による妊孕性の喪失 ・薬物療法・放射線療法の全身倦怠感による性欲低下 ・照射部位の皮膚感覚の低下，皮膚の硬化による性感低下，性欲低下　など
婦人科がん	・子宮喪失，卵巣喪失によるボディイメージの変化，"女性らしさ"の喪失，自尊心や自信の低下 ・手術による卵巣機能欠落に伴う腟萎縮，腟潤滑の減少 ・腟短縮による浅い挿入感 ・リンパ浮腫などによる開脚制限に伴う性行為中の体位制限 ・薬物療法による脱毛や吐き気，末梢神経障害などの症状による性欲低下 ・薬物療法・内分泌療法による卵巣機能低下に伴う腟萎縮，腟乾燥 ・手術療法・薬物療法・放射線療法・内分泌療法による妊孕性の喪失 ・薬物療法・放射線療法の全身倦怠感に伴う性欲低下 ・照射部位の皮膚感覚の低下，皮膚の硬化による性感低下，性欲低下 ・骨盤領域への照射による腟潤滑の減少や腟粘膜萎縮，腟癒着による性交痛　など
前立腺がん	・性機能障害（放射線療法では，手術より出現する可能性が低いが，晩期有害事象として勃起不全や射精障害が出現することがある．個人差が大きい） ・性機能障害によるボディイメージの変化，"男性らしさ"の喪失，自尊心や自信の低下 ・性欲低下，性反応への影響　など

セクシュアリティへの看護

まず，セクシュアリティへの看護を行う際に大切なことは，看護者がセクシュアリティを正しく理解することである．正しい理解なしに支援はできない．また，全人的ケアを行うためには，必要不可欠な支援であることも再認識する必要がある．

高橋は看護師が性や生殖の相談に応じる際のポイント（**表3**）を紹介している．また，Annon の PLISSIT モデル（**表4**）も，参考になる．はじめの2段階（Permission，Limited Information）を実践することだけでも，大きな支援となる．

セクシュアリティに関する情報は，治療選択時に提供することが大切である．治療に伴って生じるおそれのある性機能障害について，正しい理解のもとで治療選択できるように支援する必要がある．

前立腺がんの場合，手術療法，放射線療法（外照射，小線源治療），ホルモン療法と治療法が多岐にわたり，それぞれの治療法で性機能障害の出現頻度が異なるため，事前の情報提供をもとに治療選択できるようにする．

子宮頸がんの場合，広汎子宮全摘出術，放射線療法のどちらを選択しても，妊孕性は維持できない．放射線療法を選択した場合，妊孕性は維持できなくても，卵巣移動術により照射野から卵巣をはずすことによって，ホルモン分泌を温存できる可能性がある．手術が可能な病期か，がん治療前に実施する時間的猶予があるかなど主治医と相談しながら情報提供していく必要がある．

治療中，治療終了時には，医療者側から

表3 性や生殖の相談に応じる際のポイント

1. 相談に真摯に対応する
2. 関連情報をできるだけ早期に提供する（できれば治療選択時，遅くても退院オリエンテーション時）
3. 当事者が答えを見つけることを支援する
4. 患者とパートナーのコミュニケーションを促す
5. 専門家の立場で個人的価値観を押し付けない

（高橋　都. がん治療を受ける患者の性をどう支えるか. がん看護 2014；19〈3〉：272 より）

表4 段階的サポートに関する PLISSIT モデル

P：Permission（許可：性相談を受け付けるというメッセージを出す）
- 医療従事者が患者の性の悩み相談に応じるというメッセージを明確に患者に伝える
- 患者にとって，その時点における性の優先順位が低い場合は，無理に性の話題を掘り起こす必要はない

LI：Limited Information（基本的情報の提供）
- 予定される治療で起こりうる性的変化と対処方法について，基本的情報を患者に伝える
- 患者用パンフレットなどを渡す

SS：Specific Suggestions（個別的アドバイスの提供）
- それぞれの患者のセックスヒストリーに基づき，より個別的な問題に対処する
- 性的問題を引き起こす原因（性機能の障害，ボディイメージの変容，治療関連副作用，パートナーとの人間関係など）を特定し，それらの問題に対する対応策を患者とともに検討する

IT：Intensive Therapy（集中的治療）
- 以下のような場合は，より専門のスタッフに紹介する
  ①患者が抱える性的問題が重症で長期化している
  ②性的問題が発病前から存在し，未解決である
  ③性的虐待などのトラウマがある

（高橋　都. セクシュアリティへのサポート. 阿部恭子，矢形寛，編. 乳がん患者ケアガイド. 学習研究社；2006. p.172 より）

セクシュアリティに関する悩みを抱えていないか，確認することが必要である．診察時に，性行為を再開してもよい時期や性行

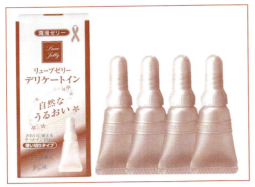

図1 潤滑ゼリー（リューブゼリー デリケートイン）
無料の試供品もあるため，説明時に一緒に手渡すなど工夫するとよい
（写真提供：ジェクス株式会社）

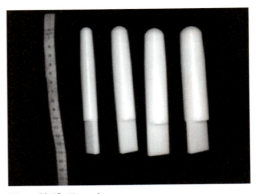

図2 腟ダイレーター
（高橋 都．腟ダイレーター——適応疾患と使用の実際．日本性科学会雑誌 2003；21〈1〉：75-80 より）

為に伴って生じるおそれのある症状などについて，一人一人に説明することが大切である．性生活への説明は，患者本人のみでなく，パートナーにも一緒に行うことが望ましい．パートナー間でコミュニケーションを図ることができるよう支援していく．

前立腺がんの放射線療法後の性機能障害は，PDE-5阻害薬が奏効することが多い[2]．また，子宮頸がんなど骨盤領域の放射線療法を受けた患者への性生活についての具体的支援としては，性交痛緩和のための潤滑ゼリー（図1）や腟狭窄・腟癒着予防のための腟ダイレーター（日本性科学会が開発した医療器具）（図2）に関する情報提供などがある．単に情報提供をするだけでなく，当事者が答えを見つけられるよう，よき理解者になることが大切である．

妊孕性温存について

若年性のがん罹患率の増加およびがんの集学的医療の進歩により，がんサバイバーが増加しており，がん治療後に"子どもをもつこと"への支援はサバイバーシップ支援を行ううえで重要な課題となっている．

腫瘍学（oncology）と生殖医療（fertility）を合わせたoncofertility（がん・生殖医療）という概念が提唱され，2006年には米国臨床腫瘍学会（American Society for Clinical Oncology：ASCO）が，がん患者における妊孕性温存に関する初のガイドライン[3]を発表した．生殖可能年齢にある患者について，今後行われるがん治療により妊孕性低下を生じさせる可能性があるかどうか判断し，妊孕性低下が生じる可能性がある場合は，治療前に十分な情報提供と妊孕性温存について十分検討するために，適応のある患者や関心のある患者を生殖医療専門医に紹介することを推奨している．

日本においては，2012年にがん・生殖

3. セクシュアリティへのサポート ◆

医療に関する医療連携の再構築ならびに的確ながん・生殖の意義と啓発を志向して「NPO法人日本がん・生殖医療研究会」が発足し，がん患者の妊孕性保持を支持するためのがん治療医と生殖医療専門医のネットワークが岐阜県をはじめとする各地で形成され始めている．また，2014年には同研究会および「乳癌患者における妊孕性保持支援のための治療選択および患者支援プログラム・関係ガイドラインの開発」班より『乳がん患者の妊娠出産と生殖医療に関する診療の手引き』が発刊，日本産科婦人科学会より「医学的適応による未受精卵子および卵巣組織の採取・凍結・保存に関する見解」が示され，2017年には日本癌治療学会より『小児，思春期・若年がん患者の妊孕性温存に関する診療ガイドライン 2017年版』が発刊されるなど，妊孕性対策への

取り組みが進んでいる．

現在，妊孕性温存の方法としては，女性の場合は，① 受精卵凍結保存，② 未受精卵凍結保存，③ 卵巣組織凍結保存，がある[4]．男性の場合は精子凍結保存があるが，思春期以前の場合は，精巣内でまだ精子の形成が始まっていないため精子を凍結保存することができない．各治療法やがん患者の治療開始前の妊孕性対策を実施している施設については，日本がん・生殖医療学会のホームページ（http://www.j-sfp.org/）で紹介されている．

ASCOのガイドライン2013年の改訂版[5]では，妊孕性喪失についての情報提供はできる限り早い段階がよいとしている．がんの診断を受けた後は，その事実を受け入れるだけでも精一杯な状態にあり，治療後の挙児についてまで考えることは難しい．さ

表5　妊孕性温存に関するパンフレット（ダウンロード先）と作成者

・がん治療を開始するにあたって＜抗がん剤編＞―将来の出産を希望される女性患者さんへ ・がん治療を開始するにあたって―将来お子さんを希望される男性患者さんへ ・乳がん治療にあたり将来の出産をご希望の患者さんへ ・がんと妊娠の相談窓口―がん専門相談員向け手引き 第2版
作成　厚生労働省科学研究費補助金がん対策推進総合研究事業「小児・若年がん長期生存者に対する妊孕性のエビデンスと生殖医療ネットワーク構築に関する研究」班 http://www.j-sfp.org/ped/index.html
・ホルモン感受性陽性乳がん患者さんのために 乳がんと闘う前に考えたいこと―将来，子供が欲しいあなたに医師からのメッセージ http://www.marianna-u.ac.jp/hospital/reproduction/dbps_data/_material_/reproduction/hyousei.pdf ・ホルモン感受性陰性乳がん患者さんのために 乳がんと闘う前に考えたいこと―将来，子供が欲しいあなたに医師からのメッセージ http://www.marianna-u.ac.jp/hospital/reproduction/dbps_data/_material_/reproduction/hinsei.pdf
作成　聖マリアンナ医科大学病院 生殖医療センター http://www.marianna-u.ac.jp/hospital/reproduction/feature/case/case02.html
・将来のお子さんをお考えの方へ 精子凍結保存のご案内 http://www.dokkyomed.ac.jp/dep-k/repro/common/download/pdf/将来お子さんをお考えの方へ.pdf
作成　独協医科大学越谷病院 リプロダクションセンター http://www.dokkyomed.ac.jp/dep-k/repro/preservation/

299

らに病状によっては，がん治療開始までに十分な時間がとれないこともある．しかし，温存できる可能性のあった妊孕性を患者が知らないうちに失ってしまうことがないように，かつ，原疾患の治療開始が遷延しないように，看護師は患者に寄り添い，患者とパートナーが納得した意思決定ができるよう支援していく必要がある．情報提供のツールとして，インターネットからダウンロードできる患者用パンフレット（**表5**）がある．

また，治療開始前だけでなく初期治療終了後も，がんとともに自分らしく生きるための支援として，がんサバイバーシップの視点を忘れずに継続的な支援を行うことが大切である．

●引用文献

1) Pan American Health Organization and World Health Organization. Sexuality. Promotion of Sexual Health：Recommendations for Action. 2000. p.8. http://www1.paho.org/hq/dmdocuments/2008/Promotion SexualHealth.pdf（2019年5月アクセス）
2) 岡田　弘，小堀義友，新井　学. 男性がん患者の性機能障害とその援助. がん看護　2014；19（3）：283.
3) Lee SJ, Schover LR, Partridge AH, et al. American Society of Clinical Oncology. American Society of Clinical Oncology recommendations on fertility preservation in cancer patients. J Clin Oncol 2006；24（18）：2917-2931.
4) 宮脇聡子. 妊娠・出産とがん治療選択にかかわるアプローチ. プロフェッショナルがんナーシング 2015；5（4）：388-392.
5) Loren AW, Mangu PB, Beck LN, et al；American Society of Clinical Oncology：Fertility preservation for patients with cancer：American Society of Clinical Oncology clinical practice guideline update. J Clin Oncol 2013；31（19）：2500-2510.

●参考文献

・日本がん看護学会，監. 女性性を支えるがん看護. 医学書院；2015.

付録

1. 用語解説
2. 主な有害事象
（有害事象共通用語規準v5.0日本語訳JCOG版）

1 用語解説

用語	解説
Bq（ベクレル）	放射線を出す能力（放射能）の単位
CTCAE	世界的に活用されている有害事象の評価ツール．米国国立がん研究所（NCI）が公表し，日本臨床腫瘍研究グループ（JCOG）が翻訳している
Gy（グレイ）	照射された放射線を物質がどれだけ吸収したかを表す単位．吸収線量ともいう
kV imager（キロボルトイメージャー）	診断領域と同じエネルギーの低い X 線管球と FPD（flat panel detecter）が対になって，さまざまな角度から画像を取得できる．kV imager を撮影しながらガントリを 360 度回転することで三次元の画像（cone beam computed tomography：CBCT）を撮影することが可能である
Sv（シーベルト）	人体が放射線を受けたことによる影響の度合いを示す単位
TNM 分類	がんの進行度を，T（原発巣），N（リンパ節），M（転移）で評価する分類．TNM 分類は国別や学会別などにより，多少，異なるところがあるため，国際分類（UICC）が基本となる
4 つの R	正常組織の影響を最小限にしつつ，腫瘍への効果を最大限にするため，分割照射では，修復（repair），再分布（reassortment），再増殖（repopulation），再酸素化（reoxygenation）の「4 つの R」を理論的基盤としている
アイソセンタ	ガントリ，コリメータ，寝台が回転する中心
アプリケータ	密封小線源治療において，線源（RI）を誘導するためのガイドとなる筒
一時挿入法	密封小線源治療で，線源を限られた一定の時間のみ病巣に挿入または近接する方法
インバースプランニング	IMRT などで必要な計画手法．治療計画の立案者が望む線量制約を放射線治療計画装置に入力し，最適な照射野や強度を繰り返し組み合わせて線量分布図を算出させる方法
永久挿入法	密封小線源治療で，線源を病巣に挿入したままの状態にする方法
遠隔操作式後充填装置（RALS）	事前に線源を誘導するアプリケータまたは針を照射目的部位に挿入し，術者が退室した後に遠隔操作で線源を挿入するための装置
塩化ストロンチウム-89（^{89}Sr）	RI 内用療法で利用される核種．骨に取り込まれる性質があり，転移性骨腫瘍の疼痛コントロールなどを目的に静脈内投与される．ただし，2019 年 1 月より供給停止となった
塩化ラジウム-223（^{223}Ra）	RI 内用療法で利用される核種．骨に取り込まれる性質があり，疼痛の症状緩和，骨転移のある去勢抵抗性前立腺がんなどに対し使用される
外照射	体外から腫瘍に放射線を集中させる方法．利用する放射線として X 線，電子線，粒子線（重粒子や陽子線），γ 線などがある
確定的影響	一定量（しきい値）以上の放射線を受けた場合に症状が現れる「放射線による影響」を指す
確率的影響	被曝線量が多いほど，影響の度合い（障害の程度）が強くなる．脱毛や血球減少，皮膚炎などがあり，一定の線量以下では症状が観察されない
画像誘導放射線治療（IGRT）	毎回の照射直前または照射中に撮影した画像情報から，治療計画時の位置とのずれを計算し照射部位の位置誤差を補正して，精密な放射線治療を続ける技術
画像誘導密封小線源治療（IGBT）	密封小線源治療で，CT や MRI の画像を用いて線量を計算し行う
加速過分割照射法（AHF）	過分割照射法（HF）より多く通常分割法（CF）以下の線量（1 回 1.5 Gy 程度）を 1 日 2 回照射し，総線量を増加させて治療期間を短縮する外照射の分割方法．1 日のなかで 1 回目と 2 回目の照射のあいだは，最低 6 時間程度空けることが推奨される
過分割照射法（HF）	1 日線量を通常分割法と同等あるいは減量して（1 回 1.2 Gy 程度），1 日に 2 回照射する方法．1 回線量を減らし，晩発性有害事象の可能性を減らすことで，総線量を安全に増加して抗腫瘍効果を高める目的がある．1 日のなかで 1 回目と 2 回目の照射のあいだは，最低 6 時間程度空けることが推奨される

1. 用語解説

用語	解説
寡分割照射法	通常分割照射法（CF）の1回1.8〜2 Gyよりも多い1回線量を1日1回，合計で数回〜20回程度照射する外照射の分割方法
がんサバイバー	がんに罹患した経験をもつ人および家族・友人など本人を支える人．がんと診断されたときから死に至るまでの全ての経過にある人を指す
ガントリ	リニアックや粒子線治療装置の一部で，治療用放射線を放出する照射ヘッドを含む．ほかにkV imagerや電子ポータル画像装置が付属している装置もある．ガントリは360度回転し，あらゆる方向からの放射線照射が可能である
基準点	吸収線量を評価している体内の代表点（一つの点）
急性有害事象 （急性期有害事象）	治療期間中から3か月以内に患者に出現する，全ての好ましくない症状
強度変調回転放射線治療（VMAT）	リニアックを回転させながらIMRTを行う最新技術で，IMRTの治療計画や照射で大幅な時間短縮が可能となった
強度変調放射線治療（IMRT）	高精度のテクノロジーによるマルチリーフコリメータ（MLC）を駆使して，照射野内の放射線の強度を変化（変調）させ照射する方法
金属マーカ	臓器の生理的な動きや変形を簡便・正確にとらえるために体内に挿入する金属のマーカ
計画的リスク臓器体積（PRV）	リスク臓器（OAR）の治療中の動き，治療期間を通じてのセットアップの誤差を考慮したマージンをリスク臓器に付加した体積
計画標的体積（PTV）	体内標的体積（ITV）にセットアップなどの誤差，ビームプランの制約を含めた体積．治療で使用される
高精度放射線治療	腫瘍への照射の集中性を高めた治療で，明確な規定はないが，一般的に高機能放射線治療装置といわれる，リニアック，トモセラピー，サイバーナイフなどによる治療を指す
高線量率照射（HDR）	密封小線源治療で単位時間あたりの線量（線量率）が高い線源を使用して短時間で照射する方法．腔内照射と組織内照射がある
腔内照射	密封小線源治療で，線源を子宮や食道，気管などの体腔内に挿入する方法
酸素効果	一般にX線照射などでは，酸素が多い状態のほうが低酸素状態よりも放射線感受性が高いことをいう
シェル	治療計画画像取得時の体位の再現性を高めるために使用する固定具
重粒子線治療装置	ブラッグピークによる空間的線量分布に優れていること，生物効果（細胞に対する影響）が大きいこと，などの重粒子線の特徴を利用した外照射装置
術中照射（IORT）	手術中に肉眼的に取り残した残存病巣に対して，多くは電子線による照射を行う方法．小線源用のアプリケータを設置して小線源治療を行うこともある
寝台（カウチ）	外照射で患者が臥床する台．上下・左右・前後の可動性があり，アイソセンタを中心に回転可能なものもある
深部線量曲線	放射線が人体の表面に当たった後，透過する際に吸収される線量が表面から深くなるにつれてどのように変化するかを示す曲線
セットアップ（ポジショニング）	治療計画画像取得時と同じ位置への照射を実施するため，三次元的に患者の体内のアイソセンタと治療の装置・寝台の回転中心であるアイソセンタが重なるように寝台や患者の体位を調整する作業
全身照射（TBI）	移植された造血細胞を生体が異物として拒否反応を起こさないよう，あらかじめ生体側の造血細胞を排除し免疫反応の抑制を目的に，造血細胞移植の前処置として行われる
線量体積ヒストグラム（DVH）	線量と照射された体積をグラフ化したもの．定量的な評価を行うために利用される
線量分布図	放射線治療計画装置により，患者に対する照射の位置，範囲，量などの放射線治療計画が示された図

用語	解説
線量率	単位時間内に照射される線量
組織内照射	密封小線源治療で，線源をがん組織に挿入する方法
体内標的体積 (ITV)	臨床標的体積（CTV）に体内臓器の生理的な活動による影響（体内マージン）を考慮した体積
耐容線量	正常組織が決定的な障害を受けない限界の線量（耐えられる範囲の線量）
炭素線治療 (重粒子線治療)	シンクロトロンから供給される炭素イオン線による治療
直列臓器	一部が不可逆的な損傷を受けると機能しなくなってしまう臓器
通常分割法 (CF)	1回1.8〜2 Gyを1日に1回，週に5回する外照射の分割方法
定位放射線照射 (STI)	がん病巣に対し，細い放射線ビームで多方向から線量を集中する技術．単回照射の定位手術的照射（SRS）と分割照射の定位放射線治療（SRT）がある
低線量率照射 (LDR)	密封小線源治療で単位時間あたりの線量（線量率）が低い線源を使用して長時間で照射する方法．数日間で線源を除去する場合と，永久挿入として生涯線源を挿入したままにする場合とがある．腔内照射と組織内照射がある
肉眼的腫瘍体積 (GTV)	画像，視診，触診上で肉眼的に確認できる腫瘍の体積
二次（発）がん	放射線治療および抗がん薬による晩発性有害事象の一つで，再発とは異なる悪性疾患
ハイブリッド照射	高線量率腔内照射と同時に高線量率組織内照射を行い，線量を補充する方法
晩発性有害事象 (晩期有害事象)	照射開始から3か月を超えて患者に出現した，全ての好ましくない症状．通常，不可逆的であることが多く，症状が出ないように治療計画が立案される
皮膚マーキング	放射線治療室でのセットアップのために，患者の体表面に付けるマーク．放射線治療の再現性の維持のために重要である
非密封小線源治療 (RI内用療法)	経口的または経静脈的に投与される放射性医薬品（透過力の低いβ線・α線を放出するRI）を経口または経静脈的に投与する治療で，全身的な病巣が対象となる
ビルドアップ	表面よりも深い位置で放射線の吸収線量が最大値（ピーク）に上昇すること
フォワードプランニング	従来の治療計画手法．照射条件を設定し，線量分布を放射線治療計画装置に算出させる．照射条件を変化させながら数種類の治療計画を作成し，線量分布と線量体積ヒストグラム（DVH）を比較しながら最適なものを選ぶ方法
ブースト	追加照射
ブラッグピーク	吸収線量が表面からある一定の深さで急激にピークが出現して，急速に減弱すること
並列臓器	一部が不可逆的な損傷を受けても損傷を受けていない部分が機能を補うことで機能を維持できる臓器
放射性同位元素 (RI)	放射線を出す能力のある物質
放射線感受性	細胞や組織・臓器，細胞周期などによって異なる，放射線による影響の受けやすさ
放射線業務従事者	放射線障害防止法施行規則で「放射性同位元素等又は放射線発生装置の取扱い，管理又はこれに付随する業務に従事する者であつて，管理区域に立ち入るもの」と定められており，職種による区分はない
放射線障害防止法	正式名は「放射性同位元素等による放射線障害の防止に関する法律」で，原子力規制委員会が管轄し，医療分野における放射線安全管理を規制している
放射線診療従事者	医療法施行規則で定められている．看護師を含め，放射線療法に携わる医療者すべてが該当する
放射線増感剤	放射線感受性を高める薬剤

用語	解説
放射線治療病室	低線量率の密封小線源治療や RI 内用療法で，患者から放出される放射線が，法律に規定されている線量以下に低下するまで隔離する病室
放射線治療品質管理士	品質管理の観点から病院全体の業務の監督，連絡・指示の伝達・周知，管理部門への改善措置の提案などを行うとともに，放射線療法の質向上を目的とした，それぞれの現場での自主的な品質改善活動を行うことを任務としている
ボーラス	線量分布を補正する器具の一つ．電離放射線の吸収と散乱が，人体組成に類似した物質を用いる
マルチリーフコリメータ（MLC）	ガントリの照射ヘッドのなか，放射線が放出される部分に設置されているコリメータの一つ．照射野の形状を標的に合わせて複雑な形状に整形するために用いる．5 mm 程度のリーフとよばれる板をコンピュータ制御で動かすことで高精度の放射線治療を可能にした
密封小線源治療	腫瘍内または近傍に密封された小さな線源を配置する治療法．利用する放射線は γ 線
モールド照射	密封小線源治療で，表在性の腫瘍に対しモールドという線源を配置した型版を密着させて照射する方法
陽子線治療	サイクロトロンまたはシンクロトロン加速器から供給される陽子線による治療
リスク臓器（OAR）	腫瘍の周囲に存在し，有害事象を考慮しなければならない臓器
粒子線治療	陽子線，炭素イオン線（重粒子線），ホウ素による治療がある
臨床的標的体積（CTV）	肉眼的腫瘍体積（GTV）および想定される浸潤範囲や転移の範囲，および周囲臓器との関係を考慮した体積

付録

2　主な有害事象（有害事象共通用語規準 v5.0日本語訳 JCOG 版）

器官別大分類	用語	Grade 1	Grade 2	
眼障害	角膜炎	症状がない；臨床所見または検査所見のみ；治療を要さない	症状があり，中等度の視力の低下を伴う（最高矯正視力 0.5 以上または既知のベースラインから 3 段階以下の視力低下）	
胃腸障害	口唇炎	症状がない；臨床所見または検査所見のみ；治療を要さない	中等度の症状；身の回り以外の日常生活動作の制限	
	下痢	ベースラインと比べて<4 回/日の排便回数増加；ベースラインと比べて人工肛門からの排泄量が軽度に増加	ベースラインと比べて 4-6 回/日の排便回数増加；ベースラインと比べて人工肛門からの排泄量の中等度増加；身の回り以外の日常生活動作の制限	
	口内乾燥	症状があるが（例：口内乾燥や唾液の濃縮），顕著な摂食習慣の変化がない；刺激のない状態での唾液分泌が>0.2 mL/min	中等度の症状；経口摂取の変化（例：多量の水，潤滑剤，ピューレ状および/または軟らかく水分の多い食物に限られる）；刺激のない状態での唾液分泌量が 0.1-0.2 mL/min	
	嚥下障害	症状があるが，通常食の摂取が可能	症状があり，摂食/嚥下に変化がある	
	食道炎	症状がない；臨床所見または検査所見のみ；治療を要さない	症状がある；摂食/嚥下の変化；経口栄養補給を要する	
	歯肉痛	軽度の疼痛	経口摂取に支障がある中等度の疼痛	
	口腔粘膜炎	症状がない，または軽度の症状；治療を要さない	経口摂取に支障がない中等度の疼痛または潰瘍；食事の変更を要する	
	悪心	摂食習慣に影響のない食欲低下	顕著な体重減少，脱水または栄養失調を伴わない経口摂取量の減少	
	口腔内痛	軽度の疼痛	中等度の疼痛；身の回り以外の日常生活動作の制限	
	直腸炎	直腸に不快感があるが治療を要さない	症状がある（例：直腸の不快感，血液や粘液の流出）；内科的治療を要する；身の回り以外の日常生活動作の制限	
	嘔吐	治療を要さない	外来での静脈内輸液を要する；内科的治療を要する	
一般・全身障害および投与部位の状態	倦怠感	だるさがある，または元気がない	身の回り以外の日常生活動作を制限するだるさがある，または元気がない状態	
感染症および寄生虫症	結膜炎	症状がない，または軽度の症状；治療を要さない	症状があり，中等度の視力の低下を伴う（最高矯正視力 0.5 以上または既知のベースラインから 3 段階以下の視力低下）	
	外耳炎	限局性；局所的治療を要する	内服治療を要する（例：抗菌薬/抗真菌薬/抗ウイルス薬）	
	中耳炎	―	限局性；内服治療を要する（例：抗菌薬/抗真菌薬/抗ウイルス薬）	
傷害，中毒および処置合併症	放射線性皮膚炎	わずかな紅斑や乾性落屑	中等度から高度の紅斑；まだらな湿性落屑．ただしほとんどが皺や襞に限局している；中等度の浮腫	

306

2. 主な有害事象（有害事象共通用語規準 v5.0 日本語訳 JCOG 版）

Grade 3	Grade 4	Grade 5	定義
症状があり，顕著な視力の低下を伴う（最高矯正視力 0.5 未満，0.1 を超える，または既知のベースラインから 3 段階を超える視力低下）；角膜潰瘍；身の回りの日常生活動作の制限	罹患眼の穿孔；最高矯正視力 0.1 以下	—	眼の角膜の炎症
高度の症状；身の回りの日常生活動作の制限；治療を要する	—	—	口唇の炎症
ベースラインと比べて 7 回以上/日の排便回数増加；入院を要する；ベースラインと比べて人工肛門からの排泄量の高度増加；身の回りの日常生活動作の制限	生命を脅かす；緊急処置を要する	死亡	排便頻度の増加や軟便または水様便の排便
十分な経口摂取が不可能；経管栄養または TPN を要する；刺激のない状態での唾液分泌量が< 0.1 mL/min	—	—	口腔内の唾液分泌の低下
摂食/嚥下に高度の変化がある；経管栄養/TPN/入院を要する	生命を脅かす；緊急処置を要する	死亡	嚥下が困難である状態
摂食/嚥下の高度の変化；経管栄養/TPN/入院を要する	生命を脅かす；緊急の外科的処置を要する	死亡	食道壁の炎症
高度の疼痛；経口摂取が不可能	—	—	歯肉領域の著しく不快な感覚
高度の疼痛；経口摂取に支障がある	生命を脅かす；緊急処置を要する	死亡	口腔粘膜の潰瘍または炎症
カロリーや水分の経口摂取が不十分；経管栄養/TPN/入院を要する	—	—	ムカムカ感や嘔吐の衝動
高度の疼痛；身の回りの日常生活動作の制限	—	—	口，舌，口唇の著しく不快な感覚
高度の症状；排便の切迫または便失禁；身の回りの日常生活動作の制限	生命を脅かす；緊急処置を要する	死亡	直腸の炎症
経管栄養/TPN/入院を要する	生命を脅かす	死亡	胃内容が口から逆流性に排出されること
身の回りの日常生活動作を制限するだるさがある，または元気がない状態	—	—	全身的な不快感，だるさ，元気がない
症状があり，顕著な視力の低下を伴う（最高矯正視力 0.5 未満，0.1 を超える，または既知のベースラインから 3 段階を超える視力低下）；身の回りの日常生活動作の制限	罹患眼の最高矯正視力 0.1 以下	—	眼結膜に及ぶ炎症，腫脹，発赤
抗菌薬/抗真菌薬/抗ウイルス薬の静脈内投与による治療を要する；侵襲的治療を要する	生命を脅かす；緊急処置を要する	死亡	外耳や耳管の感染．関連因子には水への過度の曝露（スマーズイヤー感染）や耳管の切創が含まれる．症状としては耳閉，そう痒，腫脹，耳部の著しい不快感，耳漏がある
抗菌薬/抗真菌薬/抗ウイルス薬の静脈内投与による治療を要する；侵襲的治療を要する	生命を脅かす；緊急処置を要する	死亡	中耳の感染
皺や襞以外の部位の湿性落屑；軽度の外傷や擦過により出血する	生命を脅かす；皮膚全層の壊死や潰瘍；病変部より自然に出血する；皮膚移植を要する	死亡	生物学的な効果を生じるレベルに達した電離放線の曝露の結果生じる皮膚の炎症反応

器官別大分類	用語	Grade 1	Grade 2	
代謝および栄養障害	食欲不振	摂食習慣の変化を伴わない食欲低下	顕著な体重減少や栄養失調を伴わない摂食量の変化；経口栄養剤による補充を要する	
神経系障害	意識レベルの低下	注意力の低下	鎮静；刺激に対する反応の低下；身の回り以外の日常生活動作の制限	
	味覚異常	食生活の変化を伴わない味覚変化	食生活の変化を伴う味覚変化（例：経口サプリメント）；不快な味；味の消失	
	不全失語症	理解や表現の鈍麻；コミュニケーション能力の低下は伴わない	中等度の理解や表現の鈍麻；自発的コミュニケーション能力の低下	
	頭痛	軽度の疼痛	中等度の疼痛；身の回り以外の日常生活動作の制限	
	記憶障害	軽度の記憶障害	中等度の記憶障害；身の回り以外の日常生活動作の制限	
	痙攣発作	短い部分痙攣発作はあるが，意識障害はない	短い全身性痙攣発作	
	三叉神経障害	症状がない；臨床所見または検査所見のみ；治療を要さない	中等度の症状；身の回り以外の日常生活動作の制限	
腎および尿路障害	非感染性膀胱炎	顕微鏡的血尿；排尿回数/尿意切迫/排尿困難/夜間排尿の回数の軽微な増加；失禁の新規発症	中等度の血尿；排尿回数/尿意切迫/排尿困難/夜間排尿または失禁の回数の中等度の増加；尿路カテーテル留置/膀胱洗浄を要する；身の回り以外の日常生活動作の制限	
呼吸器，胸郭および縦隔障害	喉頭粘膜炎	内視鏡的所見のみ；通常の経口摂取が可能な軽度の不快感	中等度の疼痛；鎮痛薬を要する；経口摂取の変化；身の回り以外の日常生活動作の制限	
	鼻閉	軽度の症状；治療を要さない	中等度の症状；内科的治療を要する	
	口腔咽頭痛	軽度の疼痛	軽度の疼痛中等度の疼痛；経口摂取の変化；非麻薬性薬剤を要する；外用鎮痛薬を要する	
	咽頭粘膜炎	内視鏡的所見のみ；通常の経口摂取が可能な軽微な症状；軽度の疼痛があるが鎮痛薬を要さない	中等度の疼痛があり鎮痛薬を要する；経口摂取の変化；身の回り以外の日常生活動作の制限	
	咽喉頭疼痛	軽度の疼痛	中等度の疼痛；身の回り以外の日常生活動作の制限	
	肺臓炎	症状がない；臨床所見または検査所見のみ；治療を要さない	症状がある；内科的治療を要する；身の回り以外の日常生活動作の制限	
	副鼻腔障害	症状のない粘膜の瘢皮化，少量の血液の混じった鼻汁	症状のある狭窄；浮腫/狭窄によって鼻の通りが悪い；身の回り以外の日常生活動作の制限	
	副鼻腔痛	軽度の疼痛	中等度の疼痛；身の回り以外の日常生活動作の制限	
皮膚および皮下組織障害	脱毛症	遠くからではわからないが近くで見るとわかる50%未満の脱毛；脱毛を隠すために，かつらやヘアピースは必要ないが，通常と異なる髪形が必要となる	他人にも容易にわかる50%以上の脱毛；患者が脱毛を完全に隠したいと望めば，かつらやヘアピースが必要；社会心理学的な影響を伴う	
血管障害	リンパ浮腫	わずかな肥厚またはわずかな褪色	顕著な褪色；革のような皮膚の質感；乳頭様隆起の形成；身の回り以外の日常生活動作の制限	

TPN：非経口栄養

（JCOG. 有害事象共通用語規準 v5.0 日本語訳 JCOG 版＜CTCAEv5.0-JCOG＞. http://www.jcog.jp/ より）

Grade 3	Grade 4	Grade 5	定義
顕著な体重減少または栄養失調を伴う（例：カロリーや水分の経口摂取が不十分）；静脈内輸液/経管栄養/TPN を要する	生命を脅かす；緊急処置を要する	死亡	食欲の低下
覚醒困難	覚醒困難生命を脅かす；昏睡；緊急処置を要する	死亡	知覚と反応の低下
—	—	—	食物の味に関する異常知覚．嗅覚の低下によることがある
高度の理解や表現の鈍麻；読み書きや知的なコミュニケーションができない	—	—	言語による意思疎通能力の障害．脳の障害によることが多い
高度の疼痛；身の回りの日常生活動作の制限	—	—	神経の支配領域に限局しない頭部の様々な部位の著しい不快感
高度の症状；身の回りの日常生活動作の制限	—	—	記憶機能の低下
痙攣発作の新規発症（部分痙攣発作または全身性痙攣発作）；内科的治療を行っているにもかかわらず繰り返し起こる痙攣発作	生命を脅かす；遷延する痙攣発作の重積状態	死亡	大脳または脳幹由来の，突然の不随意な骨格筋の攣縮
高度の症状；身の回りの日常生活動作の制限	—	—	三叉神経（第5脳神経）の障害
肉眼的血尿；輸血/薬剤の静脈内投与/入院を要する；待機的侵襲的治療を要する	生命を脅かす；緊急の侵襲的治療を要する	死亡	尿路感染症によるものを除く膀胱の炎症
高度の疼痛；摂食/嚥下に高度の変化がある；内科的治療を要する	生命を脅かす気道障害；緊急処置を要する（例：気管切開や気管内挿管）	死亡	喉頭粘膜の潰瘍または炎症
出血を伴う鼻漏または鼻出血	—	—	粘膜浮腫による鼻腔の閉塞
高度の疼痛；摂食/嚥下に高度の変化がある；麻薬性薬剤を要する；非経口栄養を要する	—	—	中咽頭の著しく不快な感覚
高度の疼痛；十分な栄養や水分の経口摂取ができない；身の回りの日常生活動作の制限	生命を脅かす；緊急処置を要する	死亡	咽頭粘膜の潰瘍または炎症
高度の疼痛；身の回りの日常生活動作の制限	—	—	咽喉頭部の著しく不快な感覚
高度の症状；身の回りの日常生活動作の制限；酸素投与を要する	生命を脅かす；緊急処置を要する（例：気管切開や気管内挿管）	死亡	肺実質の局所性またはびまん性の炎症
顕著な鼻閉を伴う狭窄；身の回りの日常生活動作の制限	軟部組織または骨の壊死；緊急の外科的処置を要する	死亡	副鼻腔の障害
高度の疼痛；身の回りの日常生活動作の制限	—	—	副鼻腔由来の，目と目の間または歯の上部の顔面の著しい不快感
—	—	—	年齢，部位に相応の量よりも毛髪が減少
高度の症状；身の回りの日常生活動作の制限	—	—	腫脹の原因となる過剰な水分貯留

索引

和文

あ

アイソセンタ 60, 302
悪性胸膜中皮腫 203
悪性リンパ腫 101
アズレン軟膏 118
アフターローディング法 97
アプリケータ 33, 228, 302
アブレーション 21, 101
安全管理 19

い

医学物理士 15
意識レベルの低下 308
意思決定支援 3
一時挿入法 21, 33, 96, 302
一時的管理区域とした一般病室 21
イットリウム-90 32, 33, 101
イリジウム 32, 33
イリジウムヘアピン 96
医療費控除 292
医療法 20
医療保険制度 292
イレウス 124
胃瘻 154
咽喉頭疼痛 308
インジウム-111 101
咽頭粘膜炎 153, 216, 308
インバースプランニング 57, 73, 302
インフォームド・コンセント 57

う

ヴェロ 82
う歯 118

え

永久挿入(刺入)法 21, 33, 97, 302
栄養サポート 150
栄養サポートチーム 153

エピシル® 120
遠隔操作式後充填装置 32, 33, 302
塩化ストロンチウム-89 302
塩化ラジウム-223 32, 34, 50, 101, 302
嚥下障害 154, 306

お

嘔気 154
嘔吐 146, 154, 195, 230, 306
横紋筋肉腫 265, 266
悪心 195, 230, 306
オボイド 93
音楽 272
オンコロジーエマージェンシー 50

か

ガーゼ固定方法 112
介護保険 294
外耳炎 183, 306
外照射 21, 30, 31, 80, 86, 239, 302
外来 287
外来放射線照射診療料 290
下咽頭がん 180
カウチ 35, 303
下顎がん 63, 64
化学的刺激 112
化学療法 11
確定的影響 42, 302
角膜炎 306
確率的影響 42, 302
画像誘導放射線治療 81, 89, 199, 302
画像誘導密封小線源治療 302
加速過分割照射法 42, 302
加速乳房部分照射 214
過分割照射法 42, 302
寡分割照射法 42, 75, 303
眼窩腫瘍 178
がん看護専門看護師 16
環境整備 271
看護オリエンテーション 61
がんサバイバー 10, 303
がんサバイバーシップ 10

眼腫瘍 178
乾性角結膜炎 188
間接作用 37
感染 143, 149
肝臓 246
肝臓がん 248, 249
がん対策推進基本計画 2
ガントリ 34, 303
がん放射線療法看護認定看護師 16
ガンマナイフ 31, 83
がん薬物療法 11
緩和照射 4, 49

き

記憶障害 308
義歯 120
基準点 71, 303
逆方向計画 73
吸引式固定バッグ 59
吸収線量 28, 30, 77
急性期有害事象 303
急性有害事象 45, 303
胸腺がん 204
胸腺腫 204
強度変調回転放射線治療 81, 89, 303
強度変調放射線治療 55, 81, 88, 303
胸壁・リンパ節領域照射 214
去勢抵抗性前立腺がん 101
キロボルトイメージャー 302
金 32
禁煙 198
金冠 117
緊急照射 12, 50
禁酒 132, 137, 198
金属クリッピング 197
金属マーカ 199, 253, 303

く

腔内照射 33, 93, 98, 226, 303
クラーク 16
クリーム 110
グレイ 29, 77, 302

け

計画的リスク臓器体積　54, 303
計画標的体積　54, 87, 303
経口摂取　153
経済的負担　290
経腸栄養　154
経腸栄養剤　157
頸椎転移　257
経皮内視鏡的胃瘻造設術　155
痙攣発作　308
血液腫瘍　263
血小板　142
結膜炎　306
下痢　122, 154, 229, 230, 244, 306
限局型小細胞肺がん　205
倦怠感　146, 195, 215, 230, 306
限度額適用認定証　292
原発性脳腫瘍　164

こ

好塩基球　142
高額療養費　293
高額療養費貸付制度　292
抗がん薬　11
口腔アセスメントガイド　119
口腔咽頭痛　308
口腔がん　179
口腔乾燥　116
口腔ケア　119
口腔内乾燥　154
口腔内痛　306
口腔内の構造　118
口腔粘膜炎　114, 182, 195, 306
好酸球　142
高次脳機能障害　168
後充填法　97
甲状腺がん　21, 101, 181
甲状腺機能亢進症　21, 100
甲状腺機能低下　194
口唇炎　306
高精度放射線治療　54, 81, 88, 303
高線量率　33
高線量率腔内照射　21, 93
高線量率照射　92, 98, 303
高線量率組織内照射　21, 95, 239
好中球　142
喉頭がん　181

喉頭粘膜炎　308
口内炎　153
口内乾燥　182, 188, 306
肛門　126, 244
高齢者　9
ゴールドグレイン　33, 97
コーンビーム CT　34
呼吸性移動対策　59, 208
呼吸同期放射線治療　55
固形腫瘍　263
国際放射線防護委員会　19
告知　283
心のケア　282
骨髄抑制　142, 230
骨転移　21, 254
骨肉腫　265
骨盤腔　222
固定具　58, 267
子ども・家族中心医療　272
コバルト　32
コリメータ　34
根治照射　49

さ

サイクロトロン　31
サイバーナイフ　31, 81, 246, 251
再発　288
細胞周期　39
細胞分裂準備期　39
鎖骨壊死　26
三叉神経障害　308
三次元画像誘導密封小線源治療　226
三次元原体照射　88
酸素効果　40, 303
残存甲状腺　101
散乱線　29

し

シード線源　97
シーベルト　30, 302
シェル　58, 267, 286, 303
痔核　126
しきい値　42
視機能障害　168
子宮　222
子宮頸がん　93, 125, 224, 226, 297
子宮体がん　224, 227
思春期若年成人世代　8

シスプラチン　193
歯肉痛　306
事務員　16
社会的サポート　290
社会復帰　288
射出口　184, 196
射入口　184, 196
縦隔　200
縦隔腫瘍　204
集学的治療　51
十二指腸潰瘍・穿孔　252
重粒子線　32
重粒子線治療　91, 304
重粒子線治療装置　84, 303
就労支援　292
主観的包括的評価　151
宿酔　146
出血　145
術後照射　12, 51
術前照射　12, 51
術中照射　12, 51, 90, 303
上咽頭がん　180
消化器症状　252
上顎がん　179
小細胞肺がん　203
上肢挙上　218
照射回数　69
照射線量　62, 70
照射方向　62
少数回照射　75
小線源治療　92, 239, 244
上大静脈症候群　13, 50
小児がん　46, 263
小児肝がん　265
小児腎腫瘍　265
腫瘍性血液疾患　263
情報提供　287
静脈栄養　157
食道　190
食道炎　153, 216, 306
食道がん　94, 192
食道カンジダ症　197
食道障害　194
食道粘膜炎　208
食欲不振　153, 308
処方線量　71, 76
シンクロトロン　31
神経芽腫　265

311

神経膠腫　166
腎臓　246
心臓障害　194
寝台　35, 303
浸軟　110
深部線量曲線　28, 303
心理的サポート　282
診療放射線技師　15, 63

す

膵臓　246
膵臓がん　248, 250
睡眠　231
スキンケア　110, 219
頭痛　147, 308

せ

生物学的効果　91
声門部がん　181
ゼヴァリン イットリウム®　34, 101
ゼヴァリン インジウム®　101
脊髄圧迫　13, 50
セクシュアリティ　295
セシウム針　96
舌がん　95, 96, 180
舌がん強度変調回転放射線治療　117
セツキシマブ　182
赤血球　142
接線照射　53, 109
セットアップ　61, 63, 303
セットアップマージン　54
全身照射　89, 268, 303
前立腺　234
前立腺がん　56, 97, 137, 236, 296, 297
前立腺がんシード治療　99
前立腺がん密封小線源永久挿入治療　97
線量体積ヒストグラム　55, 303
線量評価　69
線量分布図　55, 56, 70, 109, 109, 214, 215, 303
線量分布の最適化　55
線量率　33, 304

そ

ゾーフィゴ®　34, 50, 101
組織内照射　33, 93, 98, 304

た

退出基準　21
体内標的体積　54, 87, 304
体内マージン　54
耐容線量　43, 44, 304
大量メトトレキサート療法　167
唾液腺腫瘍　181
唾液分泌低下　154
多職種連携　272
脱水　149
脱毛（症）　171, 219, 308
脱落線源　21
タトゥ　61
多門照射　54
単球　142
炭素イオン線治療　91
炭素線治療　304
タンデム　93

ち

チーム医療　13
チャイルド・ライフ・スペシャリスト　272
中咽頭がん　180
中耳炎　183, 306
中心静脈栄養　157
中枢神経外胚細胞腫瘍　265
中枢神経系リンパ腫　167
腸管外壁障害　130
腸管内のガス　131
直接作用　37
直腸炎　128, 306
直腸出血　130, 240
直列臓器　43, 304
直交4門照射　228
治療計画画像　59, 66
治療計画用CT　199
治療計画立案　48
治療方針　48
鎮静　264
鎮痛薬　259

つ

通常照射　87
通常分割照射　44, 74
通常分割法　42, 304

て

定位手術的照射　88, 166
定位照射　75, 249, 251
定位放射線照射　88, 166, 304
定位放射線治療　88, 166
低出力レーザー治療　120
低線量率　33
低線量率照射　92, 98, 304
低線量率組織内照射　21, 21, 95, 240
適応放射線治療　81, 89
テモゾロミド　167
転移　288
転移性脳腫瘍　164, 167
電子線　30
電離箱型　77

と

頭蓋内圧亢進　171
頭蓋内圧亢進症状　168
頭頸部　174
頭頸部がん　178
疼痛緩和　257
疼痛緩和効果　260
トモセラピー　31, 82
ドライアイ　188

な

内分泌障害　168
軟膏　110

に

肉眼的腫瘍体積　54, 86, 304
二次（発）がん　46, 169, 269, 304
乳がん　212, 296
乳房　210
乳房温存術　212
妊孕性温存　298

ね

粘膜炎　153

の

脳　162
脳壊死　168
脳腫瘍　164
脳浮腫　171

は

肺　200
肺がん　202
肺障害　194
肺臓炎　308
排尿　230
排尿障害　122
ハイブリッド照射　95, 226, 304
排便障害　122
吐気　146
白質脳症　168
白色ワセリン　118
白内障　188
曝露対策　19
バセドウ病　21, 100
白血球　142
発達段階　272
バッドニュース　10, 283
鼻毛　188
晩期有害事象　26, 67, 304
晩発性有害事象　45, 304

ひ

ピアサポーター　11
非感染性膀胱炎　136, 308
非小細胞肺がん　203
被曝防護　21
被曝防護の三原則　19
皮膚炎　137, 171, 182, 229
皮膚洗浄　110
皮膚の構造　106
皮膚マーキング　60, 304
鼻閉　308
びまん性大細胞型B細胞リンパ腫　179
非密封小線源治療　32, 100, 304
標的アイソトープ治療　100
病的骨折　256
標的臓器　54
ビルドアップ　28, 304
貧血　143, 149
頻尿　137

ふ

不安　146, 288
ブースト　304
フォワードプランニング　57, 72, 304
副鼻腔障害　308
副鼻腔痛　308
腹部　222
婦人科がん　296
不全失語症　308
物理的刺激　111
不眠　147
ブラッグピーク　32, 83, 304
フリーラジカル　37
プリパレーション　278
フルオロウラシル　193
分割照射　4, 40
分裂期　39
分裂休止期　39
分裂死　46

へ

並列臓器　43, 304
ベクレル　29, 302
ヘッドネックサポート　58
ベバシズマブ　167
ヘルパー　16

ほ

膀胱炎　134, 229
膀胱がん　137
放射性アイソトープ　100
放射性同位元素　100, 304
放射性同位元素等による放射線障害の防止に関する法律　20
放射線　21, 27
放射線感受性　39, 304
放射線肝障害　252
放射線業務従事者　20, 304
放射線宿酔　194, 215, 219
放射線障害　76
放射線障害防止法　304
放射線障害リスク　77
放射線診療従事者　20, 304
放射線性食道炎　194, 206, 207
放射線性皮膚炎　104, 182, 188, 194, 206, 215, 218, 251, 306
放射線増感剤　40, 304
放射線治療
　——の種類　30
　——の目的・適応　4
　——の歴史　24
　——を受けるプロセス　4, 5

放射線治療計画　52
放射線治療計画装置　55
放射線治療室　19, 271
放射線治療専門医　14
放射線治療専門放射線技師　15
放射線治療病室　20, 98, 101, 305
放射線治療品質管理士　15, 305
放射線治療料　221
放射線肺臓炎　197, 206, 207, 208, 216, 220
放射線免疫療法薬　34
放射免疫療法　100
ホウ素中性子捕捉療法　91
ホウ素中性子捕捉療法装置　85
ボーラス　29, 305
ポジショニング　64, 303
保湿　110, 120
補助具　58
保清　120

ま

マイクロトロン　31
待合　271
睫毛　183, 188
末梢静脈栄養　157
マルチリーフコリメータ　35, 305

み

味覚異常　308
味覚障害　154, 188
密封小線源治療　21, 32, 33, 92, 305
脈管浸潤　192
脈絡膜悪性黒色腫　178
脈絡膜転移　179

め

メタストロン　21
メリディアン　67, 85

も

網膜芽細胞腫　178, 265
モールド照射　33, 305
門　53

や

夜間頻尿　137, 243
薬物療法　51

ゆ

ユーイング肉腫ファミリー腫瘍　266
有害事象　37, 42, 306

よ

陽子線　32
陽子線治療　90, 269, 305
陽子線治療装置　83
ヨウ素　32, 32, 33, 100
ヨウ素シード　240
予防照射　50
予防的全脳照射　50

り

リコール現象　107
リスク臓器　48, 305
リニアック（装置）　31, 34, 80
リハビリテーション　173, 218
粒子線　32
粒子線治療　90, 305
輪郭の作成　62
臨床的標的体積　54, 87, 305
リンパ球　142
リンパ腫　266
リンパ浮腫　216, 220, 308

れ

レスキュー薬　196

ろ

肋間神経痛　252
肋骨骨折　252

数字

3D-CRT　88
3D-IGBT　226
4つのR　40, 302
4門照射　56
5-FU　193
^{60}Co　32
^{89}Sr　21, 102, 302
^{90}Y　32, 33, 101, 101, 102
^{111}In　101
^{125}I　32, 33
^{125}I シード　240

^{125}I シード線　98
^{131}I　32, 33, 100, 102
^{137}Cs　98
^{137}Cs 針　96
^{192}Ir　32, 33, 98
^{192}Ir ヘアピン　96
^{198}Au　32, 33, 97, 98
^{223}Ra　32, 34, 50, 101, 302

欧文

A

adaptive RT　89
AHF　42, 302
AYA 世代　8

B

BED　239
BNCT　85, 91
Bq　29, 302
brain metastasis　167
B 細胞性悪性リンパ腫　21

C

Cancer Fatigue Scale　148
CBCT　34, 66
CF　42, 304
Children's Oncology Group（COG）　269
CLS　272
CTCAE　46, 302
CTV　54, 87, 305

D

D95 処方　72
DLBCL　179, 181
DNA　37
DNA 合成期　39
DNA 合成準備期　39
DNA 鎖切断　38
DNA 損傷　38
DVH　55, 303

E

ECOG scale　170

G

G0 期　39
G1 期　39
G2 期　39
glioma　166
GTV　54, 86, 304
Gy　29, 77, 302

H

HD-MTX 療法　167
HDR　92, 303
HDR-BT　239
HF　42, 302

I

ICRP　19
ICRU　71
IGBT　302
IGRT　67, 81, 89, 199, 302
IM　54
IMRT　55, 81, 88, 303
InBody　158
IORT　90, 303
ITV　54, 87, 304

J

J　77

K

Karnofsky scale　170
kV imager　302

L

LDR　92, 304
LDR-BT　240

M

MALT リンパ腫　179, 181
MLC　35, 305
MRIdian®　31, 67, 85
M 期　39

N

nadir　144
NCI　269
NST　153

O

OAG　119
OAR　48, 52, 305
oncofertility　298

P

pain flare　260
PCI　50, 205
PCNSL　167
PEG　155
performance status scales（PS）　170
PLISSIT モデル　297
PMRT　214
PPN　157
PRV　54, 303
PTV　54, 87, 303

R

RALS　32, 33, 302

RI　100, 304
RILD　252
RI 内用療法　21, 32, 33, 100, 304
RI 標識抗体療法　100, 101, 101
RTPS　55

S

SGA　151
SM　54
SRS　88, 166
SRT　88, 166
STI　88, 166, 304
Sv　30, 302
S 期　39

T

TBI　268, 303
TNM 分類　302
TPN　157

V

Vero 4DRT　82
VMAT　81, 89, 117, 303

X

X 線　30
X 線ビーム　81

ギリシャ文字

α 線　34
γ 線　32
β 線　33

中山書店の出版物に関する情報は,小社サポートページを御覧ください.
https://www.nakayamashoten.jp/support.html

ベスト・プラクティス コレクション
がん放射線療法ケアガイド 第3版

2009年 2月23日　　初版第1刷発行
2012年 6月15日　　　　第2刷発行
2013年 9月 1日 新訂版第1刷発行
2016年 8月10日　　　　第2刷発行
2019年 9月 1日 第3版第1刷発行©　　　　　　　〔検印省略〕

編集　────── 祖父江由紀子，久米恵江，
　　　　　　　　 土器屋卓志，濱口恵子

発行者 ────── 平田　直

発行所 ────── 株式会社 中山書店
　　　　　　　　 〒112-0006　東京都文京区小日向4-2-6
　　　　　　　　 TEL 03-3813-1100（代表）　振替 00130-5-196565
　　　　　　　　 https://www.nakayamashoten.jp/

本文デザイン・装丁 ── 臼井弘志（公和図書 株式会社 デザイン室）
印刷・製本 ────── 株式会社シナノ

Published by Nakayama Shoten. Co., Ltd.　　　　　　　　Printed in Japan
ISBN978-4-521-74769-9
落丁・乱丁の場合はお取り替え致します

本書の複製権・上映権・譲渡権・公衆送信権（送信可能化権を含む）は株式会社中山書店が保有します.

JCOPY　＜（社）出版者著作権管理機構 委託出版物＞
本書の無断複写は著作権法上での例外を除き禁じられています．複写される場合は，そのつど事前に，（社）出版者著作権管理機構（電話03-5244-5088, FAX 03-5244-5089, e-mail: info@jcopy.or.jp）の許諾を得てください．

本書をスキャン・デジタルデータ化するなどの複製を無許諾で行う行為は，著作権法上での限られた例外（「私的使用のための複製」など）を除き著作権法違反となります．なお，大学・病院・企業などにおいて，内部的に業務上使用する目的で上記の行為を行うことは，私的使用には該当せず違法です．また私的使用のためであっても，代行業者等の第三者に依頼して使用する本人以外の者が上記の行為を行うことは違法です．